日本の腎臓病患者に夜明けを

透析ガラパゴス島からの脱出

近藤俊文
Kondo Toshifumi

創風社出版

日本の慢性腎不全医療を開拓された故太田和夫先生に捧げる

日本の腎臓病患者に夜明けを

―透析ガラパゴス島からの脱出―

目次

読んでいただくまえに

一八三五年九月一五日、大英帝国軍艦ビーグル号が寄港したガラパゴス諸島は、エクアドル共和国の九〇〇キロ西、渺々とした太平洋上に浮かぶ絶海の火山島群や岩礁の集まりであった。そこではビーグル号に乗りこんでいた若い地質学者で思索的な博物学者チャールズ・ダーウィンが帰国後に着想する自然淘汰仮説のきっかけとなった動植物たちが、孤立した島々に閉じこめられて独自の進化をとげていた。*1

わが国の慢性腎不全医療（慢性腎不全とは末期腎臓病の最終段階で透析か移植をしないと死んでしまう病態）について考える時、いつも、このガラパゴス島のイメージが私の脳裏をよぎる。ダーウィンのガラパゴス島は赤道直下にあったが、私のガラパゴス島は極東の日本にある。

世界第三の経済大国といわれながら、わが国の慢性腎不全の患者さんたちは、先進国の治療水準からは大きく後退した状況、閉ざされ独自の適応をしたガラパゴス列島のなかで諦めきって生きている。

この原稿を書いていて、私はある患者さんからこんなメールをいただいた。

透析者が自分で治療法を選ぶ権利もまだありません。
もちろん死に方も選べません。
運次第なんですね。哀しい現実です。

透析医療は本来的に囲い込み型医療で、患者さんが医師に従属する傾向があるのだが、日本も例外ではなく（第二章⑥、⑦、第五章⑦、第十章⑨）、そのために、情報遮断がおきやすい。世界の医療常識では、慢性腎不全医療の第一選択は腎移植なのに、わが国では極端に血液透析に依存しているし（第二章②）、正確な移植情報も患者さんたちには届いていない現実がある（第五章⑦）。先進国なみのインフォームド・コンセントが実行されていないのだ。

なぜ、慢性腎不全医療のガラパゴス化がうまれたのか。同義反復的であるが、移植医療システムの構築に失敗したから、としか言いようがない。一例として内外の臓器価格較差を見よう。日本で死体ドナーからいただく腎臓（献腎）の平均獲得費用は、米国の四三％増し、臓器一般では英・仏・韓の平均を六・六倍も上回っているのだ（第三章②）。

ではなぜ、移植システムの構築に失敗したのか。それは第一章③で分かりやすく箇条書きにしておいた。その一つ、移植を阻んだ大きな原因に和田心臓移植がある（第六章④、⑤）。国民の多くが和田移植で、脳死について批判的な感情を持つようになった。

脳死は、移植とは無関係に、現代医療で避けられない重要な病態であり、その正確な理解の上に初めて、救急医療、終末期医療が成りたつ。脳死に関連する医学的、倫理学的、法制的、哲学的諸問題を再検討したブッシュ・ジュニア大統領白書の解説（第八章）は、脳死についての理解を深めると確信している。とくに、第八章の⑫と⑬はお見落としのないように。

また最近では透析導入／非導入とか透析中止といった難問も透析学会で取りあげられるようになった（第二章④、⑤）。その辺の判断には、第八、九章の倫理学的、宗教的な考察が参考になるのではないか。

脳死概念と移植医療の過去と現在、二つの歴史をできるだけ平易に、網羅的に紹介しただけでなく（七章）、死の定義とか移植医療だけでなく、無効医療の中止という重要テーマにまつわる倫理哲学課題にもかなりのページをさいた（第八、九章）。

ギフト・オブ・ライフの利他主義臓器提供から、金銭補償を伴う臓器提供とか、一歩ふみこんで臓器マーケット理論やエコノミストの主張（その中にはノーベル経済学賞受賞者の二人のシカゴ派経済学者がいる、第四章③）についても触れておいた（四章⑤、⑨、⑩）。わが国ではあまり類書のない記述だと思う。

二十一世紀に入ってＷＨＯは、俄然、いわゆる移植犯罪《オーガン・トラフィキング》の検察官役を買って出て、フィリッピン・インド・パキスタンなど第三世界の現実を無視した（第十章①、②、④、⑤）西欧流モラル（私は多分にカトリック的と感じている、第一章①、第十章③の注37）を果断にふりかざして邁進してきた。それは、二度のスイス予備会議をへて、イスタンブール宣言からマドリッド決議として実を結んだのではあるが（第一章④）、第三世界などの社会経済的困難に対する配慮にとぼしく、同じアジア人のひとりとして、釈然としないものを感じている。

ＷＨＯ的理想主義の独善性の影響から、アジアとしての日本もまた免れていないようだ。二〇〇九年の臓器移植法改正をうけて、わが国にも「臓器移植の新時代」*2が到来したといわれるのだが、不思議なことに、二〇一〇年から二〇一四年までの五年間、献腎数が減り続けているし、一献体からの摘出腎臓数も低下している（第一章②）。これでは腎不全患者は永久に救われない。新システムのどこかに無理があるのだろう。これについては、厚労省のご見解をうかがいたいものだ。

第三世界の悲惨で深刻な状況から、一転、第一世界であるアメリカに目をうつすと、容易には解決しそうにないレイシズム医療に直面する（第十章⑧、⑨）。ユダヤ教のラビが主導した臓器犯罪事件もショッキングであった（第十章⑥、⑦）。

資料にとぼしい恨みをかこちながらも、ＧＮＰ世界第二位の、神秘に包まれた中国を覗くと、死刑囚からの臓器獲得、その売買、オンデマンドの死刑囚臓器提供など言語に絶するおぞましさに言葉を失う。それに共産党内部の権力闘争がからんでいるという（第十章⑩、⑪）。

「臓器への熱狂がついに人間の獣性を解放してしまった」とWHOアドヴァイザーで、移植犯罪追跡のオーガンズ・ウオッチを主催した文化人類学者ナンシー・シェパー＝ヒューズはいうが（第一章①）、むげに否定はできないような気にならないでもない。

ネガティブな面にばかり目がいってしまったが、移植医療を切りひらいてきた優れた先人たちの労苦への敬意を忘れてはならないだろう（第七章）。臓器不全で死に直面するひとびとのために、真摯な態度で、立ちはだかる困難に真剣に立ちむかい、ついに移植医学をヘルスケアのベーシック・ミニマムにまで育てあげたのだ（第一章④、⑤）。臓器獲得のさまざまな工夫も凝らして（第三章）、多くの命を救ってきたのである。その根底にあるのは、病者をいやし、死に臨んだひとを救う医師としての召命《コーリング・ベルーフ》だった。

たまたま臓器移植の近くに半世紀にわたって身をおいてきた私は、世界の、そして日本の移植医療の誕生から、その変貌をつぶさに観察するチャンスに恵まれた。その経験を、私自身の腎移植小史としてまとめておいた（第五章⑥）。

日本の末期腎臓病の患者さんがたが、一日も早く、ヨーロッパなみの医療が享受できる日を夢見つつ、前置きの筆をおく。

最後に、どうすれば我々はガラパゴス島からめでたく脱出できるのか、を私なりに考えてみた。終章の改革への「提言」がそれである。これについては、皆様のご叱正を請いたいと大いに期待しているところなのである。

1　チャールズ・ダーウィン、島地威男訳『ビーグル号航海記　下』七一五〇頁、岩波文庫、一九六一年。

2　田中紘一企画『臓器移植の新時代』医学のあゆみ特集、医歯薬出版株式会社、二〇一一年を参照のこと。

日本の腎臓病患者に夜明けを

第一章 イスタンブール宣言からマドリッド決議へ

人類の医療の歴史のなかで、臓器移植の出現ほど社会の根幹をゆさぶった事件を私は知らない。医学の片隅に投じられた一石が、それをきり開いていくパイオニアたちの思惑をはるかにこえて、ほとんどすべての社会分野に波紋をひろげていった。宗教も、倫理も、法制も、社会政策も、保健教育も、そして医薬技術でさえ、あわててそのあとを追わなければならなかった。

❶ 移植ツーリズム禁止で開国へ

はじめはサブカルチャーとみられていた移植医療がやがてその殻をやぶって、メジャーとして社会変革を要請する。たとえば人の死の定義さえ変えようとする。

臓器不全《オーガン・フェイリュア》、そのままで死を意味していたこの病態から解放される、死の瀬戸際から生きかえる、というそれまでの医学常識ではありえなかった治療法への熱狂は、生きとしいけるものとして抗うことができない本能的衝迫のしからしめるものであった。

その熱狂がついに人間の獣性を解放してしまったと、移植犯罪追跡のオーガンズ・ウオッチを主催した文化人類学者ナンシー・シェパー＝ヒューズは言う。[1] 彼女の「ポストモダンの物神《フェティッシュ》崇拝の消費社会では[2]臓器不足とか利他主義《アルトゥルーイズム》は移植業界が作りだしたフィクションで、[3] 古代からの病苦にたえる徳とか優雅に死にのぞむ美意識を否定するものだ」[4]という言説は根づよく支持されている。その彼女が、今や世界保健機構（ＷＨＯ）のアドヴァイザーとして、世界の移植医療政策へ影響をあたえる立場にある。[5]

それでも世界の移植医療の趨勢は、医療の技術革新とグローバリゼーションの波にのって、メジャーな医療へと脱皮しつつ、テリトリーや国境をこえて驀進し続け、さまざまな問題を世界中に提起している。

今世紀に入ってＷＨＯと世界移植学会（ＷＴＳ）が相次いで宣言や指針を表明し、移植医療の標準化をはかっている。本章ではこの流れのなかで、わが国の移植がどのような立ち位置にあって、いかなる問題に直面しているのかを概観してみよう。

二〇〇八年のイスタンブール宣言[6]という黒船の号砲にこたえるかのように、〇九年七月にわが国の臓器移植法があわただしく改正されて（施行は一〇年七月から）、一応は諸外国なみの法的条件が整えられたかのようにみえる。

これまでは腎臓と肝臓以外の、生体からの移植が不可能な臓器不全、とくに子供の心臓移植などは、移植ツーリズムに頼ってきたものの、[7] 国際的集中砲火をあび、全面的に不可能になりそうで開国せざるをえなくなったのである。日本はお隣の台湾や韓国などにくらべても、大きくたち遅れてしまっていて、[8]「日本人が臓器をとりにやってくる」という都市伝説《アーバンレジェンド》がブラジルの貧民街で囁かれていたほどなのである（第十章④269頁）。

〇九年といえば、世界中の人が新型インフルエンザの恐怖におびえていて、ＷＨＯは忙しげにパンデミック宣言をだしたりしていた。その年の五月に、ＷＨＯ総会で新しい移植指針が議決される予定だったが、新型インフルエンザ流行のために一年間延期されることになった。[9] 日本政府代表は延期に反対したが、ＥＵの支持で延期となってしまったと共同通信は伝えた。[10] 日本政府が議決延期に反対したのは、移植ツーリズム禁止（イスタンブール宣言）

と新指針（次に述べるマドリッド決議）をテコにして、臓器移植法改正を目論んだためと想像される。政府関係者はこのチャンスを逃しては、と移植法改正のタイムスケジュールをねっていたようだ。

こうして、〇九年に旧「臓器の移植に関する法律」が改正されたのだが、その要点を簡単に整理してみると、①旧法では本人の書類による提供承諾がなければ脳死献体ができなかったが、それがなくても遺族が提供を書面で承諾するときは可能とし、②臓器移植を前提とした脳死判定にも本人の同意書類は必須でなく、家族の同意文書があればよい。③ちょっとユニークなのは（後述のようにイスラエル移植法に似て非なる規定である）、法的に臓器提供の意思を表示すれば、優先的に親族に提供できることになった。また、④臓器提供は一五歳以上という年齢制限が撤廃されて、この点では欧米なみになったものの、⑤小児の臓器提供にあたっては虐待死の患児からの提供がないように配慮することが求められたのである。[11]

ツーリズム禁止であわてて移植法を改正した先進国が、日本のほかにもあった。イスラエルである。軍の資金援助などで、大手をふって移植ツーリズムにふけってきたイスラエルは（第十章⑥ 273頁）、〇八年三月に臓器移植法を改正して、なんとか脳死での移植を可能にする道をつけた。それまでは脳死移植を殺人としてきたウルトラ・オーソドックス政党のシャスが妥協した結果だった。[12] イスラエル新法でもドナーとドナー登録者の親族優遇が認められたが、わが国の改正移植法のうしろむきで閉鎖的な利己主義とはちがって、前むきでオープンな相互扶助精神の利他主義に立脚している（第三章⑬ 87頁）。

民法学者の水野紀子氏は、親族事前指定条項と虐待死児童からの提供禁止の二点を「立法的過誤？」とまで表現されている。[13] 詳細な法理論は原著に当たっていただく他はないが、私は旧法の改正が、外圧によって慌ただしく行われたために、具体的事例に当たっての法解釈が困難に直面しているのではないかと考えている。

日本臓器移植ネットワーク提供

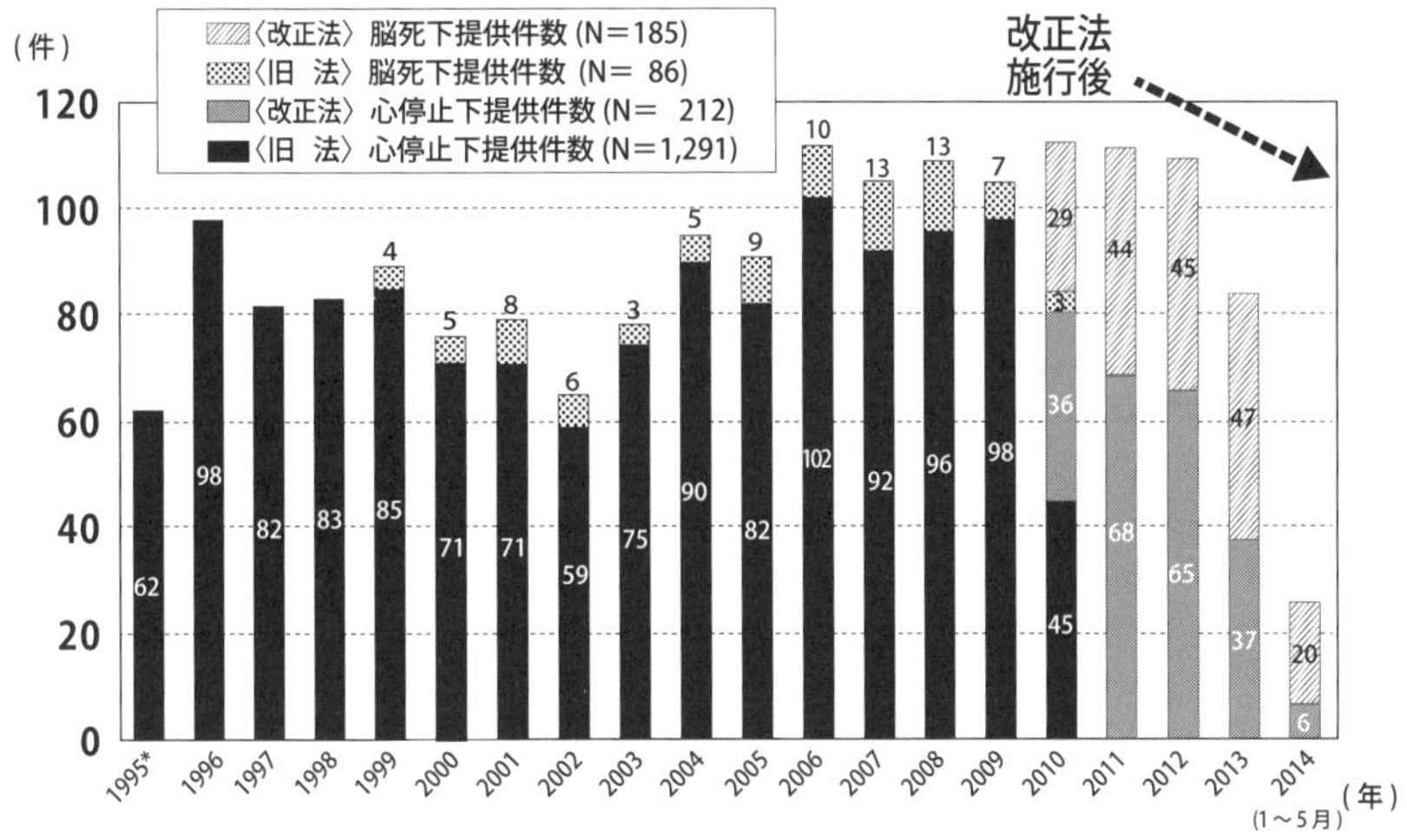

図 1-1　献体件数の年次推移

2 臓器移植法改正で献腎が減る不思議

臓器移植法改正直後、長年改正に汗をかいてこられた大久保道方氏は、脳死献体が改正前の一〇倍くらいは増えるだろうと予測されていた。私は二〇倍まではいくのかなと考えていたのだが、甘すぎた。そのあとの経過をみると、はなはだ悲観的にならざるをえない。日本臓器移植ネットワーク（JOT）によれば（図1-1）[14]、改正当年の一〇年は年間三二体、一一年は四四体、一二年は四五体、一三年は四七体の脳死献体があった。一四年については、一〇月三一日時点で、脳死献体三九体、心停止後献体二一体である。[15] 単純に十二ヶ月に換算すると、通年で脳死献体四七体、心停止後献体二五体ということになる。〇五年度から〇九年度までの五年間の脳死献体数の平均は、年間一〇・四体であるから、脳死献体数は約四—五倍の増加に過ぎない。

さて、図1-1をよく見ていただきたい。法改正後、満五年になるのだが、右上の矢印が示すように、献体総数が減っている。心停止後献体の減少が、脳死献体の増加を上まわっているからだ。一三年の心停止後献体数は、〇六年のピーク年にくらべると、実に六三・七％もの減少である。

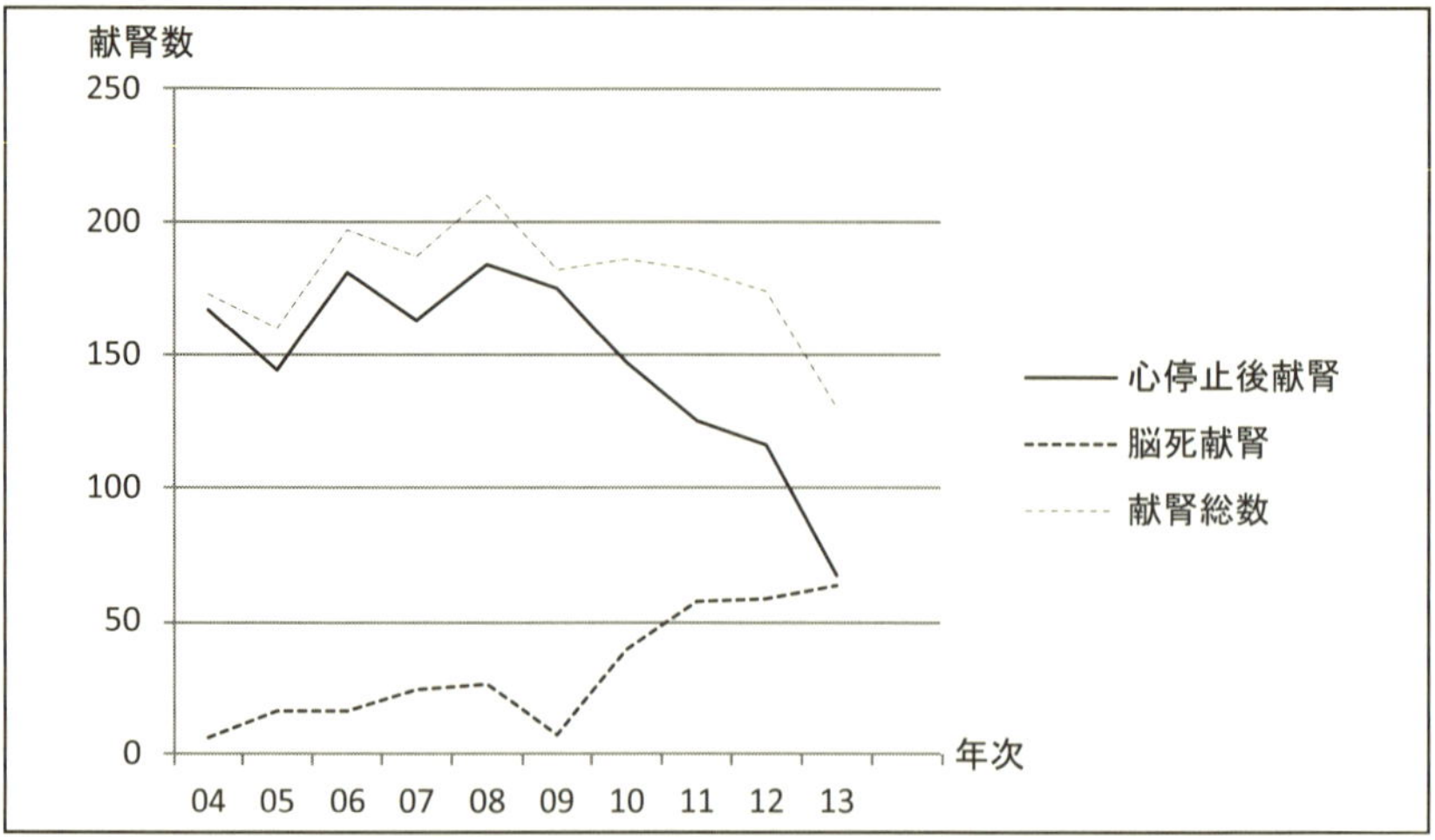

図 1-2　献腎数の年次推移

さらに腎提供についてくわしく見てみたい。わが国では、心停止後提供の増加という世界的趨勢（第三章⑪ 80頁）にみごと逆行しているのだ。心停止後献体の圧倒的多数は献腎に向けられているので、心停止後献体の減少はもろに献腎数の低下につながってしまった（図1-2）[16]。なぜ、こんなことになったのか、HPをみるかぎりJOTからの説明はないようだ。私が考えつく理由が二つある。臓器提供施設職員やコーディネーターが、日常的に処理能力の限度まで努力しているので、脳死献体業務の増加は、心停止後献体業務を犠牲にして初めて可能となっているのではないか、という推測である。また、普通は一献体で二個の腎臓が提供されるのだが、その利用率が法改正の〇九年から、がくっと下がっているのも、献腎数減少のもう一つの原因である（図1-3）[17]。臓器提供のご好意が十分に活かしきれていない。

これでは待機患者さんの移植チャンスは遠のくばかりだ。法改正後の待機リスト登録は増えてはいるが、その数はごくわずかである。[18]わが国の透析患者の皆さんは冷静に形勢を眺めていらっしゃるようだ。厚労省の政策担当者も学会の指導者も、わが国の慢性腎不全治療は透析業界へまる投げだ、とお考えになっているのじゃないかと考えたくもなる。専門家である透析医の加藤明彦氏も悲観的な見方をされていた。[19]

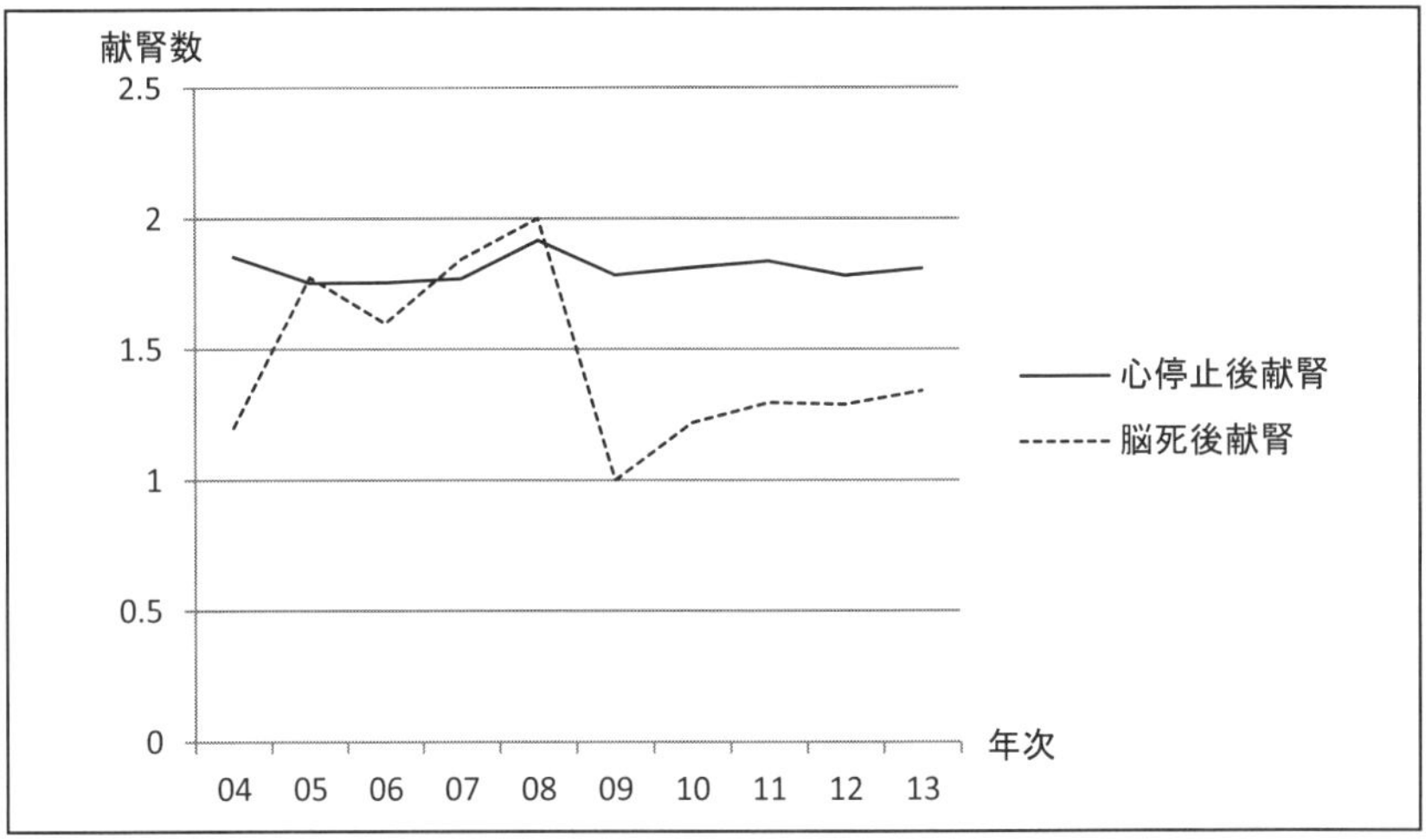

図 1-3　1献体あたりの献腎数の年次推移

わが国で腎臓移植の価値が軽視される原因の一つは、国民の方々はもちろんだが、一般の医師たちだけでなく、失礼ながら一部の腎臓専門の先生がたのなかにも、移植情報不足があるからだ。わが国では今でも脳死や臓器移植についての誤解が遍在しているだけでなく、世界の移植医療の実体や、現在ホットに議論されている問題などについての情報が、率直にいって遮断されているということがあるのだ。この国のメディアが沈黙を守っていることも一因で、情報砂漠とさえいえる移植情報の欠如がある。

また、腎移植の軽視には、透析に特化したガラパゴス島のサンクチュアリとしての堅固さにも一因がある。わが国の慢性腎不全の治療システムは、世界で類をみないほど血液透析に依存している（第二章①② 30・36頁）。それはわが国のシステムが、政府の社会政策にたすけられて、独自のガラパゴス的定向進化をとげた結果なのである。

慢性腎不全の治療は腎代替療法といい、血液浄化と腎臓移植とからなりたっている。血液浄化は血液透析と腹膜透析にわかれ、透析には幾つもの変法があり、日々なお進化をとげつつある（第五章① 136頁）。欧米では臓器不足に悩みながらも、血液浄化と移植がバランスをとりながら普及してきた。それはたえまない官民の努力の結果であった（第七章 185頁）。わが国は、これらを整合性を保って整備するのにみごと失敗した。いたずらに血液浄化療法、それも血液透析ばかりに依存してきた結果、世界に冠たる透析王国がうまれてしまった。

そのために、虫垂的存在に甘んじてきたわが国の腎臓移植は、問題の多い生体腎移植（生きている人の二つある腎臓の一つを移植する。第三章⑦⑧67・71頁）に頼らざるをえなかったのである。

3 なぜ、慢性腎不全医療のガラパゴス化がおきたのか

わが国で、死体腎からの献腎移植が世界に類をみないほど少ない（第二章② 36頁）のは、なにも透析王国が出現したからばかりではない。この現実を生んだ条件には色々あるので、簡単に整理しておこう。
①たまたま経済成長期に遭遇して堅固な透析医療システムを構築できたこと。
おそらく日本の透析医療システムは、世界屈指の完成したシステムと評価されよう。それを支えたのが、日本の経済力にくわえて医療スタッフと医薬産業界の技術力の確かさだった。反面、日本の慢性腎不全患者の移植可能性の芽は摘まれていった。
②硬直した健康保険制度が柔軟な対応に欠けていたこと。
旧社会保険庁が主管する健康保険制度は官僚的な運営で、米国などのように、医療費単価の上昇に敏感な民間保険会社などのプライベート・セクターが参加していない。より医療費の安価な腎移植を選択するインセンティヴに欠けていた。
③移植医療への不信感を払拭できなかったこと。
よく検証してみると（第六章④⑤170・172頁）、和田移植は犯罪そのもののようにみえるが、政府も学会も医師会も法曹界も、臭いものに蓋式の態度に終始してきちんとした決着を回避した。そして、移植医療の停滞という悔いを千載に残した。
④脳死についてのコンセンサス形成に失敗したこと。

和田移植批判本をはじめ、反脳死論などが巷にあふれたが、それに対する医学界からの反批判論（書）がなかった。また脳死臨調を前にした旧厚生省や関連学会などの移植推進キャンペーンは成功したとはとてもいいがたく、退勢を挽回しえなかった。

⑤性急なトップダウンの移植ネットワーク構築が、全国的なミニ・ネットワークの芽をつんだこと。
世界中でそうだが、臓器獲得の全国ネットワークは、移植現場の裁量性を保ちつつ、地方に散在するミニ・ネットワークをたばねるボトムアップの手法で、長い年月をかけて歴史的に成長した（第三章③ 58頁）。わが国では、強権的で中央集権的なネットワークの構築を急いだ結果、地方での脳死移植の意欲をそいでしまった。[20] それに、ネットワーク発足当初にスキャンダルが頻発したのも、移植医療にとって大きな不幸であった。[21]

⑥臓器移植旧法の失敗。
旧法は日本人の死にダブルスタンダードをもたらし、周死期臨床の混乱を助長しただけでなく、世界に類をみない厳密な本人の承諾文書絶対主義をつらぬいて、脳死移植を実効的に封殺した。

こうしてうまれた移植砂漠から、臓器不全で生死の境を彷徨っている幼児をつれた親ごさんたちが、募金でかきあつめた資金を頼りに、見しらぬ他国へ不安にみちた移植行脚に旅立っていかれるのだ。だがイスタンブール宣言以後はそれも難しくなってしまった。

4 イスタンブール宣言からマドリッド決議へ
—ヘルスケアのベーシック・ミニマムとしての移植—

〇八年のイスタンブール宣言が渡航禁止をうちだしたのは、各国が自己責任で移植需要をみたすように要請しているわけで、それは移植医療をもはや特殊な医療とは位置づけていないことを意味している。ヘルスケアのベーシック・ミニマムと見ているのである。

イスタンブール宣言の翌々一〇年に、WHO、EU、ONT（スペイン国立移植機構）とWTS（世界移植学会）の代表がマドリッドに集まって、第三回WHO世界決議「献体と移植の自給自足をめざして」を採択した。この会議には日本も含めて世界六八ヶ国から政府機関、倫理学者、関係医学界の代表などが参集した。[22]

そこで決められたのは、臓器不全の原因疾病の予防と、移植臓器の国内での自給自足原則である。ナンシー・シェパー＝ヒューズのいう臓器の国有化[23]の実現である。

疾病の早期治療では、国民皆保険のわが国はトップレベルといえそうだが、献体と移植の自給自足については、世界最下位に甘んじてきた。このマドリッド協議の報告書では、わが国は移植をやっている国のなかには入れてもらっていない。〇八年の統計なのだが、五〇ヶ国のなかで最低がスリランカの一〇〇万人あたり一五の移植数で（生体臓器も含む）[24]、その年の日本は一〇〇万人あたり九、翌〇九年がやっと一〇の移植数だったので、無視されてもしかたはない。[25]

マドリッド決議《レゾリューション》[26]の詳細ははぶいて、要点を二点だけ指摘する。第一は、マドリッド協議《コンサルテーション》の医学問題ディレクター、フランシス・デルモニコが、協議の主要成果であるとした臓器獲得のクリティカル・パス（追加コストを最小にして仕事を完遂する手だて）についてである。少し簡略化して表1-1に示す。今までの脳死方式に加えて、スペイン方式（第三章⑩77頁）と全米科学アカデミー医学部門（IOM）が一九九六年から熱心に推進してきた循環死（心停止後）臓器提供への試み（第三章⑪80頁、第八章⑨220頁）とが、車の両輪となっていることだ。[27]世界一の移植率をほこるスペイン国立移植機構（ONT）から、その指導者であるラファエル・マテサンスとベアトリス・ドミンゲス＝ジルがオーガナイザーとして名前をならべているのが目をひく。かなり意欲的というか強引というか、ここまでしなければ自給自足は難しいぞ、と覚悟のほどを各国にせまっている。スペイン方式に期待するというこ

ドナーになり得る患者

B
心停止後ドナー

↓

ドナーになりうる心停止患者

A 呼吸と循環が停止し、救命治療を行わないか、救命治療を中止する患者
B 臓器獲得が可能な時間帯に呼吸と循環の停止が予想される患者

↓

移植に適した心停止後ドナー

各国の法的循環・呼吸死基準をみたした、臓器摘出可能時間以内に死亡宣告をうけた患者

↓

現実の心停止後ドナー

同意をえた移植に適した患者
A 移植のための臓器摘出術がなされた患者
B すくなくとも一つの臓器が移植目的で摘出された患者

↓

成功した心停止後ドナー

すくなくとも一つの臓器が移植された心停止後ドナー

C
主治医

ドナーとなる可能性がある患者を治療している主治医

↓

ドナーになりうる患者が臓器提出をしなかった理由

↓

システムに原因

・移植可能性のある患者を特定できない
・脳死診断に失敗
・移植可能な時間帯に循環死にいたらない
・摘出チームがいないなどの制度上の欠陥
・適当なレシピエントがいない

ドナー／臓器に原因

・医学的に移植に不適合
・循環動態の不安定／予測できなかった心停止
・解剖学的・組織学的／機能的臓器異常
・摘出中の臓器損傷
・臓器灌流の失敗又は血栓形成

許可

・生前の提供拒否意見
・家族の移植反対
・法医学的理由からの監察医などの移植拒否

A
脳死ドナー

↓

ドナーになりうる脳死患者

脳死基準をみたす患者

↓

移植に適した脳死ドナー

各国の法的脳死基準をみたした脳死患者

↓

現実の脳死ドナー

同意を得た移植に適した患者
A 移植のための臓器摘出術がなされた患者
B すくなくとも一つの臓器が移植目的で摘出された患者

↓

成功した脳死ドナー

すくなくとも一つの臓器が移植された脳死ドナー

表 1-1　マドリッド決議による臓器獲得のクリティカル・パス

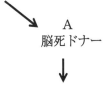

とは、それまでアメリカではほとんどタブーだった「みなし同意（presumed consent）」（第三章⑥ 64頁）[28]の上にスペイン方式がなりたっていることを考えれば、このクリティカルパスは、アメリカはじめ各国で、今後そのパターナリズム性が問題になってくる可能性を秘めている。

このパスの眼目は、ドナーとなりうる患者を治療している医師と看護師たち（主に救急部門と集中治療室勤務）に臓器提供の重要性を認識させ、義務感をも涵養させることにあり、臓器獲得に失敗した時の原因究明アルゴリズムまで表中央部に示されている。

実は、医師や病院に対する国の報奨金がスペイン方式を成功させた重要なカギと見られているのだが（第三章⑩ 77頁）、マドリッド決議やこのクリティカル・パスにはそれについての直接的な言及はない。

イスタンブール宣言が、犯罪的臓器不正取引《オーガン・トラフィッキング》だけでなく、一部の経済学者や倫理学者から宗教家までが主張する各種の臓器マーケット論（第四章③ 107頁）、さらには臓器に対する金銭などの直接補償までも否定するかぎり、このパスのような職業的義務を医療従事者に強制し、その上に政府とか地域社会の強力な財政的バックアップをおかなければ、臓器の自給自足とか臓器ギャップ（需要と供給の差）の解消はとうてい覚束ないだろう。

ここで指摘しておきたいのは、ニューイングランド臓器バンク主任でハーバード大学医学部教授のデルモニコと共闘しているシェパー＝ヒューズが、死体臓器に対する何らかの補償が臓器犯罪を回避する一つの方法だと、アメリカ議会で証言していることである。[29] この点はデルモニコのかたくなな姿勢と対照的である。

利他精神に頼る移植制度が破綻していることは、[30] 今や関係者の共通認識になっていると私は考えるが（第三章⑤ 62頁）、六〇年代にはじまるニューイングランドのギフト・オブ・ライフ・イデオロギー（第三章① 55頁）に拘泥し続け（デルモニコがマドリッド協議の主要な指導者であるので無理もないが）、その弱点をスペイン方式と心停止後献体で補強しようというパスの戦略である。この方式を忠実に実行できれば、臓器提供が確実にふえそうなことは、私も感じているのだが、わがガラパゴス島の政策が、この方向へと転換することはないだろう。

ここで少し、マドリッド決議からはなれて、アメリカ当局の最近の努力を検証しておく。〇三年に臓器獲得移植ネットワーク（ＯＰＴＮ）は、臓器配分方式を待機リストの長期間待機者が有利になるように改変した。その結果、移植必要度の高い待機者が減り、必要度の低い待機者が増えることになった。[31] それに呼応して保健資源サービス庁（ＨＲＳＡ）は〇三年と〇五年に、それぞれ臓器提供躍進共同（ＯＤＢＣ）と臓器移植躍進共同（ＯＴＢＣ）を発足させて待機患者の一掃をはかった。[32] 当初のもくろみでは、〇六年をピークとして待機患者数は減少にむかい、三〇年までに待機患者がゼロになると期待された。[33] しかし、その後の経過は、〇七年、〇八年、〇九年と待機患者数は増加の一途をたどるばかりであった（第二章① 30頁）。[34] このような努力を払っても、効果がでないのだ。

一方デル・モニコらのマドリッド決議の成果は、一一年のブエノスアイレスで開催された第一一回臓器提供獲得国際会議のマドリッド・グループ・セッションの報告で、早速誇示された。クロアチアでは、この方式で臓器提供が一〇倍にふえたのである。[35]

マドリッド決議では「人の健康と尊厳を守る権利には、すべての人が臓器移植を必要とするかも知れないと認識することが含まれる」[36] と、移植医療へのアクセスは人権レベルの問題であるとしているのが注目される。臓器移植は、今やヘルスケアのベーシック・ミニマムなどを通りこして、健康権の一部だというスタンスである。マドリッド協議を主導したデルモニコ、ドロリゲス、マテサンス、ノエルらは一一年のランセット紙上に「献体と移植の国内自給自足達成への政府責任の要請」というアピールをのせて、世界各国が移植臓器の自給自足へと政策を切りかえること、つまりパラダイム・シフトを受容することを、あらためて要請しているのである。[37]

ひるがえってわが国ではどうか。この自給自足原則は、日本の政策担当者にとってふみ越えられない峻険にみえるだろう。メディアとか財政問題を考えても、患者さんにはガラパゴス島でおとなしくしていて欲しい、というのが本音ではないだろうか。

5 われわれの一生で臓器移植はどのくらい必要なのか

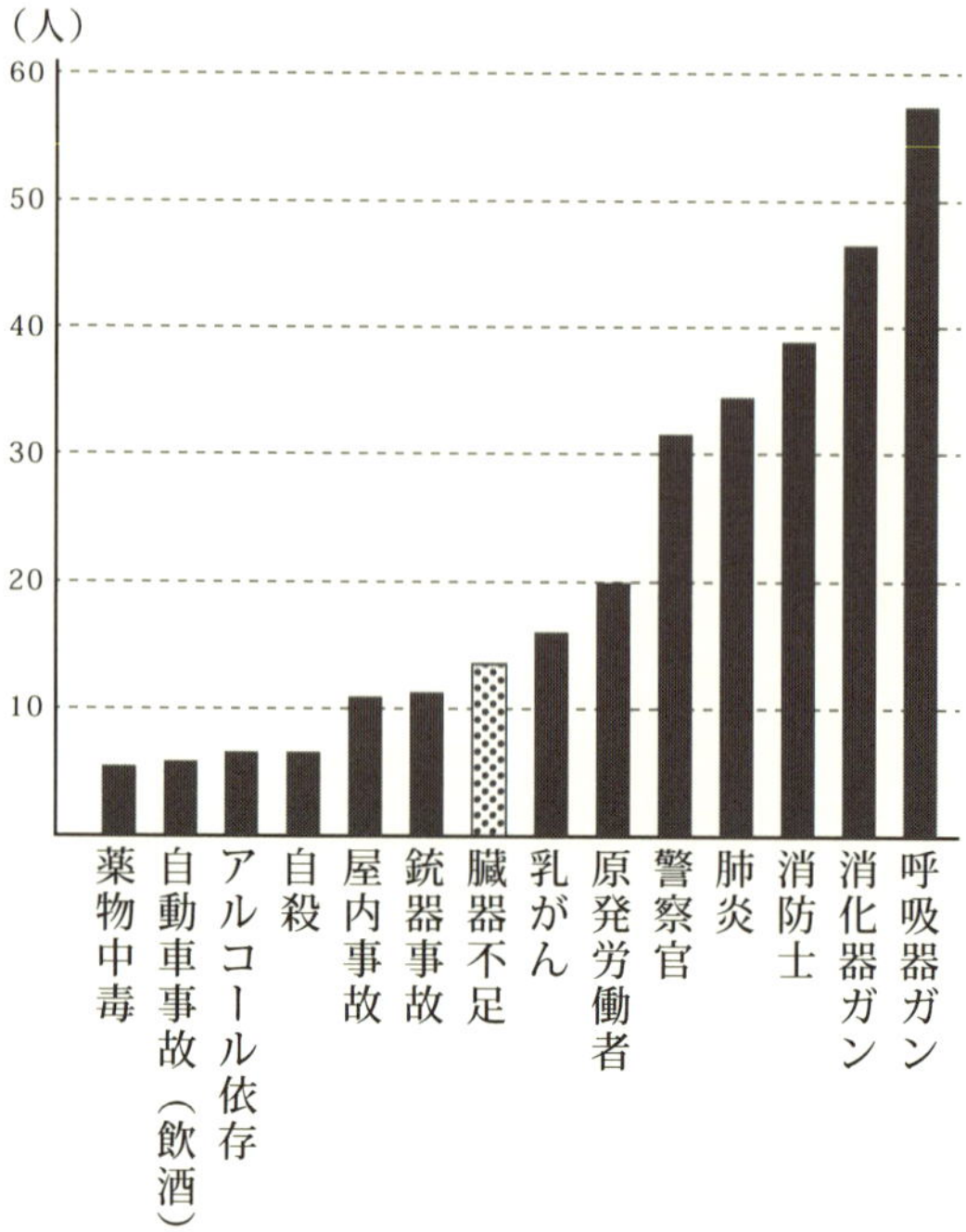

図1-4　アメリカの人口10万人あたりの年間死亡者数

ところで、ほとんどの皆さんは「移植って関係ないことさ」とお考えになっているはずだ。いったい一生の間に、われわれ自身とか家族とか、さらに親しい関係者まで含めると、そのなかの何人くらいに、臓器移植が必要になるのだろうか。

残念なことに、日本ではそれを計算することができない。その理由は、移植待機患者の正確な情報が開示されていない（たぶん、必要データそのものがない）ことが一つ。もう一つは、群をぬいて患者数の多い腎移植で、三〇万人をこえる透析患者数に対して、一万二千人前後に固定している待機リスト患者数というガラパゴス現象のために、とても真実の患者意思を正確に推測できるとは期待できないからである。

そこで不本意ながら全米科学アカデミー医学部門が行ったアメリカでの推計を参考までにご紹介しておく。[38] 一年間に待機リストに新しく登録される人を四万人、アメリカの人口を三億人とすると、ある人が、一年間に待機リストに登録される確率は、四万を三億で割った値、すなわち〇・〇一三％つまり七、五〇〇人に一人の割合となる。今平均寿命を七五歳として、ある人が一生の間に、待機リストに登録される確率は、〇・九九五％となる（計算法は省略）。つまり、百分の一なのである。さらに、臓器不全になる人の範囲を、家族ならびに利害関係を共有する他人にひろげてみる。社会学者によっては、その範囲に入る人数は一〇から二〇〇人だという。ここでは控え目に二〇人として、自分を入れた二一人が、七五歳まで生きるとして計算すると、実に関係者二一人のなかの五人に一人が、一生の間に臓器移植とかかわりができることになる。

　別の評価方法としては、常識的に、一〇万人あたりの一年間の死亡数で比較する方法がある。これもアメリカのそれを図1-4にあらわす。[39] 待機リストで移植をまっている間に、一年間に臓器不足で死亡する人の割合は一〇万人あたり一三・五人で、銃火器事故の死亡者（一一・三人）と乳ガン死亡者（一六・三人）の間に位置している。自殺と臓器不足以外の死亡の多くは、いろいろ手をつくした上でのやむをえない死亡であろう。しかし、臓器不足の場合は、もし臓器があればその多くが死なずにすんだ無念の死なのである。

1 Scheper-Hughes N, The global traffic in human organs, Current Anthropology 41: 203, 2000.
2 Scheper-Hughes N in Scheper-Hughes N and Wacquant L eds, "Commodifying Bodies", p 53,Sage Publications, 2002; Scheper-Hughes N, Rotten trades, millenial capitalism, human values and global justice in organ trafficking, Journal of Human Rights 2: 198, 2003.
3 Scheper-Hughes N, op.cit., 198-199, 2000.
4 Scheper-Hughes N, op.cit., 200, 2003.
5 ナンシー・シェパー＝ヒューズはジュネーブＷＨＯの移植部門のアドバイザーである。http://anthropology.berkley.edu/users/nancy-scheper-hughes, accessed 2014/11/09
6 日本移植学会アドホック翻訳委員会「臓器取引と移植ツーリズムに関するイスタンブール宣言」。http://www.asas.or.jp/jst/pdf/120080805.pdf,accessed 2011/02/03.
7 絵野沢伸「渡航移植の苦労、時間と費用を視点として」移植四四号、四三―五二頁、日本移植学会、二〇〇九年。
8 Ota K, Current Status of Organ Transplants in Asian Countries, Trans Proc 36: 2535-2538,2004.
9 高原史郎、小林英司、篠崎尚史「イスタンブール宣言後の

WHO・国際移植学会の取組み」田中紘一企画「臓器移植の新時代」、五九九—六〇四頁、医歯薬出版、二〇一一年。

10 二〇〇九年五月八日共同通信。

11 http://www.mhlw.go.jp/seisaku/2010/01/01.html, accessed 2011/02/03.

12 Shahar Ilan, Shas swing vote pushes through organ donor law-1.242624, HAARETZ.com http://www.haaretz.com/print-edition/news/shas-swing-vote-pushes-through-organ-donor-law...,accessed 2011/01/31.

13 水野紀子「改正臓器移植法と今後の展開」田中紘一企画前掲書、三五三—三六一頁、二〇一一年。

14 日本臓器移植ネットワークＨＰから転写。accessed 2014/11/10.

15 日本臓器移植ネットワークＨＰ。accessed 2014/11/10.

16 日本臓器移植ネットワークＨＰから作成。accessed 2014/11/10.

17 日本臓器移植ネットワークＨＰから作成。accessed 2014/11/10.

18 日本臓器移植ネットワークＨＰ。accessed 2014/11/10.

19 加藤明彦「腎移植と透析—腎移植は慢性透析を駆逐するか？」臨床透析二七号、一七—二四頁、二〇一一年。

20 近藤俊文「臓器移植は現場の積み上げで」一九九八年五月二〇日付け「朝日新聞論壇」；「移植ことはじめ」「ミクロスコピア」二五巻、第一号、一六—一七頁、二〇〇八年。

21 難波紘二「第一七章　日本の臓器提供システム—その過去・現在と未来」『第三の移植』（出版準備中）

22 Organ donation and transplantation: Striving to achieve self-sufficiency, 3rd global WHO consultation, Madrid, March 2010, Transplantation Suppl, 91: S27-S114, 2011.

23 Scheper-Hughes N, op.cit., 199, 2000.

24 Report of the Madrid consultation Part1: European and universal challenges in organ donation and transplantation, searching for global solutions, Transplantation, Suppl, 91: S51, 2011.

25 http://www.transplant-observatory.org/, accessed 2011/10/29.

26 The Madrid Resolution on Organ Donation and Transplantation; National Responsibility in Meeting the Needs of Patients, Guided by the WHO Principles, Transplantation. Suppl 91, 2011.

27 The Madrid Resolution, ibid., S29-S31.

28 Institute of Medicine, "Organ Donation: Opportunities for Action", pp 208-227, The National Academies Press, 2006.

29 Scheper-Hughes N, The global traffic in human organs: A report presented to the House Subcommitee on International Operations and Human Rights, US Congress on June 27, 2001.

30 脳死体からの移植では、臓器獲得を最高にみつもっても、需要を満たしきれない。Guadagnoli E et al., Potential organ-donor supply and efficiency of organ procurement organizations, Health Care Financing Review 24: 101-110, 2003.

31 Leichtman AB et al., Kidney and pancreas transplantation in the United States, 1997-2006:The HRSA Breakthrough Collaboratives and the 58 DSA Challenge, Amer J Transpl 8 (Part 2):946-957, 2008.

32 Leichtman AB et al., ibid 946.

33 Leichtman AB et al., ibid, 952.

34 US Renal Data System 2011 Annual Reort, Chapt. 7, p 249, 2012.

35 会議に出席された難波紘二氏のご教示による Busic M, Cloatia, in "Organ Donation Congress 2011" p 98, 2011. 下記も参照のこと。Eurotransplant Annual Report 13. http://www.eurotransplant.org/cms/index.php?page=annual_reports, accessed 2014/11/05

36 The Madrid Resolution, op.cit., S30, 2011.

37 Delmonico F et al., A call for government accountability to achieve national self-sufficiency in organ donation and transplantation, Lancet 378: 1414-1418, 2011.

38 Institute of Medicine, op.cit., pp 293-297, 2006.

39 Institute of Medicine, ibid., p 297.

第二章 臓器危機《オーガン・クライシス》と透析医療の宿命

❶ アメリカで移植待機患者が増え続ける理由　日本で増えない理由

先進国において移植が医療のベーシック・ミニマムとなったといっても、ひとしく問題なのは、もともとドナー腎にまつわる需要と供給のバランスが破綻しているだけでなく、年々その較差が開いてやまないという現実があることだ。移植をうけた人々の数は地に這いつくばっているのに、移植希望者の数だけは空高く舞いあがっていく（図2-1）[1]。元来小さかった献腎（死体腎と生体腎がある）という名のパイに群がる人々ばかりが増えていく。このギャップは臓器危機《オーガン・クライシス》と呼ばれている。

献腎待機者として待機リストにのる数は、提供の可能性が増えればふえるほど増大する。アメリカでさえ、透析している患者の半分が移植の適応であるのに、実際に待機リストに登録する患者は四分の一という。[2] 日本では、はなからあきらめているので、透析者の四％しか登録しない。

なぜ、末期腎臓病《エンドステージ・キドニィ・ディジーズ》（ＥＳＫＤ、その最終段階で透析とか移植などの腎代替療法が必要になると慢性腎不全

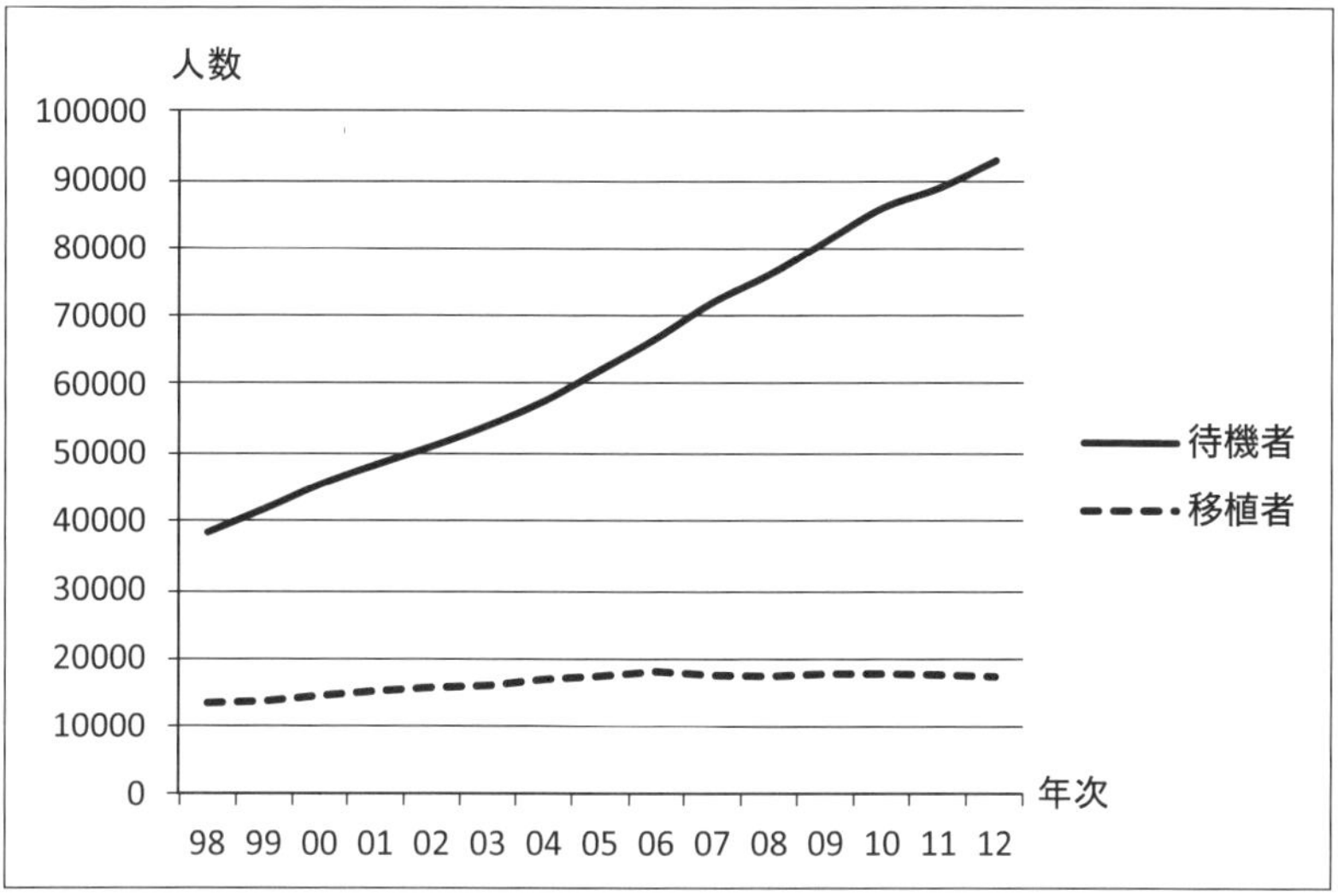

図 2-1　腎移植ギャップ（アメリカ）

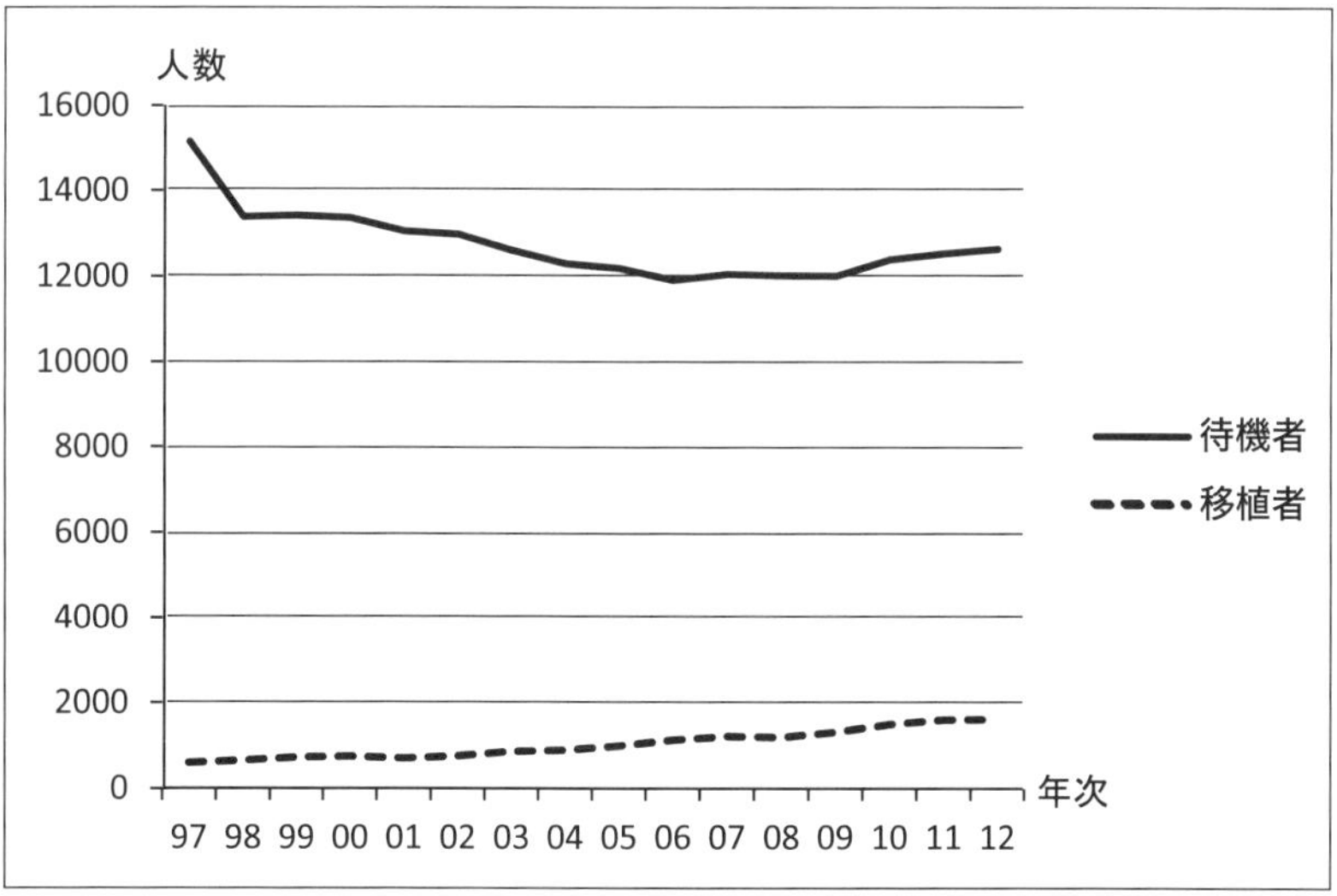

図 2-2　腎移植ギャップ（日本）

と呼ばれる）患者はふえ続けるのか。

肥満とベビーブーマー（団塊世代）の高齢化は日米共通の二大健康問題である。肥満は糖尿病と高血圧の温床で、腎不全の母体である慢性腎臓病《クローニック・キドニィ・ディジーズ》（ＣＫＤ）をふやし続ける。それに高齢化が追いうちをかけて、末期腎臓病をふやす。[3]

かつては慢性腎不全の主役は糸球体腎炎だったが、糖尿病がその地位を奪った。わが国でも一九九八年からは、糖尿病性腎症患者が慢性糸球体腎炎をぬいて、透析導入のトップにおどり出ている。[4] この趨勢は世界規模で進行していて、特に発展途上国での糖尿病の増加は二〇〇〇年からの三〇年間で倍増すると予測されている。[5] 深刻な移植腎不足から臓器不正取引が横行するのではないかと、ＷＨＯとヨーロッパ委員会が警告の文書をだした。[6]

糖尿病の患者増加率は最近の二〇年間で一・七倍だったのに、過去三〇年間で世界の血液透析患者数は八―一三倍[7]（過去二〇年間では五倍）[8]に増えている。糖尿病の増加率をはるかに上まわる勢いの慢性腎不全増加が発展途上国での透析の普及によるとしても、人口の高齢化が世界的規模で腎不全の増加に拍車をかけているとみらる。[9] こうして世界中の腎代替療法（「血液浄化療法＝血液透析＋腹膜透析」と「腎移植」）が膨らんでやまないのだ。

高齢化と糖尿病の増加が末期腎臓病をおし上げるのは、わが国でも同様。日本の高齢化は一歩も二歩もアメリカに先んじていて、二〇〇七年の六五歳以上がしめる高齢化率は、ＯＥＣＤ三〇ヶ国中第一位が日本で二〇・〇％、アメリカは下から数えて八番目で、精々一二・四％にすぎない。[10] 高齢化が末期腎臓病増加の一要因であるから、人口一〇万人あたりの慢性腎不全患者がアメリカを凌駕し、日本は世界一の慢性腎不全患者数（単位人口あたりの透析患者数＋腎移植者数）を誇ることになる（図2-3）。[11]

ところが慢性腎不全の対処方法には、国によって大きな懸隔がある。図2-1のアメリカと、それに相応する日本の現実（図2-2）[12]をくらべると、日本の慢性腎不全医療の実体がうきぼりになる。日本では献腎待機の患者が増えるどころか、九四年にピーク（二二、一二九人）[13]を打ってからは一貫して漸減してきたのだ。もっとも、二〇〇九年の移植法改正でネットワーク登録者は五パーセント増えている。[14] がしかし、肝心な献体による腎移植件数が減っているのだから（第一章② 17頁）、今後また減りこそすれ、これ以上伸びることはないのではないかと思われる。

献腎待機者が日本にかぎって減っていくばかりで増えなかった理由が、図2-4[15]と図2-5[16]に如実に示されている。慢性腎不全になって腎代替療法をうけている人々の数を日米で比較すると、一〇万人あたり日本の二二五人に対して米国では一六九人、つまり日本の方が三割強多い（世界平均は九九人。図2-3）。そこで図2-4をみると、日本の慢性腎

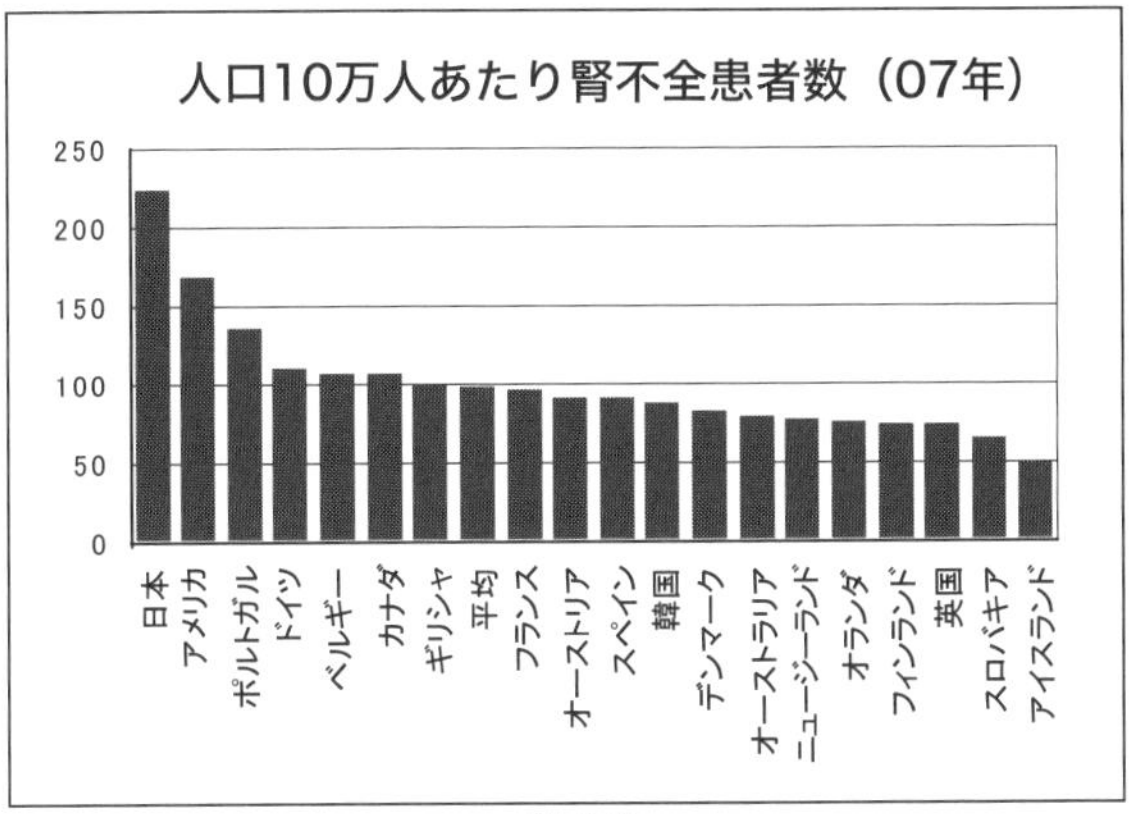

図2-3

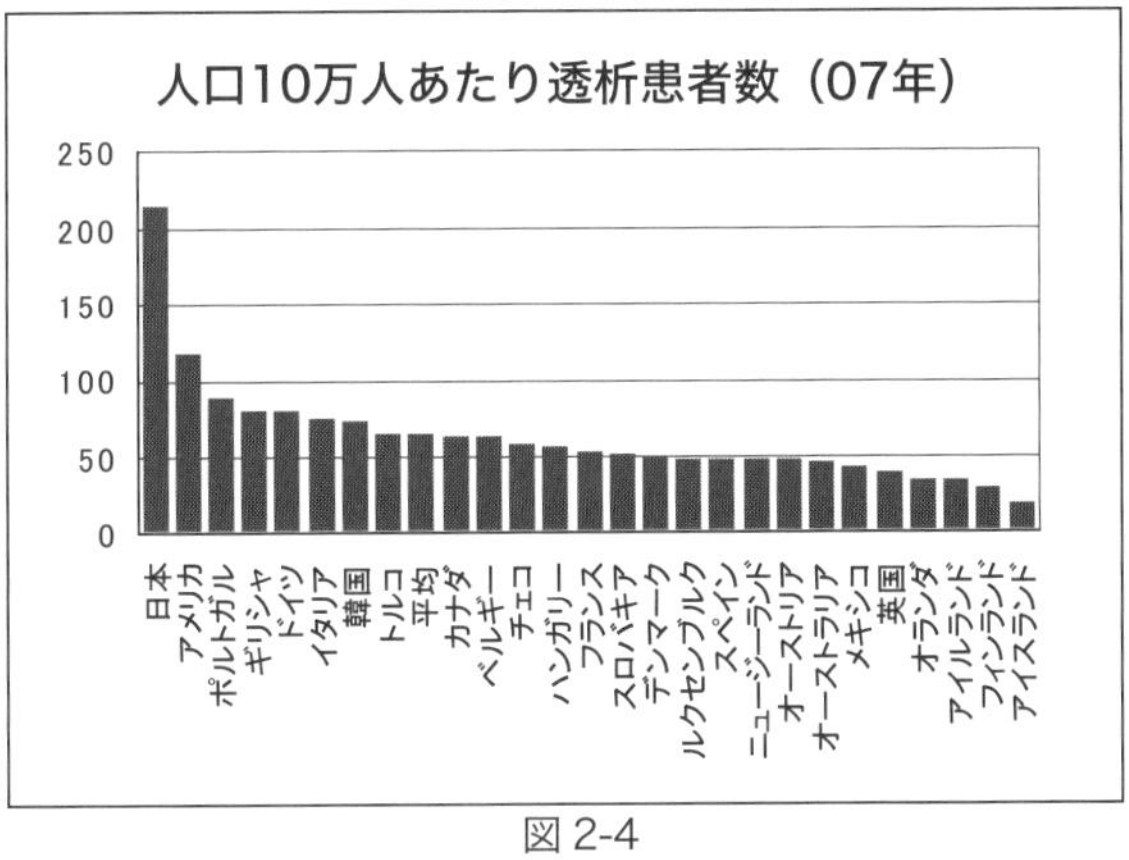

図2-4

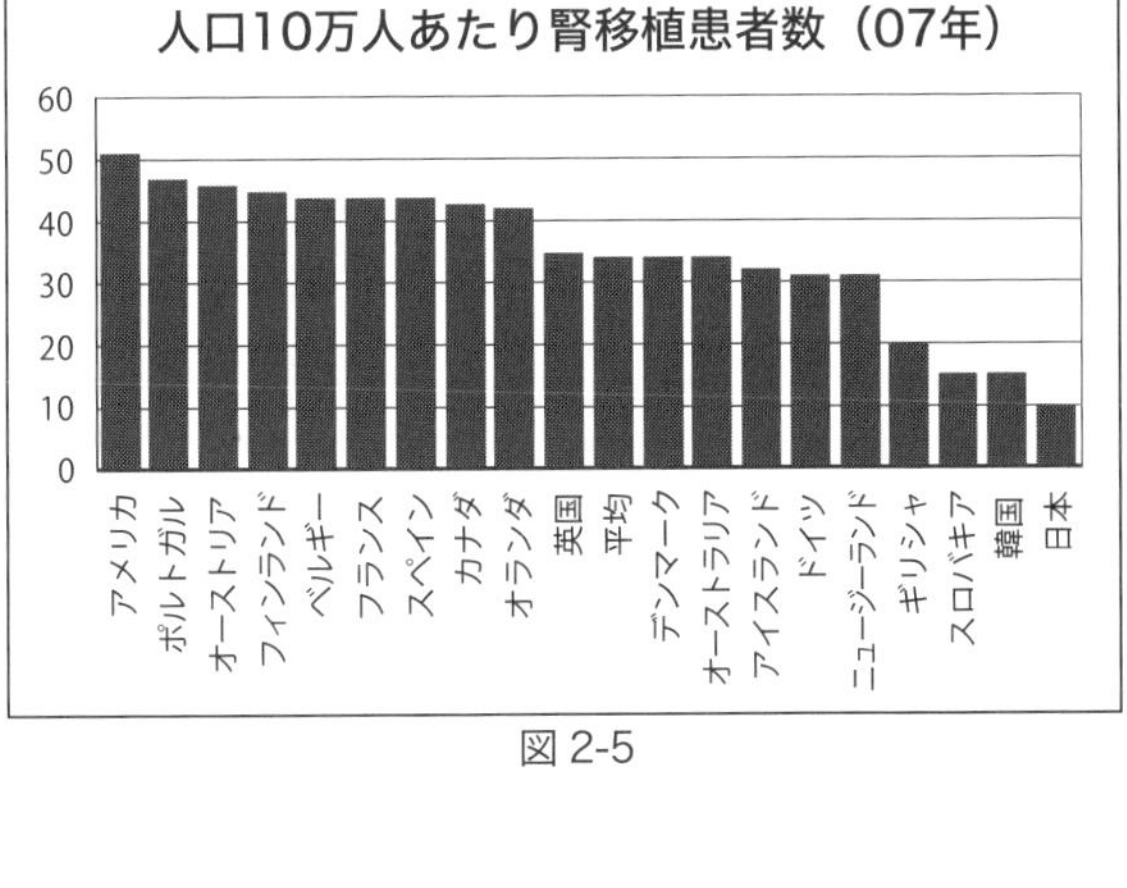

図2-5

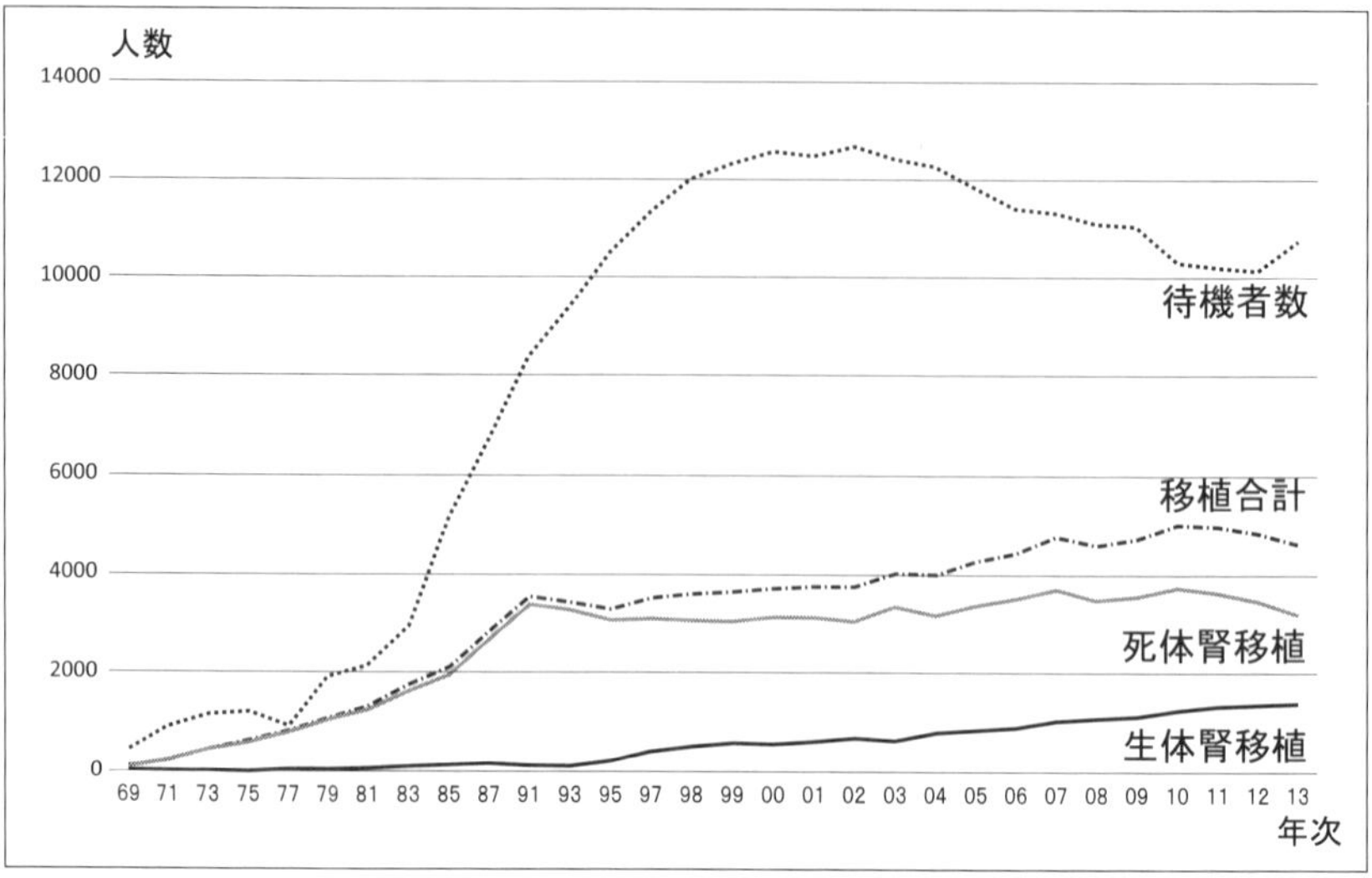

図2-6　移植ギャップ（ユーロトランスプラント）

不全患者は透析に依存して生きていることがわかる。アメリカの透析患者数は一一八人であるのに、日本は二一五人とアメリカの一・八倍である。

　ここで視点を生存している移植患者の腎移植生存者数にうつすと、同じ〇七年の人口一〇万人あたりの腎移植生存者数は、日米で大きく逆転して（図2-5）、日本の一〇人に対してアメリカ五一人と日本の五倍以上。それも日本の腎移植の八五%が生体腎移植で、献腎（死体腎）は一五%というありさまである（〇七年度）[17]。アメリカでもパイは小さいのに、日本の献腎パイは極小ときている。だから移植登録をしても献腎移植をうけるチャンスが小さい。日本移植学会によると、一〇年に献腎移植をうけた患者の平均待機年数（登録日から移植日までの期間）は一六歳以上の成人で約一五・六年であり[18]、日本透析医学会は透析開始一五年後の透析患者の生存率を約二三・六%としている[19]。つまり、死体腎を待っている患者さんに献腎が回ってくるときには、七六%の人は死んでいることになるのである。ちなみに、アメリカの腎待機年数は四年前後[20]、ユーロトランスプラントでは四二ヶ月位である[21]。

　わが国の現実に目をむければ、献腎移植を希望して登録する意欲がそがれてしまうのは当然だろう。それに透析のため

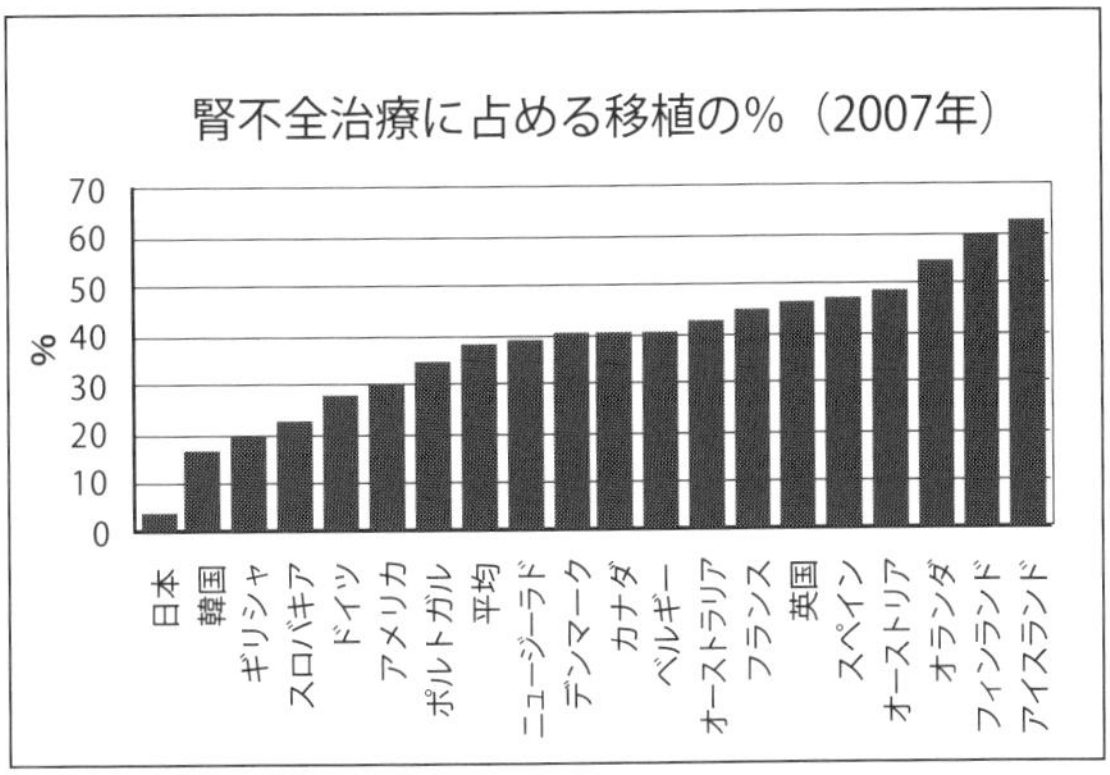

図2-7　腎不全治療に占める移植の％　2007年

に失職した人にとっては、三万円の登録料と五千円の年間会費もバカにならない。このような理由で、日本の移植登録者数は九四年頃をピークとして減っていったと考えられる。

腎待機年数四年弱の優等生ユーロトランスプラントではどうだろう。ドイツ、オーストリア、オランダ、ベルギー、ルクセンブルグ、クロアチア、スロベニア七国で構成する移植圏だが、四三年にわたるたゆまぬ努力で、待機者数の半分くらいが移植されるところまでこぎつけたが、残念ながら待機者数曲線と移植者数曲線がこれ以上は接近しそうにない（図2-6）。[22]

ここでもう一度、世界の慢性腎不全医療について、ある視点からの俯瞰を試みてみよう。そうすると日本のいびつにガラパゴス化した姿が見えてくる。腎移植率すなわち腎代替療法（透析＋腎移植）にしめる腎移植のパーセントに注目するのだ。ＯＥＣＤの『ひと目でわかる世界の医療　〇九年版』の数字で計算すると（図2-7）[23]、日本の慢性腎不全医療の特異性が瞭然となる。日本の腎移植率が、ＯＥＣＤ加入国の中で最も高いアイスランドの一四分の一、日本を除いて、最も低い韓国の四分の一、ＯＥＣＤ平均の九分の一にすぎないというのはただごとではない。

興味深いのは、慢性腎不全患者の実に六割以上が移植を受けているアイスランドの国民一人あたり年間医療費は三、三二九ドル（〇七年度、以下同様）[24]で、アイスランドの倍にある七二九〇ドルを消費し、豊富な人的エネルギーを投入している移植先進国のアメリカは、三〇・二％の一三位止まりなのだ。アメリカは決して移植大国ではなかったのである（ちなみに日本は四・四％[25]でビリ。世界平均は三八・一％。図2-7）。

❷ 腎移植率から見えてくる日本の慢性腎不全医療のガラパゴス化

この事実をどう理解すればよいのか。両者を単純に人口一〇万あたりのパラメーターなどで比較しても、あまり得るところはない。統計数字は医療政策の結果にしかすぎないからである。慢性腎臓病についての医療政策を決定するその国の構造解析にまで踏みこまなくては、真相にせまれない。

アイスランドは人口三〇万のマイクロ国家である。スカンジナビアやケルトの血が混じっているといっても、千年にわたって地理的隔離の影響をうけ、多分遺伝学的にはかなり均一だろう。宗教はルーテル派プロテスタントというから、その人となりも想像できようし、文化的にも多様性に乏しいとみられる。かたや、アメリカは人種のるつぼ。雑多な宗教と多様な文化を内包する人口三億の超大国である。アイスランドとアメリカの社会構造の違いが、医療政策に大きな影響を与えていると思われる。

だが民族、宗教、文化だけが、移植医療を左右する要因だと決めつけることにも抵抗を感じる。言語、宗教（ともにプロテスタントとカトリックの混在）が同じで、歴史的にも一つの国家として存在しえたドイツとオーストリアを比較してみると、それがよくわかる。

国民一人あたりの年間医療費はともに三、六〇〇ドル前後で大差はないのだが、腎移植率はドイツの二七・九％に対してオーストリアは四八・九％と格段に差がある。ドイツの旧東西格差が影をおとしているのかといえば、斎藤純子氏によると旧東ドイツ地域の提供率の方が高いという。[26] つまるところは、社会政策としての慢性腎不全医療のありかた、それを支える国民の医療倫理とコンセンサスなどに原因を求めた方がよさそうである。

オーストリアは、いわゆるみなし同意《プリジュームド・コンセント》[27]（反対意思表示方式とも呼ばれる）の国で、それも家族の反対意思を認めない厳格基準によって運用されている（第三章⑥ 64頁）。ドイツではこの方式は嫌忌されていて、その理由は自己決定権《オートノミー》の侵害にある。[28] この差が決定的な影響をおよぼしているのは間違いない。その上に宗教倫理の影響があるようだ。オーストリアではカトリック教徒の数が圧倒的に優勢なのに、ドイツではプロテスタントとカトリックがほぼ均衡している。イタリアとかフランス、スペインなどカトリック諸国はみなし同意を採用している国が多いから、オーストリアでみなし同意が厳格に運営されるのは、宗教的要因によると見ていいだろう。全体主義ナチスの反省から出発した戦後ドイツでは、個人主義的傾向が強まっているということもあろう。

いま一つの理由には、人口差があるのではないだろうか。人口の少ない国々では、民族、言語、文化、宗教の同一性が濃厚なので、コンセンサス形成が容易と考えられるからである。ドイツの人口はオーストリアの一〇倍近くもある。図2-7で上位に位置する国々は、人口三〇万のアイスランドから始まって、一、六〇〇万のオランダを除けば、オーストリアを含めて、おおむね小国ばかりである。オランダは例外的で、移植の六六％を生体腎移植が占めている上に、[29]グッド・サマリタン移植が多いお国柄なのである（第三章⑧71頁）。

ではオーストリアのパイは大きいのかというと、そうでもないのだ。ドイツと同程度の腎不足にみまわれているのである。[30]これは移植の可能性が高まるほど移植希望者がふえるのが人情というものであろう。

ヨーロッパ諸国にくらべて、わが国は大きな人口をかかえているが、社会構造はほとんど一枚岩といってもよいくらい均一である。移植率が極小であるということは、医療政策立案当局がほとんど排他的に透析医療を選択して、国民がそれを支持してきたことを意味するだろう。

腎移植率は、移植腎が生着している移植患者数[31]の慢性腎不全患者総数に対するパーセントだから、透析患者が少ない国では腎移植率は高くなる。アイスランドの腎移植数が、わが国の一四・三倍といっても、単位人口あたりの腎移植数はＯＥＣＤ二十カ国の一四位で、最下位日本の三・二倍にしかなっていない（図2-5）。ちなみに腎移植数一位のアメリカは日本の五・一倍である。ところが、日本の単位人口あたりの透析患者数はアイスランドの一一・三倍もある（図2-4）。つまり、アイスランドと日本の腎移植率を比較する場合、重要なのはアイスランドの移植数の多さではなく、[32]その透析数の低さなのである。

移植を選択すれば患者さんの生命予後や、生活の質がよいだけでなく、医療費の節減にもなる。たしかにそれも一つの理由なのだろうが、それだけではない。移植率の高いアイスランドやノルウェー、フィンランドなどのスカンディアトランスプラント圏では、軒なみ透析率が低い。これは透析を行う基準が日本より厳しく、透析非導入や透析中止のケースが多いのではないか、などを検討する必要がある。

❸ 透析の非導入と中止

慢性腎不全患者であっても、透析を導入しないとか、今までしてきた透析を中止する基準は、国によって温度差があり、その根底には終末期医療についての見解の相違がある。例えば憲法のプライバシー権にもとづく自己決定権を重視するアメリカ流と、人間の尊厳の維持を優先するヨーロッパ的倫理思想との差である（第九章⑤ 245頁）。もっとも、アメリカでは憲法上の理想とは別に、経済的ならびに功利主義的な理由から、カトリック圏では宗教倫理からの無効医療《フユーテイリテイ》への拒絶感には根強いものがあるのを見落としてはならない。

透析非導入とは、患者の生存の質によっては透析を導入せずに、疾病本来の自然史にまかせる場合であり、透析中止とは、透析中の患者が、例えば遷延性植物状態になったり、再起不能の末期状態になった時に透析を中止することである。それは患者自身の意志を尊重して行われることも（患者の自立権《オートノミー》の尊重）、医師の職業的倫理観や家族の意向などをふまえて決定されることもある。[33] また宗教的見地から、人間の尊厳を損なわないように、執拗かつ過剰な医療を忌避する立場もある。[34] いずれも医療経済的要請と倫理的規範にもとづいているのだが、非導入はもっぱら人間の尊厳に対する配慮が基本にあり、透析の中止は無効医療中止の倫理観などに立脚している。このような医療倫理的あるいは社会政策的視点は、欧米では常識となっていて社会的慣習とさえいえるのである（第八章 207頁）。

七二年にニクソン大統領が社会保障法を改正して、高齢者むけの医療保険であるメディケアが透析と移植に限って給付をひろげる決定をした。だが増大する一方の透析費用に驚いた米政府は、[35] ＩＯＭ（全米科学アカデミー医学部門）に慢性腎不全医療のあり方について諮問した。九一年の答申の中には次のような勧告があった（主意の要約）。

「メディケアという公的給付があるといっても、医師は総ての腎不全患者に透析医療を行わなければならない訳ではない。だが患者の年齢だけで透析導入の是非を判断するのもよくない。一人ひとりの患者に最適の治療目標を設定することこそ重要である。八八年には九％の人が自分の意志で透析を中止している。六五歳以上の人だけでみると、一二％の人が透析を中止して自然死を選択している。患者、腎臓専門医、生命倫理学者などが協力して透析中止のガイドラインを作るべきである。透析、心肺蘇生、レスピレーターなどの延命治療をうけるかどうかを、事前指示《アドヴァンス・ディレクティヴ》（ＡＤ）、すなわち前もって文書にして残しておくのがよい[36]」。

この答申から四年たった九五年には、透析を中止して死を選ぶ人の割合は、アメリカで一七％、カナダで一四％、オーストラリア／ニュージーランドで一三％になる。[37] 二〇〇〇年の調査では、アメリカの透析患者の五人に一人が自己決定権にもとづいて透析中止に踏みきっていて、[38] ロチェスター・メディカルセンターの透析部門からの〇二年の報告では、過去一〇年に二九％の透析患者が自発的に透析を中断しているという。[39]

透析中止の増加は、透析患者の高齢化にともない、脳卒中、重度痴呆、心臓病、ガン、糖尿病などの合併症が多くなり、予後が不良化するなかで死ぬことの質（Quality of death）が真剣にとりあげられるようになったためである。[40] 先のロチェスターからの報告でも、透析を中止して死亡した患者のうち、尿毒症で死んだのは僅か四％だけで、その他は別の合併症で亡くなっているという。[41]「透析患者の命を永らえさせるのでなく、死ぬのを長らえさせるにすぎないようになれば、患者や家族に透析の無効性をうけいれさせて、死へのプロセスを苦痛のない、静穏で尊厳のあるものにしてあげるべきだ[42]」というのはトロントの腎臓医Ｄ・オレオプロスで、この思想は西欧モラルの一つの典型のようにみえるが、ホモ・サピエンスにとって共通の情動だと私は感じている。

「透析をまだまだお続けになりますか？　ご負担なら中止もできますよ」と提案して、社会的入院透析というか、ほとんど植物状態で透析を続けられていた患者さんのご家族のご同意をいただいた経験が何度かある。透析を中止して、自然死を待つのである。例外なくご家族のお顔に安堵の表情がよぎるのを見て、私の判断に間違いがなかったことを確信したものだった。

不思議なことに英文論文をみるかぎり、ヨーロッパからはこのような数字があがってこない。EUでは透析導入の条件が厳しいのか、文化的・宗教的理由があるのか、透析中止による死亡は医療統計にカウントしないのか、のいずれかであろうと推測する人もいる。[43]

事前指示（AD）についていえば、米国透析患者の三〇％がADを書いているのに、ドイツの患者は〇・三％、日本にいたっては〇・〇七％だけだった、とアシュウィニ・シーガルらの報告にある。[44] A・福原らは、わが国では事前指示についての法的な根拠がないことが影響しているとしているのだが、次々節で述べるような終末期医療の混乱がそれに拍車をかけているのは間違いない。[45] 米・独・日三国の透析中止を比較した先のシーガルらの論文では、[46] 五ヶ月間の観察期間で透析中止をおこなった患者数の総患者数に対する比率は、米国五・一％、ドイツ一・六％、日本〇・七％となっている。また、末期アルツハイマー痴呆の患者で、本人の事前指示がなく、家族の意見もない患者の透析継続の可否については、米国透析医の八一％は自分の判断で透析を中止するのに、ドイツ人医師では二三％、日本人医師は一四％だけが自主判断で中止すると答えている。[47] この国別較差についてシーガルらは、アメリカはオートノミー尊重、ドイツはナチに対する反省の影響、日本は文化の独自性によるという解釈をしている。

国　名	事前指示 %	透析中止数
フランス	0.7	1.2
ドイツ	0.8	0.4
イタリア	0.0	0.2
日本	1.2	0.0
スペイン	0.6	0.6
英国	0.6	1.9
米国	7.5	3.5
総平均	3.8	1.9

表 2-1　蘇生拒否の事前指示の％と 100 人あたり 1 年間に実施された透析中止数（文献注 49 より）

だがこと日本については、私はこの解釈に疑問を持つ。医療問題、特に脳死とか臓器移植とか、そしてこの透析中止問題について、一〇年一日のように、今はその痕跡もありそうにないムラ社会論とか家族中心主義とかの日本文化論で片づけるのには、正直うんざりしている。ムラの靭帯は形骸化し、家族は核家族化、個人は自閉症化、公共精神は希薄になって、個人主義の殻がかたくなるばかり。マスコミ論調はじめ今の日本に瀰漫しているのは、戦前の抑圧的文化の反動としてのウルトラ個人主義ではないのか。〇九年の臓器移植法改正に親族優先条項をもぐりこませたあの利自主義である。[48]

日本を含めた世界的共同研究「糖尿病治療成績に及ぼす治療選択の研究（DOPPS）」では、[49]日・米・英・仏・独・伊・スペイン七カ国の八、六二五名の透析患者を対象として、蘇生拒否（DRO）の事前指示率（％）と実際の透析中止頻度（一〇〇人あたりの数）は表2-1のようになっている。不思議なことに、日本の蘇生拒否の事前指示が米国について高いのに、透析中止数がゼロになっている。論文の中で特別な説明はないので、何とも判断のしようがないが、以下に述べる日本の実情とはかけはなれているようである。

❹ 日本でも注目され始めた透析医療の倫理問題

透析医大平整爾氏は次節に登場される岡田一義氏ともども、透析導入／非導入について貴重な報告をしてこられた。大平論文によると、二〇〇六年から〇九年にかけての調査では、三・三％に非導入がみられ、その内訳は、①高度認知症三三・三％、②末期ガン二一・二％、③重篤な心肺機能障害一九・〇％、④患者拒否一一・七％、⑤その他一三・八％だったという。シーガルの報告と大差のない数字のような印象をうけるが、日本人対象の調査としては大平論文の方が信頼できるだろう。大平氏も四・一％の患者には透析導入されなかったという。[50]

わが国においても二一世紀に入ってからは、腎臓医の間で透析医療の倫理問題についての議論が、俄然活発になってきた。とくに一一年からは、日本透析医学会でも真剣な討議がはじまっていて、[51]今後の展開が注目される。

二〇〇〇年にアメリカ腎臓医協会（ＲＰＡ）とアメリカ腎臓病学会（ＡＳＮ）は、関係各学会、腎臓財団などの支持をえて、適正な透析の開始と中止についての透析ガイドラインを発表した。[52]その基本理念は、医療側が、患者に十分に情報を与えた上で、患者の自律による意思決定に待つのであるが、患者サイドと医療サイドが協力しあって結論を共有するべきだ（shared decision-making）としている。患者のオートノミーを尊重することから、事前指示書の作成を強く奨めているが、安易に倫理委員会などに言及していないのが、かえって、ガイドラインの真摯さを印象づける。

一九六〇年代のヨーロッパでも、ウィレム・コルフの開発した人工腎臓が改良されながら広がっていったが、イギリス労働党の国営医療サーヴィス（ＮＨＳ）は、頑固にそれを拒否し続けた。ピーター・ベント・ブリガム病院でコルフの器械を研究した英国医師フランク・パーソンズに英国政府は冷たく宣告した。「君が勝手に研究するのはいい。だがわが国は君を必要とはしないのだ」と。[53]そのあと英国がやっと透析を導入するときに、透析患者の年齢を七〇歳以下に限定したといわれているし、[54]九五年頃でも、イギリスの慢性腎不全患者の二、〇〇〇人くらいは透析ができないために死亡していたという。[55]

インドやパキスタンでは、いまでも貧窮層が頼る公立病院では回復の可能性のある急性腎不全患者しか透析をしない。貧乏な慢性腎不全患者は、透析の対象にしてもらえず、なけなしの金をはたくか借金して、腎移植（なかには買腎移植）をしなければ、尿毒症死を待つのみという惨状である（第十章② 262頁）。[56]

アパルトヘイト廃止後の南アフリカ厚生省の方針では、精神疾患、心臓や脳の血管障害（心筋梗塞や脳卒中の既往症）、慢性肝炎、アルコール中毒、呼吸器疾患、ガン、ＨＩＶ陽性者には、移植はもちろんのこと、透析の公的補助も行わない。この方針は九七年の憲法裁判所判決で決定しているという（第十章⑤ 272頁）。[57]

日本でもキール型人工腎臓が普及し始めた六〇年代の後半には、そのような問題がないわけではなかった。透析をうけるには、誰かが死ぬのを待たなければならなかった。「透析をうけることは、宝くじに当たるより難しい」と多くの患者さんたちは嘆きつつ、死んでいった。[58]

幸いなことに、その頃のわが国は風向きがよかった。人工透析の保険給付（六七年）、老人医療の無料化、透析医療への診療報酬の傾斜配分などが追い風となって、全国津々浦々にまで、急速に透析チャンスが広がった。その上患者負担を極限にまで抑える政策がとられてきた。[59] それらを可能にしたのが、右肩あがりの高度成長経済だった。透析のテクニックも、困難な手技から容易な技術へと改良されて、臨床工学士が誕生し、その進歩はめざましかった。透析医療の成績は世界一の好成績をほこるようになった。わが国の透析患者の生命予後は、欧米にくらべて三倍近くも良好なのである。[60]

このようにして、日本の医師も患者も「だれから先に透析を始めるか」というやっかいな倫理問題に心を煩わされることは、あまりなかった。透析の導入も中止も、純粋に医学的見地からの主治医の裁量にゆだねられていた。旧社会保険庁は、透析が普及するにしたがって保険給付の単価をきり下げてはきたが、出来高払い制度（外来透析費用の包括化がはじまったのは九二年から）のなかで、透析導入の是非や透析中止などについて容喙することはなかった。

こうして、ガラパゴス化した透析王国日本が誕生したのだったが、歴史の歯車は止まることを知らない。やがて予測をはるかに上まわる透析患者の増加がガラパゴス島を直撃することになる。わが国の高齢化と糖尿病の増加で、透析人口はいまや三〇万人をこえ、[61] 透析医療費だけでも、単純計算で年間一兆四、〇〇〇億円（国民総医療費の四・〇四％）[62] に達している。

5 わが国の終末期医療の混乱が問題を複雑に

高騰する医療費を抑制するために謳われる医療費亡国論の流れのなかで聖域はない。透析関係者の間でも危機感はひろがっているのだが、わが国独特の終末期医療の混乱のなかで立ちすくんでいるように見える。

北岡建樹氏は〇八年に、直面する問題を、①在宅透析、長時間透析、連日透析がよいことはわかっていても、いまの医療制度では現実的でないこと、②社会復帰が目的で始められた透析医療が、いまや延命が目的になっていること、③社会的入院透析や寝たきり透析患者の長期入院への対策が、病床削減政策のなかで解決されない困難に直面していること、④世界一をほこる透析成績も、やがては低下するおそれがあること、などと要約され、

「末期腎不全のみが、なぜ恵まれた医療環境に置かれているのかを再度考慮していかなければならないであろう。（中略）末期腎不全に至れば、何も考慮せず無制限に透析治療に導入することが善であろうか？（中略）維持透析という問題にも、患者本人や家族の意思と無関係に継続されていないか、介護する側の問題、外来通院と社会的入院透析の問題、社会経済的な問題など医療現場では解決できない複雑な問題を抱えている。このような山積する諸問題から透析継続の中止とか、非導入などの論議が増しているが、法的な支援がない状況では、いかんともし難い[63]」

と嘆いておられる。

たしかに今わが国では、羽幌病院事件や射水市民病院事件をはじめとして、終末期医療の中止が殺人罪にとわれかねないという状況がうまれている。[64] 尊厳死なども含めて、終末期医療のコンセンサスや法的整備が成熟していないためである。

レスピレーターの着脱についての社会的合意が確立されていないのと同様に、わが国では透析医療の開始と中止に関する法的・倫理的基準がひろく合意されているとはいえない。精神障害者に透析を導入しなかったとして有罪判決がでた訴訟事件がある。この判決を認知症の場合とくらべてみる。[65] オレオプロスの報告では、透析患者が痴呆《デメンチア》になったとき、三二％の透析医が透析を中止するということだったし、大平論文でも、非導入の三三％を高度認知症が占めていた。痴呆と精神障害ではそれなりの差異があり、ケースバイケースではあろうけれど、この訴訟事件を契機として議論がおきることを期待したが、寡聞にして私はそれを知らない。

これらの問題に真摯にとりくんでこられた透析医も沢山いらっしゃるし、透析医学専門誌でも一一年には、「多様化する透析医療の最前線―社会をどう変えるのか」という特集が組まれている。しかし、この特集の中に提示された事前指示書では、痴呆が透析中止の対象になっていない。[66] もし対象にすれば、パンドラの箱の蓋をあけたような騒ぎになるのを恐れているのであろうか。

岡田一義氏が、東海大事件や川崎共同病院事件の判決が示した、安楽死とか延命治療中止の要件が医療の現場と乖離しているために、透析を中止するという理念的意思決定に困難をもたらす場合があり、公的な「透析中止ガイドライン」を早急に制定して透析医を刑事訴追から守る必要がある、とされているのは至当な主張である。[67] 岡田氏のアンケート結果では、末期ガンの維持透析患者の場合、本人の事前指示書がありかつ家族も同意していれば、七八・九％の医師が透析を中止するが、法的責任が追及されないならば、九〇・九％の透析医が治療を中止すると答えている。[68]

わが国の現実にはもう一つ重要な透析中止の要件がみたされていない。透析センターにしてもサテライトにしても、わが国では死を前にした緩和ケアがきちんとできる施設はまれである。ホスピスが現行制度では経営的に困難なこともあって、安全に透析を中止できる必須条件が欠けている。透析中止の対象になるのは、重症慢性心不全、末期ガン、重度痴呆、意識障害、高度の精神障害などであり、これらの患者さんの終末期の看取りは、アメリカでも不足しているのが実情だ。[69] 透析を中止して死亡するまでの日数は一〇日以内といわれ、[70] この間のうけ皿となるホスピス、緩和治療病棟の整備が必要だろう。

最後に特筆しておきたい。回復可能性のない意識障害や末期ガン患者の透析中止とか、不毛のレスピレーター、胃瘻栄養の中断を、短絡的に安楽死に結びつける解釈には、周死期臨床の現実にそぐわない無理がある。疾病の自然史にもとづく自然死として受容するほうが、人間的であることが多いからである。それは世界の周死期臨床の常識でもある（第九章③⑤ 243・245頁）。ＩＣＵ医師や透析医が直面する難題を複雑にしないような社会的配慮が必要ではないだろうか。

❻ 透析医療―公的福祉型と利益追求型の宿命的背反

ここで透析医療が抱える宿命的ともいえる構造について述べておく。二十世紀に入って登場する工業型医療、いわゆる産医複合体に関する問題であるし、わがガラパゴス島現象を考察するのに参考にもなろうからである。

透析は高価な機器の設備投資にくわえ、月々高額の医療費をついやす医・工・薬が連携する社会産業型医療の典型であり、医療経済に重い負担をかける。

政策的にこれを導入する場合、いくつかの選択肢がありうる。一つは公的機関が公費を中心として運営する社会福祉型であり、もう一つはなにがしかの利益を追求する法人型である。法人は、株式会社などの利益優先型から、現行のわが国の医療法人、さらにはNPO組織などまでありうる。株式会社、医療法人、NPO、公的機関の順に利益追求ドライブは少なくなるのだが、その順に経営の合理性が低下する（もちろん、目下の日本では医療に株式会社の参入は認められていない）。

六〇年代初頭にウィレム・コルフの透析機を採用したのは、ベルディング・スクリブナー[71]が主宰するワシントン大学透析部とピーター・ベント・ブリガム病院だった。[72]両施設に全米の患者が殺到した。死に直面しているあまたの腎不全患者のだれを優先的に透析するか、回答のない設問だった。社会福祉型のワシントン大学は患者を階層化して峻別することで透析希望患者を選別したが、利益追求型のP・B・ブリガム病院関連施設は、株式を募って設備を拡大することで需要にこたえようとした。

ワシントン大学透析部では、医師、知識人、法律家、教会関係者などからなるシアトル教区委員会が患者の選抜にあたった。性別、既婚か独身か、被扶養者の数、離婚歴、糖尿病の有無、年収、職業、情緒的安定度、社会的地位などを点数化して透析者を決めた。メディアは神の分隊《ゴッド・スコード》とか死の委員会と揶揄した。[73] 委員は人間の差別化に消耗した。そんなこともあってか、ロスアンジェルスではくじ引きで決めたという話まである。[74]

一方、開発者コルフが透析機をもちこんだピーター・ベント・ブリガム病院では、あふれかえる患者に応えるために、透析施設を病院とは切りはなして腎臓医ジョン・メリルの独立施設として整備した。ブリガム病院はハーバード医学部の関連病院である。やがて大学の内外から、治療にあたる医師が株主となるのは弱者の搾取ではないか、という批判がおこった。自分の患者を自分の施設にとりこんで利益をあげるのは、ピューリタン的倫理では許されない貪欲《グリード》であり、利益相反《コンフリクト・オブ・インタレスト》をさける医療原則に抵触するのではないか、患者の専売《モノポリー》制度的束縛ではないかと、これまた解決の容易でない難題が持ちだされた。その後の透析医療にまつわってはなれない構造的難問の最初の提示であった。

最終的にハーバード大学とＰ・Ｂ・ブリガム病院は、この透析施設との縁をきり、腎臓医のなかでジョン・メリルだけがブリガムに復帰した。残った医師たちは、株式会社ナショナル・メディカル・ケア（ＮＭＣ）という企業をつくるのだが、それは発展を続け、世界で最も巨大な利益追求型の透析チェーンへと成長していくのである。[75] ＮＭＣは八〇年に年商二億ドルをこえ、全米慢性透析患者の一七％のシェアを誇るようになる。この会社は透析器械、ダイアライザー、透析液などの販売を始めただけでなく、精神障害とか呼吸障害、はては肥満対策事業などにも手をだしているが、その財政基盤は透析医療部門に依存しているという。[76] 九六年にＮＭＣはドイツの透析関連機器メーカー・フレゼニウスの傘下に入り、[77] 株式会社フレゼニウス・メディカル・ケア（ＦＭＣ）となるのだが、この会社は世界中に展開していて、日本にも進出している。[78] アメリカでは〇九年の全米透析患者三八万二、五一五人のうちの一二万二、二二六人、実に三二・六％を透析するまでに成長している。[79]

七二年にメディケアが慢性腎不全の医療費を支払い始めて、透析の商業化が始まった。ビジネスチャンスととらえた多くの医師たちが起業心をくすぐられ、透析診療所ブームがおきた。そのころの情景をニコラス・ティルニーは、「尿毒症患者を支配しようとする縄張り争いのまがまがしさは、しだいに荒涼たるなさけない光景を展開していった」と回想している。[80] 患者さんの囲い込みがはじまったのだ。

7 患者が医師に従属する透析医療

良心的な施設では腎臓内科医と外科医が協力して、透析か移植か、患者にとってベストな治療を提供しようと努力していたが、利益中心の施設では、容態のわるい患者からさきに移植医へ紹介して、健康な患者さんを閉じこめる傾向があった。とくに無保険で医療に無知な黒人とかヒスパニックとかプア・ホワイトなどが犠牲をはらわせられてきた。いまでもグリーン・スクリーニングと呼ばれる社会評価がおこなわれて、彼らの移植待機リストへの登録が妨げられている、と黒人アクティヴィスト、ミシェル・グッドウイン教授は指弾する。[81] 透析患者を移植リストにのせる基準も、ガイドラインも、プロトコルもUNOSは明示していないと彼女は問題視する。待機リストに登録するかどうかは、かなりの部分医師の主観に左右される。犯罪歴、薬物中毒歴、教育程度などの非医学的条件が考慮されるというのだ（第十章⑨282頁）。[82]

もっとも六〇、七〇年代の腎移植の成績は透析に劣っていたので、透析医が移植を嫌ったのにも根拠があったが、サイクロスポリン・エイジ[83]以降でも利益追求型施設の基本姿勢はかわらなかった。そのうちに医療費削減の烈風がふき始める。株式配当のためには、看護師やケースワーカーなどの人員削減、透析時間の短縮、ダイアライザーの再利用と、患者の安全性の犠牲の上に経費削減に狂奔する姿はいかにもアメリカらしい。[84] 透析成績が悪いはずである。だから、最近はP４P（payment for performance）といって、移植率が高く、透析成績が良好な施設などに厚く報酬を手当することもはじまっている。

英国では公的な透析を中心にすえたが、財政負担を軽くするために、年齢制限や合併症がある患者さんたちを、システムから除外したのは先に述べた。

わが国では、自由開業制の建前から、アメリカと同じ現象にみまわれ、私もそれなりの経験をさせられたものだった。二〇一一年一〇月一九日のこと、この原稿のパソコンに打ちつかれて、大阪毎日新聞を手にした私は一瞬息をのんだ。第一面に特大記事がおどっている。[85] A病院から透析患者さん二二〇人をひきつれてB病院へ移った透析医に、B病院が一億三、〇〇〇万円という巨額の特別賞与をはらったという記事だった。同紙社会面には「ついていかなしゃあない」とぼやく患者さんの声が惹句としてそえられていた。患者さんたちは透析の先生と一蓮托生なのである。だが、この二二〇人の患者さんたちの自己決定権、治療選択権はどうなっているのか。記事によると約二七〇人のA病院透析患者数の八二％が医師団にしたがって転院しているのだ。日本の生命倫理学者さんたちは、この表面的には稀な事件、もしくは潜在的にはありふれた現象、をどう受けとめられたのだろうか。

そういう私も、といっても比較にならないほどささやかなのだが、A病院の理事長さんのような経験をしている。医師不足の地方公立病院で苦労をして、なんとか透析医療を導入し、やっと軌道にのり始めた途端、責任者の先生がごっそりと患者さんをひきつれて開業してしまった。一九七六年のことである。患者のいなくなった透析ベッドの間で、副院長だった責任者の私はへたりこんで頭をかかえてしまった。だが、くだんの先生はベンツにロールスロイスを乗りまわしていると聞かされた。日本に透析を定着させるために、政府は、今では考えられない有利な傾斜配分を透析医療にふり向けていた。だが、やがて医療費亡国論の嵐が容赦なくふきすさび、先生がたもトヨタ・クラウンで我慢する時代に入っていった。

このあと、私どもは腎移植を真剣に考えるようになる。

六〇年代のなかば、私はたまたまユタ大学病院のウィレム・コルフ教室の医師たちと一緒に仕事をする機会があり、その頃の腎透析や腎移植のなにであるかは理解できていた。お隣りのデンヴァー、コロラドのトーマス・スターズルのところで腎移植をした患者が、ヴェトナムの戦場から帰還した勇士よろしく飛行機のタラップから降りてくる写真が、ソールト・レーク・トリビューンの紙面をかざっていた。それ以来私は移植こそ慢性腎不全の患者さんを究極的に救う道だ、と確信していた。

日本もこのあたりまではアメリカと似たような展開だったが、ここから先が決定的にたち分かれてしまった。我々の思惑とはちがって、日本では透析と協働するはずの移植医療が健全に発育しなかったのである（第五章⑥150頁）。七七年に第一例目の生体腎移植を四国の片田舎で始めた私どもの移植医療も、血を吐くほどの思いのなかで試行錯誤しなければならなかった。[86] そのあとも、日本のパイは小さいままで、ほんの一握りの患者さんの食欲しか満たさなかった。それもほとんどが生体腎移植というセルフの食堂で、だった。

1　2012 Annual Data Report (http://srtr.transplant.hrsa.gov/annual_report/2)

2　Kaserman DL and Barnett AH, "The U.S. Organ Procurement System: A Prescription for Reform", p 34, AEI Press, 2002.

3　井関邦敏「慢性腎臓病疫学」日本内科学会雑誌、九六巻、五号、八六九―八七四頁、二〇〇七年。

4　日本透析医学会「図説　わが国の慢性透析療法の現況　図表11」、一九九九年。

5　Wild S et al., Global prevalence of diabetes: Estimates for the year 2000 and projections for 2030, Diabetes Care 27: 1047-1053, 2004.

6　Joint Council of Europe/United Nations Study, Trafficking in organs, tissues and cells and trafficking in human beings for the purpose of the removal of organs, 2009.

7　松尾清一「ＣＫＤ治療対策」飯野靖彦他編『腎疾患・透析　最新の治療２００８―２０１０』一頁、南江堂、二〇〇八年。

8　日本腎臓学会編『ＣＫＤ診療ガイド　２００９』改訂第二版、八頁、東京医学社、二〇〇九年。

9　Szczech L A et al., World Kidney Day 2009: Problems and challenges in the emerging epidemic of kidney disease, J Am Soc Nephrol 20: 453-455, 2009.

10　OECD, Health at a Glance 2007, p13. OECD Publishing, 2007.

11　OECD, Health at a Glance 2009, p103, OECD Publishing, 2009の図４・７・１を改変。日本のデータは

移植学会〇七年ファクトブックから採用。

12 日本移植学会「臓器移植ファクトブック１３」。

13 Kaminota M, Cost-effectiveness analysis of dialysis and kidney transplants in Japan, Keio J Med 50: 100-108, 2001では独立行政法人・佐倉病院のデータとして、九四年には二二、一二九名の待機患者があるとしている。太田和夫他「ディスカッション　腎移植への提言：透析医から、移植医から」、今日の移植　一九、日本医学館、二〇〇六年、二七一頁では一九九一年には一七、七二七人、九六年では約一五、〇〇〇人の待機患者があったとしているが、九一から九六までの間はデータが欠損している。

14 日本移植学会「臓器移植ファクトブック１３」。

15 OECD, op.cit., p103, 2009 日本のデータは移植学会ファクトブック０９から〇七年の数字を採用。

16 OECD, ibid., p103. 日本のデータは移植学会ファクトブック０９から〇七年の数字を採用。

17 日本移植学会「臓器移植ファクトブック０９」一九頁。生体腎移植率増加の傾向はその後もすすんで一二年には八八％に達した（「臓器移植ファクトブック１３　表２」）。

18 「臓器移植ファクトブック１３　三三頁」。

19 日本透析医学会「図説　わが国の慢性透析療法の現況２００９」、二二頁。

20 OPTN/SRTR 2012 Annual Data Report. アメリカの献腎配分は、ＵＮＯＳ（全米臓器配分ネットワーク）が独占的に管理している（第三章①）。そのルールに従うと、移植臓器、レシピエントの血液型、ＨＬＡタイピング、年齢、病状、待機期間、住所などによって、配分順位が異なる。サリー・セイテル（第四章①）によれば、平均待機期間は成人で四、五年、住んでいる場所によると十年近くにもなるという（Satel, S, Introduction, in Satel, S ed, " When Altruism Isn't Enough: The Case for Compensating Kidney Donors", p2, AEI Press, 2009.）。

21 Eurotransplant, Annual Report 2013.

22 Eurotransplant, Annual Report 2009 と Eurotransplant, Annual Report 2013から作成。

23 図2-4、2-5より作製。

24 実は世界一腎移植率の高い国はノルウェーで、一九八九年から二〇〇八年の二〇年間七〇％を超えているのだが、ＯＥＣＤの集計にはノルウェーが含まれていない。アイスランドは二〇〇四年から二〇〇八年の間常に六〇％を超えて第二位である。ERA-EDTA Annual Reports 1989-2009, http://www.era-edta.reg.org/files/annualreports/, accessed 2010/07/15.

25 Health at a Glance 2009. 医療費はともに０７年度。ちなみに日本の医療費は〇六年度で二、五八一ドル。

26 斎藤純子「ドイツの臓器・組織移植法」、外国の立法二三五、一一四頁、二〇〇八年。

27 オーストリアはいわゆる「みなし同意 presumed consent, Widerspruchslösung」を採用しているうえに、親族の拒否権を制限している「厳格なみなし同意」国である（斎藤純子　前掲書、九八頁、〇八年）。

28 斎藤純子 同右書、一〇六―一〇七頁。

29 Eurotransplant Annual Report 2009.

30 〇九年末の腎臓待機患者数はオーストリアで八二七人、ドイツで八、〇一四人と、人口を勘案すると大差がない（Eurotransplant Annual Report 2009）。一三年でも、オーストリア七二四、ドイツ七、九〇八と大差はない（Eurotransplant Annual Report 2013）。

31 調査時点で移植腎が生着している移植者の総数。英語では prevalence である。

32 アイスランドの生体腎移植は死体腎移植の三、四倍（第三章）。

33 President's Commission for the Study of Ethical Problems in Medicine and Biomedical and Behavioral Research, "Deciding to Forego Life-Sustaining Treatment", 1983.

34 秋葉悦子「執拗な治療（尊厳死）」ホセ・ヨンパルト、秋葉悦子共著『人間の尊厳と生命倫理・生命法』、八一―九七頁、成文堂、二〇〇六年；Pellegrino,ED, Decision to Withdraw Life-Sustaining Treatment: A Moral Algorithm, JAMA 282; 1065-1067, 2000.

35 七四年には二億二千八百五〇万ドルだったメディケアの負担金は、九八年には六十億ドルに膨張した（Kaserman DL and Barnett AH,op.cit., p3, 2002）。一方レヴィンスキは九七年のメディケア支出は一一七億ドルに上り、民間保険の支出も加えると一五六億ドルになると推測。(Levinssky NG, Quality and equity in dialysis and renal transplantation. N Engl J Med 341: 1691-1693, 1999).

36 Institute of Medicine, Special Report: The Medicare End-Stage Renal Disease Program, N Engl J Med 324; 1145, 1991.

37 Oreopoulos DG, Withdrawal from dialysis: When letting die is better than helping to live, Lancet 346: 3-4, 1995.

38 Galla J H, Clinical practice guideline on shared decision-making in the appropriate initiation of and withdrawal from dialysis, J Am Soc Nephrol 11: 1340-1342, 2000 は Renal Physicians Association/American Society of Nephrology Woking Group の公式見解である。

39 Holley JL, A single-center review of the death notification form: Discontinuing dialysis before death is not a surrogate for withdrawal from dialysis, Amer J of Kidney Diseases 40:525-530, 2002.

40 Oreopoulos DG, op.cit., 1995.

41 Holley JL, op.cit., 2002.

42 Oreopoulos DG, op.cit., 1995.

43 Oreopoulos DG, ibd.

44 Sehgal AR et al., Advance directives and withdrawal

of dialysis in the United States, Germany, and Japan, JAMA 276: 1652-1656, 1996.

45 Fukuhara A et al., Do-not-resuscitate orders at a teaching hospital in Japan. N Engl J Med 333: 805-808, 1995.

46 Sehgal AR et al., op.cit., 1996.

47 Sehgal AR et al., ibid.

48 内閣府大臣官房政府広報室「臓器移植に関する世論調査」二〇〇六と二〇〇八年を参照。

49 Fissell RB et al., Factors associated with "do not resuscitate" orders and rates of withdrawal from hemodialysis in the international DOPPS, Kidney International 68: pp1282-1288, 2005.

50 大平整爾「透析導入と非導入の判断を迫られる時代は来るか?」臨床透析二七号、二五一―三二頁、二〇一一年。

51 「委員会報告」日本透析医学会雑誌第四五巻、一〇八五―一一〇六頁、二〇一二年。

52 Galla, op.cit., 2000; RPA, Shared Decision-Making in the Appropriate Initiation of and Withdrawal from Dialysis: Clinical Practice Guideline, Second Edition, 2010.

53 Tilney NL, "Transplantation: From Myth to Reality" p147, Yale Univ. Press, 2003.

54 山上征二「透析医療の統計的評価と課題」、山本研二郎監修『透析療法の医療経済』、四五頁、日本メディカルセンター、一九九五年。

55 Radcliffe-Richards J, Nephrarious goings on: Kidney sales and moral arguments, The Jounal of Medicine and Philosophy 21:375-416, 410, 1996.

56 Sakhuja V and Sud K, End-stage renal disease in India and Pakistan: Burden of disease and management issues, Kidney International, 63, Supplement 83; 115-118, 2003.

57 Scheper-Hughes N, The global traffic in human organs, Current Anthropology 41: 206, 2000.

58 星加正志「『命よみがえる』出版によせて」野村正良『命よみがえる』愛媛新聞社、二二四頁、一九九一年。

59 その詳細と今後の見通しについては、「ぜんじんきょう２６６」平成二六年一一月六日号にくわしい。

60 中井滋他「予後とその規定因子」飯野靖彦他編『腎疾患・透析　最新の治療２００８―２０１０』三二八頁、二〇〇八年。もっとも、米国などでは余病のない若いひとが優先的に移植にまわされ、リスクの高い人々が透析治療を受けるので、その分透析の死亡率は高くなる（Gill JS and Pereira BJG, Death in the first year after kidney transplantation: Implications for patients on the transplant waiting list, Transplantation 75: 113-117, 2003）。また、マイノリティの透析医療は質がわるいので、当然移植成績が低下する（第十章⑧、⑨）。

61 日本透析医学会「図説　わが国の慢性透析医療の現況

２０１３年」。

62 仲谷達也他「慢性腎不全治療（移植／透析）の医療経済」今日の移植二三：一四三―一四八頁、二〇一〇年。

63 北岡建樹「過去、現在、未来の血液浄化療法―理想と現実のはざまに生きる現場から―」『血液浄化療法 ２００９』、九―一二頁、東京医学社、２００８年。

64 近藤俊文「終末期のかたち」『カルテの余白』、六三―八九頁、二〇〇七年、岩波書店。

65 Oreopoulos DG, op.cit., 1995.

66 原田孝司他「透析中止（差し控え）という判断は医師に任せられない？」臨床透析二七号、九七―一〇五頁、二〇一一年。

67 岡田一義「大混乱を招く「安楽死」の判例」臨床透析一九、一二九三―一二九四頁、二〇〇三年、「透析中止に関わる諸問題」臨床透析二三、一三二五―一三三四頁、二〇〇七年、「終末期における透析中止」透析会誌四一、二九―三七頁、二〇〇八年。

68 岡田一義他「透析医への意識調査：維持血液透析患者の悪性腫瘍終末期における透析中止について」透析会誌三六号、一三一五―一三二六頁、二〇〇三年。

69 Fissell RB et al., op cit., 2005.

70 Fissell RB et al., ibid.

71 スクリブナーは動静脈シャントを創案して長期血液透析を可能にし、電解質代謝理論に功績を残した。

72 Tilney op.cit., p149, 2003.

73 Tilney ibid., pp149-150.

74 中川米造「脳死と臓器移植」梅原猛編『「脳死」と臓器移植』、一四六頁、一九九二年、朝日文庫。

75 Tilney op.cit., pp150-151, 2003.

76 Relman AS, The new medical-industrial complex, N Engl J Med 303: p963-970, 1980.

77 http://www.fresenius.co.jp/company/images/com3_pl.gif, accessed 2012/03/02.

78 http://www.fresenius.co.jp/.

79 US Renal Data System 2011 Annual Data Report Vol. 2, Atlas of End-stage Renal Disease in the US, p 273, 2011.

80 Tilney op.cit., p154, 2003.

81 Goodwin M, "Black Market: The Supply and Demand of Body Parts", p86-95, Cambridge Univ. Press, 2006.

82 Goodwin M, ibid, p94.

83 八〇年代に入って導入されたサイクロスポリン以降の免疫抑制イノベーションで移植成績は格段に向上し、臓器移植が本格的な臓器不全の治療法として確立された。

84 Goodwin M, op.cit., pp89-90, 2006.

85 平成二三年一〇月一九日付け毎日新聞大阪版。

86 近藤俊文「地方で腎移植を育てる」野村正良編著『命よみがえる』一六六―一八八頁、愛媛新聞社、一九九〇年。

第三章 臓器提供をふやすには

❶ マイナー・カルチャーとしてのギフト・オブ・ライフ

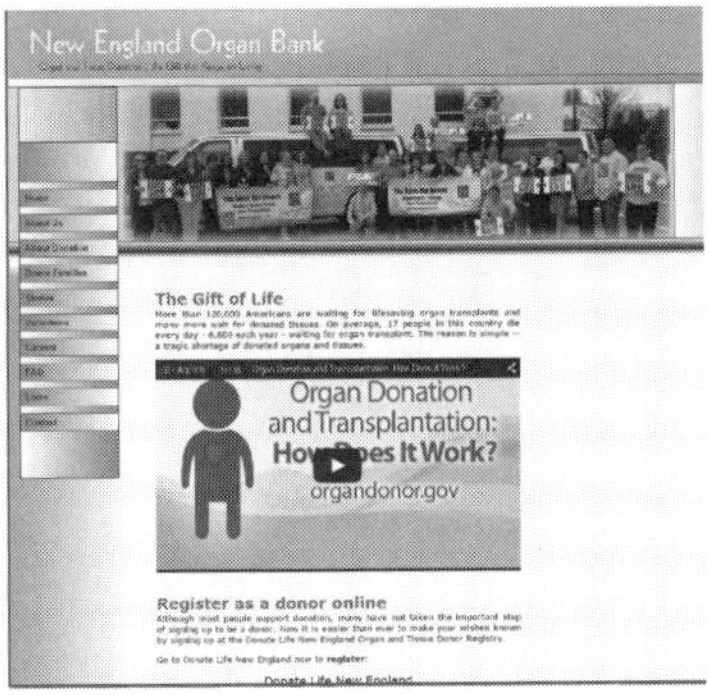

図 3-1　ギフト・オブ・ライフで始まるニューイングランド臓器バンクのＨＰ

一九八〇年代初頭にサイクロスポリン・エイジに突入してから、移植臓器という小さいパイをどうすれば大きくできるのか、臓器ギャップ対策に関係者は腐心することになった。そのころの欧米では脳死移植が主流だったので、臓器獲得の基本方針は人々の利他的心情《アルトゥルーイズム》に訴えて、善行《ベネフィセンス》としての臓器提供を呼びかける明確にキリスト教的隣人愛、ギフト・オブ・ライフの理念に根ざしていた。それはまた自己決定の独立性《オートノミー》を重んじる個人主義的道徳性にも裏づけられていた。だからこそ、有価約因《ヴァリュアブル・コンシダレーション》（おもに金銭）が介在してはならなかったのである（第四章② 103頁）。

アメリカで最も古い臓器獲得機構（ＯＰＯ）ニューイングランド臓器バンクが、[1] マックス・ヴェーバーが指摘した禁欲的ピューリタンの植民地ニューイングランドにうまれたのは象徴的な出来事で、[2] 移植医療文化の原型をこの地方のサブカルチャーとして位置づけることができるのではないか、と私は考えている。

透析と腎移植を切りひらいてきたピーター・ベント・ブリガム病院（第二章⑥46頁）も、脳死基準を決めたハーバード大学医学部も、ニューイングランド医療文化の中心的存在である。医師たちには医療が天職、召命（Beruf, calling）と考える宗教的基盤があり、教会も人々も率先して隣人愛的奉仕に協力を惜しまない土壌があった。マサチューセッツ、コネティカット、メイン、ニューハンプシャー、ロードアイランドの州政府は、全米屈指の厳格な要請義務《リクワイアード・リクエスト》と紹介義務《リクワイアード・レファーラル》（本章④60頁）を医師や病院に義務づける州法を制定している。[3]

ハーバード大学とその関連病院へのサービスが主体のニューイングランド臓器バンク（図3-1）が、ハーバード・アドホック委員会の脳死論文（第七章⑦200頁）がでる一年前の六七年に設置されていたことにご留意いただきたい。その時すでにニューイングランド地方には、脳死の医学的基準を明確にする必要性が熟していたのである。

あえて人権派の臓器犯罪ハンター、ナンシー・シェパー＝ヒューズとか先のミシェル・グッドウインをひきあいにださなくても（第一章①14頁、第十章③⑨267 282頁）、つまり、ニューイングランド的なサブカルチャーが、黒人やマイノリティには異質の文化であることに言及しなくても、同じキリスト教でありながら、脳死を人の死として認めるのに躊躇するカトリック倫理学の泰斗エドモンド・ペレグリノの思想と比較していただければ（第八章⑨220頁）、脳死移植の原理としての利他主義が、アメリカでも普遍的ではないことを理解していただけるはずだ。

献体への宣伝啓発活動をにない、臓器提供病院および移植病院と密接な関係を保ちながら、臓器獲得の尖兵として活躍するのが、非営利団体であるニューイングランド臓器バンクのような臓器獲得機構《オーピーオー》（ＯＰＯ）である。全米で五八あるＯＰＯは、[4] 臓器獲得の非営利専買者《モノプソニー》として分担地域《ドナー・サービス・エリア》（ＤＳＡ）の病院群を活躍の舞台としている。ＯＰＯは臓器獲得移植ネットワーク（ＯＰＴＮ）という連合体をつくり、政府との契約で運営されている私的非営利団体の全米臓器配分ネットワーク《ユナイテッド・ネットワーク・フォ・オーガン・シェアリング》（ＵＮＯＳ）の下部組織として活躍する。

❷ばか高い日本の移植腎のお値段

ギフト・オブ・ライフといっても、臓器の値段は高価である。ＯＰＯは一つの企業体として経営的に健康な体質を維持しなければならない。たとえば、献体を獲得して移植可能な臓器にするのに要した費用は、臓器移植のときにそれぞれの臓器代金として移植病院が負担する（それは医療費として保険や患者に請求される）。腎臓の場合、ピッツバーグからの論文では二〇、五〇〇ドル、[5]カナダの論文では一〇、八一六ドルが[6]腎臓代金として移植病院へ請求されている。（参考までに低開発国のチリでは、三、一六二ドル）。[7] 年々臓器代金はあがっているようで、二〇一一年の全米ＯＰＯ協会の年次報告では、全米平均で一腎あたり三万ドル前後である。[8]

さて、そこで日本である。わが国のＵＮＯＳにあたる組織は、社団法人日本臓器移植ネットワーク（ＪＯＴ）である。この法人の一一年の一般会計、臓器移植対策特別会計、臓器移植費用特別会計の総和で、年間一七億三、八〇〇万円が支出されている。[9] この年の脳死と心停止後の献体は一一二体なので、平均して一体について一、五五二万円の予算が配分されたことになる。一一二献体からは三二九の臓器が移植されているのだから、単純に一臓器あたり五二八万円の経費が、移植臓器代として、かかっていることになる。[10]

これとは別のデータが〇二年に報告されている。厚労省の研究補助費による医療経済研究機構調査では、移植臓器一個の経費は、英国六八・七万円、フランス六二・七万円、韓国六五・八万円であるのに、日本だけは四三五・五万円と突出している。[11] 高いアメリカの腎臓代金にくらべても四五％増し、諸臓器ひっくるめては、英・仏・韓の六・六倍の経費をつかっているのだ。この二つの数字はあまり正確ではない。便宜のために、間をとって、献腎一個の費用を四五〇万円として以後の議論をすすめる。

ちなみに、日本の献腎移植では、レシピエントが一〇万円を手数料としてＪＯＴに払うだけで、死体臓器獲得費用の保険請求も受益者負担もほとんどない。

一献体について、多くの臓器が移植に利用できれば、ＯＰＯは得をするかもしれない反面、摘出臓器が少なければ、損失もありうる。経営を安定的に維持するために、ＯＰＯが商業的組織バンクへ臓器やパーツを提供することで収益をはかることが、アメリカでは一般的のようである。ニューイングランド臓器バンクもアメリカ組織バンク協会の認証をうけている。[12]

ミシェル・グッドウインは、五九（ＯＰＯの数はたえず変動している）あるＯＰＯの四〇が、利益追求の商業的組織バンクと癒着して利益をあげているとしている。その多くでドナーのコンセントがとられていないともいうのだが。[13] いまや組織バンク業界は一〇〇億ドル市場になっているそうだから、[14] そこへだれかが組織やボディ・パーツを継続的に流さなければ、市場そのものがなり立たないだろう。グッドウインの言い分にも根拠がありそうである。[15] アメリカのＯＰＯがこの種のサイドビジネスで助けられているとすれば、その副業収入が、わが国のようなばか高い臓器価格を押さえる一要因になっているのかも知れない。

❸ 全国移植ネットワークの育て方

移植のアメリカ方式が成功し日本が完敗したのは、アメリカは全国的なシステムづくりにあたって、日本でやったように強権的な上意下達で地方の腎移植医たちのやる気をそぐような愚を避けたことにある（第一章③ 20頁）。[16] 草の根的にうまれていたローカルな病院連携、自然発生的なＯＰＯの地方的なネットワークの自主性を尊重しながら、ボトムアップで全国ネットに育てあげたからである。

ＵＮＯＳの母体となったのは、南東臓器獲得財団（ＳＥＯＦ）で、最初はローカルの移植病院間であまった腎臓をやりとりするために結成された地方的なOPOのネットワークの一つにすぎなかった。[17] それを政府が財政支援して、ボトムアップに全国組織に育てあげた。この財団はドナーとレシピエントの適応性をコンピューターで管理した最初のネットワークといわれている。[18] その先進性が買われたのかも知れない。

連邦政府と州は移植インフラ整備に必要な財政支出を惜しまなかった。米連邦政府の保健治療資金調達庁(HCFA)は臓器獲得のために年間数億ドルを投じているし、[19] 移植局(DOT)だけで移植事業のために年間約二、三〇〇万ドルを支出してきた。[20] 保健資源サービス庁(HRSA)は一九九九年から二〇〇五年の間に、臓器獲得のために総額五、〇〇〇万ドルの支出をおこなったが、メディアをつかった宣伝には三六〇〇万ドルを投入した。[21]

アメリカ政府はUNOSに財政援助はおこなうが、非営利団体としての自主的活動に容喙することはなかった。UNOSは地方の裁量権を尊重しながら、臓器提供病院、移植病院、OPOからなる全国ネットワークの育成をはかった。また八四年の全米臓器移植法(NOTA)にもとづいて臓器移植タスクフォースが組織され、移植推進の原動力となった。

とはいえ、地方性を尊重することで、それなりの代償を支払わされてきたのも事実である。待機リストをとびこえた九三年のペンシルベニア州知事ロバート・ケーシー事件(第十章⑧280頁)と瓜二つの事件が、九五年にダラス、テキサスでもおきている。メジャーリーグの人気者ミッキー・マントルがベイラー大学の移植専門医の診察をうけたあと、間を置かず肝移植手術をうけた。このときも全米で非難の一斉合唱があがった。生命倫理学者で作家でもあるロナルド・マンソンは〇二年の著書『よみがえる死者―臓器移植、倫理そして社会』でこの事件を綿密に分析し、ベイラー大学に法的、倫理的瑕疵はないとしているのだが、[22] ベイラーの移植医たちは、手術のあと大変な苦境に立たされた。

相つぐルール違反に米国保健福祉省(DHHS)は、九八年に臓器配分方針をかえ、OPOとそのドナー分担地域の移植病院の、わずかに残っていた既得権を削減しようと試みた。苦労して獲得した臓器をよそに持っていかれてしまうという恐怖にかられて、移植病院とＯＰＯは猛烈な反対運動を展開した。頑張るＯＰＯほど割をくうじゃないか、と。もし新ルールを強行すれば、臓器獲得数が激減するおそれがあると危ぶまれて、この話はたち消えになった。まさか、彼らが日本の苦い歴史に思いを馳せたわけではないだろうが、臓器配分の公平性と臓器獲得の能率性は、しょせん二律背反をまぬがれないのである。[23]

4 要請義務《リクワイアード・リクエスト》　紹介義務《リクワイアード・レファーラル》　選択義務《マンデイテッド・チョイス》

米議会は八六年の包括財政調整法（ＯＢＲＡ）のなかで、高齢者・貧困者むけ保険であるメディケアとメディケイドを採用している病院には、ドナーとなる可能性のある患者や家族に、臓器提供の呼びかけをすることを義務づけた。いわゆる要請義務（ＲＲＱ）の導入である。[24] 八七年には統一臓器贈与法（ＵＡＧＡ）が改訂されて、メディケア・メディケイドの採用と関係なく、総ての医療機関は要請義務を負うことになった。[25] 移植可能な脳死患者の臓器提供は、その三分の一が家族拒否によって提供されていない現実をふまえて、故人の意思表示があれば家族の意見は聞く必要がないことが、この法改正で強調された。

　しかし、法律をいじってもあまり効果はあがらなかった。たしかにＯＰＯへの紹介件数は七五％増えたが、実際の臓器提供は一六％しか増えなかった。[26] 法を改正した州でも、医師たちは家族の意見を尊重したのである。[27] それに多くの州が臓器贈与法の八七年改定に拒否反応を示した（一五年たっても二五州しか立法にふみきっていない）。[28] 州法を改訂しなかった州では、不法に臓器を摘出したという裁判が続発したという。[29]

　死に直面している患者やその家族に臓器提供をもうし入れるのは、普通の医師や看護師には気の重い嫌な仕事である。要請義務が十分に機能しなかったのは、医療サイドでは、①法令のコンプライアンス意識が低い、②遺族説得のスキルがない、③医師が職業上のオートノミーを侵されたと感じて反発した、などが失敗の要因だとアーサー・

キャプランは分析している。患者の方も、臓器提供要請に対して二一・四%しか提供意思を示さなかった[30]（世論調査などでは七、八〇%の人が臓器提供に賛成表示をするというのに）。

九八年にはメディケア・メディケイド・センター[31]は「ファイナル・ルール」を立法化して、ドナーとなりうる患者の死がま近になったり、死亡したときには関係するOPOに紹介する義務を病院に負わせた。紹介義務（RRF）である。[32]

紹介義務の実行で、たしかに〇三年には、前年にくらべOPOへの紹介が一割ほどふえたのだが、これは紹介義務の実行によるのではなく、心停止後移植のキャンペーンによって、今までOPOへは紹介されなかった心停止後の患者さんが報告されるようになったことによるのではないか、とも解釈されている。[33]

罰則をともなわない法律を一つ二つ変えたくらいでは、医療現場の動きは鈍い。ついに、病院を格づけして診療報酬に反映させる病院評価機構連合理事会（JCAHO）が、〇五年に要請義務と紹介義務を病院評価の項目にくみ入れることにした。臓器提供が病院の収入に影響する、という飴と鞭の政策にうって出たのである。[34]

〇四年に全米科学アカデミー医学部門（IOM）は保健福祉省（DHHS）の保健資源サービス庁（HRSA）から臓器提供をふやす方法についての諮問をうけた。〇六年にIOMはレポート『臓器提供：行動への契機』を答申した。その行動計画をごくごく簡略に列挙すると、[35]

①個人レベルでは、運転免許証、ドナーカード、ドナー登録の活用。提供意思の有無を家族に表明する。
②家族レベルでは、臓器提供について議論する。臓器提供家族を提供の前に顕彰する。
③病院レベルでは、質のたかい獲得努力を組織的に周死期臨床にくり入れる。心停止後移植を推進し、それを周死期臨床にとりこみ専門的な教育を病院スタッフにおこなう。
④NPO・学会・政府・メディア・雇用者レベルでは、登録と啓発の機会をふやすため、ドナーカード、運転免許証、ドナー登録の活用を推進し、メディアを通じて啓発と誤解の除去に努める。臓器提供の統一州法とドナー

登録を有効に利用する。提供増加の研究と臓器保存の研究に研究費をつける。

言いふるされてきた項目がならんでいるが、この答申書の目玉はあとで詳しく述べる心停止後の臓器提供の推進にあった。

最後に選択義務（ＭＣ）について述べる。運転免許証取得・更新とか税金還付とか、州のＩＤカード交付のときに、臓器提供意思の有無を明記するのを法的に義務づけるのであるが、残念ながらこれも効果はあまりあがっていないという。[36]

アメリカをはじめとするギフト・オブ・ライフに頼る国では、このような努力にもかかわらず、腎臓不足が臓器ギャップとして顕在化して絶望的な様相を呈しているのは第二章でみた通りである（図2-1、図2-6）。現状をみれば、世界中でギフト・オブ・ライフ・システムは制度的に破綻しているとしかいいようがない。事実そう見る人は多い。[37]

5 破綻した？ ギフト・オブ・ライフという隠喩《メタファー》

古典的著作となったレェネイ・フォックスとジュディ・スウェイジーの『スペア・パーツ』では、社会人類学者マルセル・モースが未開社会を観察して書いた『贈与論』[38]を下じきにして、利他的献体の困難さを詳述している。[39]ローラ・シミノフらも、純粋なギフトなどは隠喩《たとえばなし》にすぎなく、モースが主張する「ギフトに適切なお返しがなかったなら、関係者だけでなく、社会全体におそるべき混乱をもたらす」という未開社会の前提にたって、「命の贈り物の欺瞞」という論文をあらわした。[40]

アメリカ人の九割以上が移植について知識があり、四分の三が臓器を提供すると答えるけれど、実際に運転免許証などで意志表示をしているのは半分くらいで、いざとなるとその半分しか提供しない現実が、利他的博愛主義《アルトゥルーイズム》の限界だ、と指摘する。医療従事者でさえ家族の臓器提供をすると答えたのは二割だったとシミノフはいう。彼女にいわせると、遺族が臓器を提供するのは決して利他的ギフトとしてではなく、愛するものの体の一部でも他人のなかで生きていることに救いを感じる、または死が無駄ではなかったことで死を受容しやすくしているにすぎない、つまり自利行為なのだというのである。

一方レシピエントの方は、臓器という重大な贈与を無償でもらった代償として、家族ともどもたえず罪責感にとらわれ、不安となり、居心地の悪さに悩まされる。「利他主義という名の暴君は容赦なく、とても償うことのできない自責感の重圧をレシピエントにも加え続ける」とはグッドウインの主張である。[41]

「移植社会を贈与の暴君から解放すれば、献体と移植の倫理的含意について、より広く、より誠実な議論が展開できうるであろう」とシミノフらは文を結んでいる。マルセル・モースなどフランス社会人類学の伝統をふまえた解釈と、ニューイングランドでうまれたピューリタン的医療倫理規範との距離をあらためて考えさせられる。

ひるがえって日本は繁文縟礼のお国柄。冠婚葬祭の形式儀礼にもうるさい。年賀、お中元、暑中見舞い、お歳暮とやたらに贈りものとお返しにエネルギーを使う。その点ではモースの未開人に近いともいえようか。日本人に利他的献体意識が乏しいとすれば（実は私はそうは思っていないのだが）、それは死生観とか宗教論ではなく、未開人にみられるホモ・サピエンスの本性に根ざしていて、フォックスやシミノフの言説に案外一理があるのかも知れない。

マーガレット・ヴァーブルらは、一般の人に大金（献体広報委員会連合は年間数百万ドルを市民教育に使っている）を投じて献体教育をしても効率がわるく、これ以上の効果は期待できないとして、それよりも臓器獲得にあたる病院職員やOPOの教育育成に力をそそぐべきだと論じている。[42] 後節のスペイン方式的な手法の提唱で、今回、マドリッド決議でとりあげられた方策でもある（第一章④ 21頁、本章⑩ 77頁）。

この医学的苦境に文化人類学者らは有効な選択肢を示すことはなかったが、経済学者達は、もともとギフト・オブ・

ライフ・イデオロギーの不毛性に対しては厳しく批判をしており、ギフトではなく、公正と正義に根ざした価値の交換、つまり文明的贈与関係すなわち、マーケットにゆだねるべきだとした（第四章③⑩107・122頁）。

6 個人尊重《オプト・イン》か連帯重視《オプト・アウト》か

利他主義《アルトゥルーイズム》が駄目ならば、臓器提供を国民がひとしく負うべき道徳的責務としては、という協同組合主義《コーポラティズム》的な思考がうまれるのも、もっともなことであった。その方法として注目をあびてきたのが、みなし同意（presumed consent: PC）[43]である。

問題をわかりやすくするために単純化すると、臓器提供の選択肢が二つあるとする。一つは、臓器不全になるかも知れない人間である以上は（第一章⑤26頁）、皆が平等に自分のため、また人のために臓器を提供する社会的義務を負うという社会連帯を重視する考えである。社会の構成員がみな移植支持者として、臓器提供に同意しているとみなすのであるから、この方式を私は「みなし同意」と呼んでいる。つまり社会の初期値《デフォールト》は「臓器提供をする」なのであり、オーストリア、スペインとかイタリア、フランスなどはこれである。

もう一つは、移植医療には個人によっていろいろな見方もありうるのだから、臓器提供は社会一般の義務ではなく、移植医療を支持する人が、移植サブ社会との契約として参加するのがよい、という個人意志尊重《プライバシー》の考えである。この方式に賛成の人は、システムの意義を十分に説明され、納得ずくで臓器提供をするわけで、この制度は説明後同意《インフォームド・コンセント》（informed consent: IC）[44]とか自発的同意《イクスプリシット・コンセント》（explicit consent: EC）と呼ばれる。したがって初期値は「臓器提供はしない」にあり、アメリカとか日本などがこれにあたる。

死後の臓器提供をしたい人は、みなし同意では何もすることはないが、自発的同意では前もって臓器提供の意思表示をして、移植サブ社会へ改めてオプト・イン（加入）しなければならない。提供したくない人は、後者では何もしなくてもよいが、前者では何もしないと臓器をとられてしまうので、まえもって「ノー」と意思表示をして、社会初期値からオプト・アウト（離脱）しなければならないのである。

みなし同意の効果は、はたしてあるのか？ 長い間議論の的になってきた。結論を先にいうと、みなし同意はそれなりに効果はあるものの、それ以外の臓器提供を左右する付帯条件によって大きく異なる、というものである。[45] 付帯条件の中で大きなウエートをしめるのが、家族拒否権である。死後提供について家族の同意をとるのが「妥協的みなし同意」であり、家族の拒否を認めないのが「厳格なみなし同意」で、どちらをとるかによって臓器提供率に大幅な差がでる。

図3-2[46]をみていただきたい。欧米一七カ国の、一九九〇年から二〇〇二年までの人口百万人あたりの年間死体献体数である。スペイン、オーストリア、ベルギーのトップ三国はみなし同意国で、六位のフィンランドもそうである。四位、五位のアイルランドとアメリカは自発的同意国である。こう比較するかぎりでは、みなし同意がすぐれている。第二章で触れたドイツとオーストリアの比較では、自発的同意のドイツは、厳格なみなし同意のオーストリアに大きく遅れをとっていた。

といっても、同じ自発的同意国でもアイルランドとかアメリカは、なかなかいい線をいっている。それに、長年最下位に甘んじてきたイタリアはれっきとしたみなし同意国で、スウェーデン、スイス、ノルウェーもそうであるにもかかわらず、あまり好成績とはいえないのだ。このカオスをどう説明するか？

謎をとくカギは二つある。一つは先にも述べた家族拒否の度合いである。みなし同意で提供率二位のオーストリアは、家族拒否を認めない厳格なみなし同意を実行しているので、献体率が高いとみることができる。その他のみなし同意国では、ほとんどすべてが程度の差こそあれ、家族の拒否権を認める妥協的みなし同意であり、それだけ献体率が低下する。

とすると、家族拒否が二〇から二五％もあると言われるスペインが、[47] 何故、ダントツの好成績をほこれるのかが

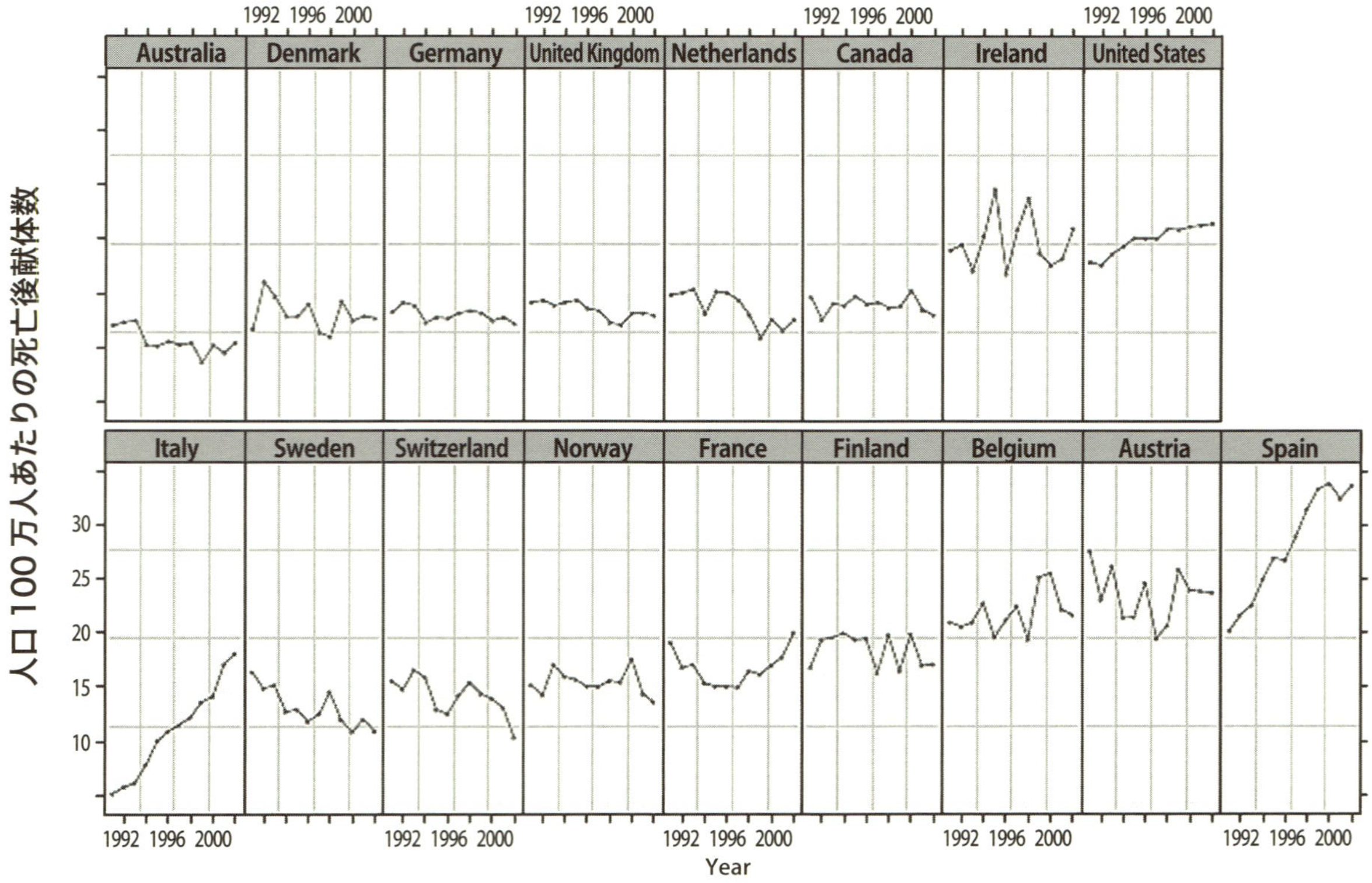

図 3-2　みなし同意の効果はあるのか。オーストリア＊、ベルギー、フィンランド、フランス、イタリア、ノルウェー、スペイン、スウェーデンは「みなし同意」国で、アメリカ、アイルランド、オーストラリア、イギリス、カナダ、デンマーク、ドイツ、オランダは「自発的同意」国。スイスは州によって異なる。＊印は「厳格みなし同意」国。（文献 46 より）

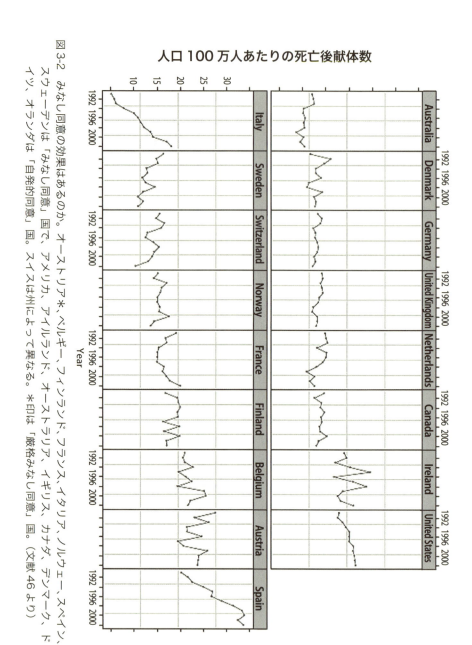

問題になる。それを解くのが二つめのカギである。このカギはスペイン方式と呼ばれている国をあげての献体推進運動にある（第一章④21頁、本章⑩77頁）。

最低国から一気にのしあがったイタリアの場合はどうなのだろう。この国はそもそも脳死移植に力を入れてこなかった。秋葉悦子氏によると、元来イタリアでは執拗で過剰な医療を不道徳とするカトリック倫理が医師会などでも強調されてきた。[48] それはカトリック医療倫理の泰斗エドモンド・ペレグリノが、脳死移植に明確に否定的態度をみせたこと（第八章⑨220頁）と通底しているのであろう。しかし、そのイタリアが、トスカナ地方にはじまって、おもに北部でスペイン方式をとり入れたのである。[49] その成果が献体率の急激な上昇となって現れたとみられている。[50]

ふるくから言われてきたことだが、みなし同意は家族拒否を克服できないかぎり、それほど有効な手段ではない。最近のオランダの研究者たちも同じ意見で、[51] この制度を下手にオランダに導入すると献体数を減らしかねないと危惧している。[52] みなし同意国でも、家族拒否を容認するかぎりは、その国の医療福祉政策、国民や医師の選択などのほうが、臓器獲得の決め手になっているようである。

みなし同意は自己決定《オートノミー》権を尊重するアメリカ流の自由主義国ではコンセンサスをえにくいので、[53] それをとり入れている国は協同組合主義的な国ばかりであるとキーラン・ヒーリーは指摘している。UNOSの調査では、みなし同意に賛成するアメリカ人は三九％で、五二％が反対しているということである。[54]

7 生体腎移植の増加—血縁から非血縁へ—　そしてアングラ・マーケット？

臓器危機をのり切る、とって置きの方法がほかにもあった。生体腎移植である。オランダのエラスムス大学のグループは、臓器ギャップを埋める最も有望な方法だと断言する（本章⑨74頁）。[55]

腎臓は二つあるから、一つをとりだしても命に別状はないし、摘出にともなう生体腎ドナーリスクはとても低い。

摘出術にともなってなんらかの有害事象がおきる確率は一割あるとしても、ほとんどは短期間で治癒するものであり、死亡率は〇・〇二[56]から〇・〇三％[57]くらいだ。たとえてみると、三五歳の人が毎日通勤で二六キロドライブするリスクに匹敵するのだそうだ。[58] 三、六九八名の生体腎ドナー生存率を四〇年間追跡したミネソタ大学の調査では、対照としたグループとの間にまったく差異を認めなかった。[59] 腎臓が一つになっても、一生の間にドナーが腎臓病になる確率は、手術しない正常者のものと変わりがないことになっているし、[60] 尿蛋白のわずかの増加[61]とか収縮期血圧で同年配者とくらべて五ミリ水銀柱くらいの上昇が五―一〇年間後にみられるという程度の後遺症である。[62] とにかく、いいことずくめだが、結婚前の女性は妊娠合併症のリスクを考える必要がある（第五章② 141頁）。十分に移植医と相談してほしい。

　実は、私は初めから生体腎移植は気がすすまなかった。親子間、せいぜい兄弟姉妹間までだと考えていた。「夫婦間（の移植）をやりたい」と担当移植医から相談をうけたときの抵抗感を今でもおぼえている。手垢のついたことばだが、「益を与えよ さもなくば無害であれ[63]」こそ医のアルファでありオメガである。そんなことをしなくても、いずれ脳死移植時代がくるのだ、とその準備を始めていた。一時期には院内コーディネーターもいた。一九八〇年代から九〇年代にかけてのことだったが、現実は、私の期待したようにはならなかった（第五章⑥ 150頁）。やがてわが国は世界一の生体腎移植大国の威名をとることになる。

　ちなみに、臓器移植法改正後の二〇一二年でも、生体腎移植は、全腎移植の八八％をしめている（第二章 注17 51頁）。[64] これが透析ガラパゴス島を裏側から照射して浮かびあがる数字だ。ところが日本のお役所の認識では、「生体からの臓器移植は、健常な提供者に侵襲を及ぼすことから、やむを得ない場合に例外として実施されるものである（傍点近藤）[65]」となっていて、その現実感覚喪失には驚かざるをえない。

　それはさておいて、一九五四年にジョセフ・E・マレーが一卵性双生児間の移植に成功してから、七〇年代以降脳死移植が主流になるまでの間、近親者からの生体腎や廃棄腎・病気腎が移植にもちいられていた（第七章⑤ 194

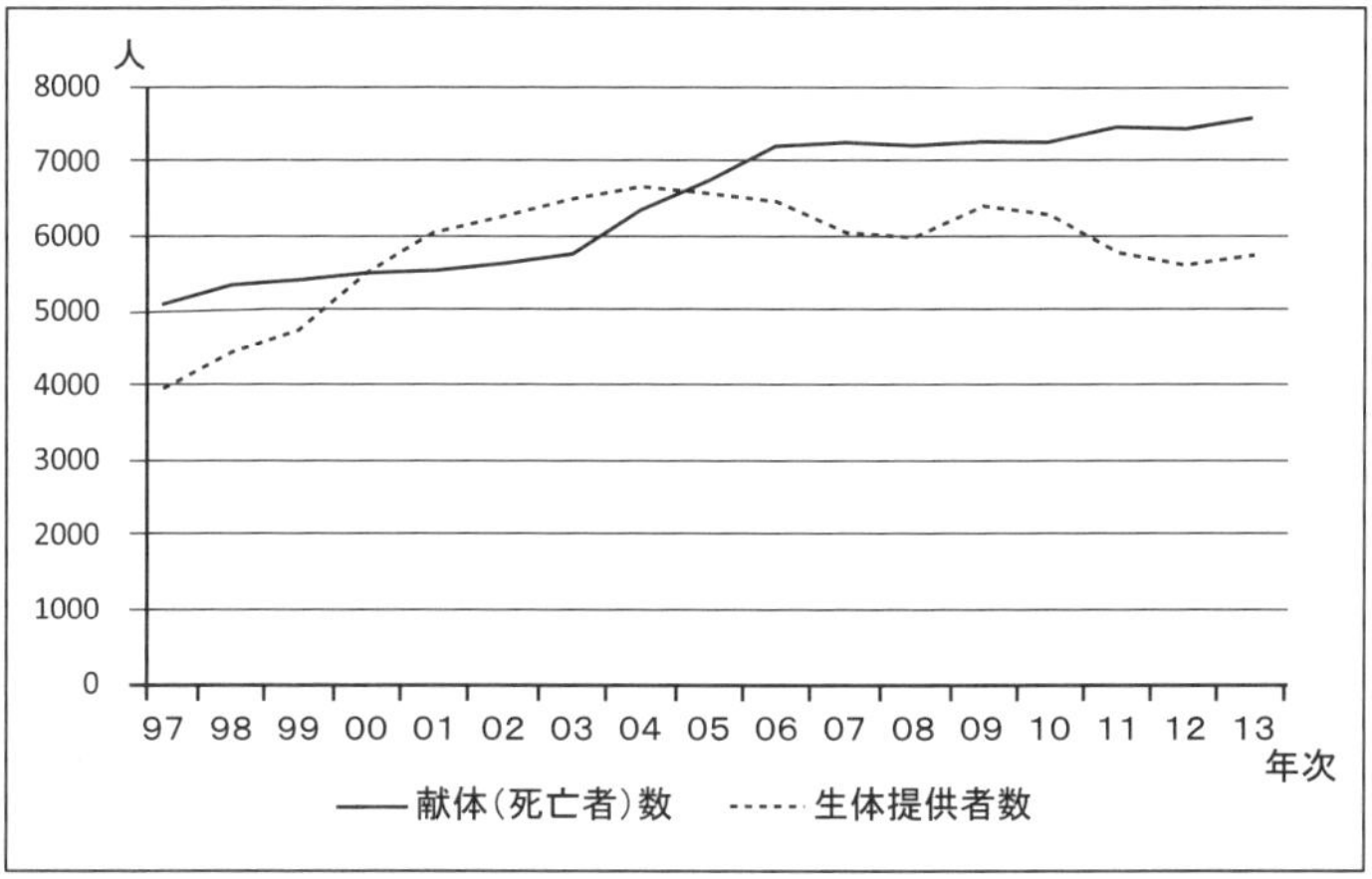

図 3-3　アメリカでの死体ドナー数（実線）と生体ドナー数（点線）の推移 (1997 - 2013)（文献 67 より）

頁）。九〇年代以降の脳死体腎から生体腎への逆流は、年々加速していくばかりで、九一年には米国ドナーの三六％[66]しか占めていなかった生体ドナーが、ついに二〇〇〇年には死体ドナーを抜いてしまった（図3-3）[67]。生体腎移植のほうが死体腎移植よりも、患者生存率も、臓器生着率も格段にいいのだから、それをのぞむ患者心理も理解される（第五章 図5-2 142頁、表5-1 146頁）。ちなみに図3-3で〇五年から再び死体ドナーがふえているのは、あとで述べる心停止後ドナー増加のためである。

まずは親子、次に兄弟・姉妹の間で腎臓がやりとりされた。血族の場合は、遺伝子型が近いので移植腎の生着率に有利だとみられていたし、たしかに免疫抑制療法が未熟だったころには、それなりの理由となった。しかし、拒絶反応制御技術の進歩と、HLA（白血球の血液型）の適合性が最初に考えられたほど移植成績に影響しないことがわかり、移植の適応はさらに末梢の親等や血縁関係のない夫婦などの姻族へとすすんでいった[68]。八四年の全米臓器移植法で臓器売買は禁止されているのだが、親族・姻族の間では、売買はありえないということが前提とされているのだ。だがそれは建前で、春木繁一氏の報告のように[69]、遺産相続その他の有価約因がからむケースがあることは、だれでも容易に想像するところであろう。そんなありようをナンシー・シェパー＝ヒューズは、ドナーとは家族の連帯《ボンド》という名の隷属《ボンディジ》だと皮肉る。[70]

生体腎移植はあからさまな犯罪の温床にもなる。ハーバードの関連病院、マサチューセッツ総合病院のデルモニコやカリフォルニア大学のシェパー＝ヒューズは、主に中近東からの提供者が、親戚や友人として米国で腎臓を提供していると指摘している（第十章⑥273頁）。[71] シェパー＝ヒューズはまた、家族内提供では強制が行われているだけでなく、非血縁者の場合には、ごまかしの関係をでっちあげて、実は金銭が動いている。だが病院も移植医もコーディネーターも知ってしらぬふりをしているだけだと指弾する。[72]

ここでとくに注目したいのは、情緒的につながった《エモーショナリ・リレイテッド》人と表現されるドナー（全米腎臓データ・システムの公式分類の生涯パートナー《ライフ・パートナー》）[73]からの提供がふえてきたことである。血縁ドナーのトップを占め続けてきた兄弟間移植をぬいて、〇八年には遂に配偶者でない非血縁ドナー、つまりあかの他人が、生体腎移植のトップに躍りでたのである。[74] シェパー＝ヒューズなどが疑惑の目をむけているグループだが、私もこれには、まさかと驚いた。今後の動向が注目されるが、ポール・テラサキの論文からはじまって、非血縁生体腎移植の成績がきわめて良好であることが、この流れをプッシュしてきた。[75]

配偶者でなく、情緒的につながった人とされる非血縁者は、宗教やイデオロギーで信念的に結びついた人とか、職場の同僚など親しい友人などとされている。そのなかにはあとで触れるグッドサマリタンもいるのであろうが、非婚同棲、内縁関係、同性愛カップルなども含まれると推察される。このグループでは、裏で金銭のやりとりや有価約因の譲渡が行われる可能性がかなりありうる。事実関係の認定は、移植病院の倫理委員会がそれぞれ独自の基準でおこなっている。倫理委員会の調査といっても、捜査権がある訳でなく、マウント・サイナイ病院事件（第十章⑥273頁）のような移植マフィアがからむ不正の温床となりうることは、シェパー＝ヒューズが指摘している。法律上の養子縁組とか結婚の法的な証明書類があっても、実はブローカーが介在していたとか、虚偽の書類が見ぬけなかったりとかは、アメリカでも、日本の最近の事件をみても避けられない。[76]

だから、サリー・セイテルとヴァージニア・パストレルのように（第四章① 98頁）、インターネットとか新聞広告で情緒的につながったカップルは、大学関連の一流病院からは忌避される。〇七年にはデルモニコが音頭をとって、このようなカップルを規制する倫理規則を改定し、心理社会的チェックを倫理委員会審査に追加した。[77]

夫婦以外の非血縁者が生体腎ドナーのトップになっているのはまだアメリカだけのようで、〇八年のオーストラリアのある移植センターからの報告では、夫婦をのぞくまったくの非血縁は七・八％にすぎなかった。[78]

8 グッドサマリタン・ドナーとその対極 家族内強制

われわれ日本人には、少しばかり理解しがたいのかもしれないが、アメリカ、[79]イギリス、[80]オランダ[81]などのプロテスタントの国においては、まったく善意の第三者からの、レシピエントを特定しない《アノニマス》利他的臓器提供、いわゆるグッドサマリタン《よきサマリア人》移植[82]がふえているのも、また事実なのである。アメリカでは二〇〇〇年に二〇人だったのが、〇四年に八〇人、〇九年には一一九人とふえてきている。[83]

イギリスでは〇四年に、臓器移植法である人体組織法（ＨＴＡ）が改正されて、〇六年から発効されたのだが、この法律は日本の移植法が生体移植については言及していないのとはちがって、生体臓器移植を人体組織省（ＨＴＡＵ）に管理させる規定をもうけている。

翌〇七年のことだった。人体組織省のメディア・リリースに一つの記事が流された。

「ドナーのバーバラ・ライダーは、両親が社会奉仕に熱心だったし、とくに母親を早く腎臓病で亡くしていたので、六〇歳を目前にして知らない誰かの役にたちたいと願っていた、とレシピエントのアンディ・クーロンに打ちあけた。クーロンは遺伝性の多発性嚢胞腎で父は四八歳、祖父は三八歳で慢性腎不全で死亡。同じ病気と診断されたときから、自分の人生は借り物だと感じてきた。二年前から透析に入り、職も失った。ところが、バーバラが腎臓をくれて、人間性に対する信頼をとり戻しただけでなく、本物の自分の人生と自由をふたたび手にすることができた、と感謝の言葉を述べている」[84]

当初イギリスの人体組織省は、レシピエントを指名しない《ノン・ディレクテッド》利他的移植目標を年間一〇人位とみこんでいたが、発足の翌年度から一〇人、〇八年から〇九年にかけて一五人、〇九年から一〇年にかけては二三人、一〇年から一一年にかけては四〇人と五年間で四倍という躍進ぶりを示したのである。[85] オランダでも国をあげてこの方式を推進していて、[86] 非カトリック国家に広がっていきそうである。

一方カトリックのフランスでは事情が一変し、生体腎移植は腎移植の五％から八％のレベルで推移している。[87] この国では脳死移植が主流で、〇二年以降は脳死体の五〇％近くから死体腎を獲得している。[88]

アメリカでは、ＮＧＯが運営するインターネット紹介サイトで結びついたカップルもいれば（第四章① 98頁）、レシピエントがネットとか新聞紙上、または大学キャンパスの掲示板、教会ビュレティン、ローカルテレビなどのメディアで、自分の苦境を切々と訴えると臓器獲得に成功することがある。私の友人の移植医が教会で腎臓提供を呼びかけると、奉仕としての提供をもうしでる人が実際にあるという。[89] 九七年から〇三年にかけて、ミネソタ大学移植センターでは、レシピエントを指名しない腎提供希望者が六三〇件あり、そのうちの二二人が実際にドナーとして腎臓を提供している。[90] この移植センターで待機している子供患者の親が、メディア・アピールをするとアピール一件あたり八から二六〇件の問いあわせ電話があるという。[91] これらのドナーこそグッドサマリタンなのであろう。

〇一年に、フランシス・デルモニコの主導で、移植医や生命倫理学者がボストンに集まり、グッドサマリタン・ドナーについて議論した。[92] その時点でそのようなプログラムを実施していた施設は、一ダースほどしかなかったが、この会議で好意的な評価が下されたので、今後キリスト教世界では増加していくと考えられる。

生体腎移植がとびぬけて多いのは、世界第二の腎移植率を誇る（第二章② 36頁）アイスランドで、この一〇年あまり死体腎移植の三倍から四倍に達している。[93] ドナーの多くがグッドサマリタンなのだろうか。

グッドサマリタンの対極には家族内強制の問題がある。

六〇年代から、フランスでもアメリカでも家族内強制を避けるために、ドナーに対する精神科医のインタビュが事前チェックとしておこなわれてきた。そのころのパリのネッカー病院では二回以上の面接があって、ドナーとしてパスするのは六割くらいだったという。[94] 家族内強制が疑われるときには、「ドナーにクロスマッチなどの医学的問題があるので移植はできない」とウソの説明を移植をことわる口実につかった。ところが、近年はＨＬＡなどが移植成績にほとんど影響しなくなり、ＡＢＯ血液型がちがっても安全に移植できる時代になった。移植をことわる理由づけを失ってしまったのである。

私の経験でも、家族内弱者が臓器提供者にえらばれ、あからさまな強制でないと分かっていても、可哀想で気もちがおちつかないケースに遭遇することがあった。

腎移植精神医学《サイコネフロロジー》の開拓者春木繁一氏は、とくに兄弟姉妹間の臓器提供での心理的軋轢からくる悲劇について詳細に記述されている。[95] 生体腎移植が八八％のわが国なのに、春木繁一氏のような精神科医が介入している移植施設はまだ多くはない。世界有数の経済大国日本に、監察医制度がポッカリ欠落していることともども、基本的人権についての感受性の問題だろうか、人間性への畏敬、尊厳の感情に欠損があるためだろうか、医療が医療費亡国論の枠のなかで萎縮しているためだろうか、などと私は首をひねってきた。

生体移植の審査については、イギリスでは人体組織省、フランスでは父母以外の提供の場合は国がもうける地域公的委員会、ドイツは州委員会、スウェーデンでは未成年者・精神障害者の場合は社会庁、韓国と台湾は日本と同じ病院内倫理委員会だが、部分肝移植だけは台湾でも衛生署が担当するとのことである。[96]

柵島《ぬでしま》次郎氏は生体腎移植をチェックする公的機関の設置を主張してこられたが、[97] 私も賛成である。日米流の病院内倫理委員会よりも客観性がより保証されるし、移植病院にとってもわずらわしい負担が少なくて好都合である。むかし、結核予防法で結核患者の治療を保健所単位の審査委員会でコントロールしたあの方式でよいのではないかと考える。もちろん、構成員に法律家の参加が必須であるが。

小児生体腎移植は問題が多く複雑である。これもアメリカの話だが、九八年の一年間に、二七人の一〇歳未満の子どもの腎臓が提供されていて、そのうちの九人はゼロ歳児だったという。[98] ちょっと想像もつかない事例だが、想像をたくましくすれば、完全に移植免疫がマッチする救世主兄弟《セイヴィアー・ブラザー》からの移植だったのであろうか。[99]

このような問題をはらみつつも生体ドナーは着実に増加して、図3-3に示したように、いまでは死体ドナーとほぼ肩をならべるまでになった。こうなるまでには、連邦政府のたゆまざる努力があった。〇四年に臓器提供回収改善法[100]が施行され、生体腎移植に関連して必要となった交通費とか生活費などの実費を補填することになった。さらに〇七年には後述のチャーリー・ノーウッド法によって、[101] スワッピングとリスト移植が可能となるのである。

9 スワッピング、リスト、チェーン、ドミノ移植

腎移植をしようと、ドナーとレシピエントが一つのペア（A）を組んだのに、血液型やHLAが合わない（不適合）とか、クロスマッチ（レシピエントの血液に感作抗体が多いと、ドナー腎に反応して拒絶反応がおきる。両者のリンパ球を混ぜ合わせてそれを調べる検査）が陽性とかで移植ができないということは、よくあることだ。そのときもう一つ別のカップル（B）があって、そこでもドナーとレシピエントの移植適合性がないとする。もし、AのドナーとBのレシピエント、BのドナーとAのレシピエントの間で移植が可能なら、ドナーをスワッピング（交換）すればよいではないかというものである。この方式は通常ペア献腎、俗称スワッピング献腎と呼ばれる。[102]

アメリカで、いやたぶん世界で最初のスワッピング腎移植は、〇一年にジョンズ・ホプキンス大学のロイド・ラトナーによって行われた。[103] 〇三年には一九人のドナーだったのが、〇七年には一一一人のドナーがペア献腎をしている。[104]

ところがここで、ドナー交換は八四年の全米臓器移植法の有価約因禁止に触れるのじゃないかという問題がおきた。

自分自身が肺移植をうけていて、その肺がガンに冒され、肝臓にも転移していたチャーリー・ノーウッド下院議員は、〇七年七月、スワッピングが有価約因にはあたらないとする全米臓器移植法改正案を提出し、上下院とも満場一致で法案を可決した。その年の暮れ、ブッシュ大統領も法案にサインしてノーウッドの霊にむくいた。こうして〇九年には二七七人のドナーが堂々とペア献腎をおこなった。[105]

しかし、かならずしもAは面倒なスワッピングをすることはない。利他的なドナーとして、UNOSの待機リストにいる適合患者に腎臓を提供してもよい。Aのペアー・レシピエントはその代わりに、待機リストのトップか上位に登録されて適合腎を待つのである。これがリスト献腎である。[106] 〇五年に一一人のドナーがリスト献腎をしたが、〇九年には一一九ドナーにふえている。[107]

もし、ドナーAがレシピエントBに適合性があっても、ドナーBとレシピエントAが適合しないときには、ドナーBがまずリスト献腎をして、レシピエントAは待機リスト上で優先的に自分に合ったドナーを待つ。この方式はチェーン献腎と呼ばれる。[108]

バーバラ・ライダーのようなグッドサマリタン・ドナーがあらわれたら、不適合のために凍りついていた何組かのペアのドミノ移植の起爆剤となることもある。最初の利他的ドナー移植のあとは、不適合ドナーの腎臓は他の適合するペアのレシピエントにまわす。図3-4のようにつなげば、ドミノと最後のリスト移植を組みあわせ効率のよいチェーン移植ができる。これは四チェーンのドミノである。一人の利他的ドナーから、ドミノを二回くり返して、三人目のドミノ・ドナーはリスト待機者へとチェーンをつなげている。こうして最終的には、四人のレシピエントを救うことが可能だ。

ドミノの同時移植の世界記録は、たぶん〇八年のジョンズ・ホプキンス大学での、医療スタッフ一〇〇人がかり

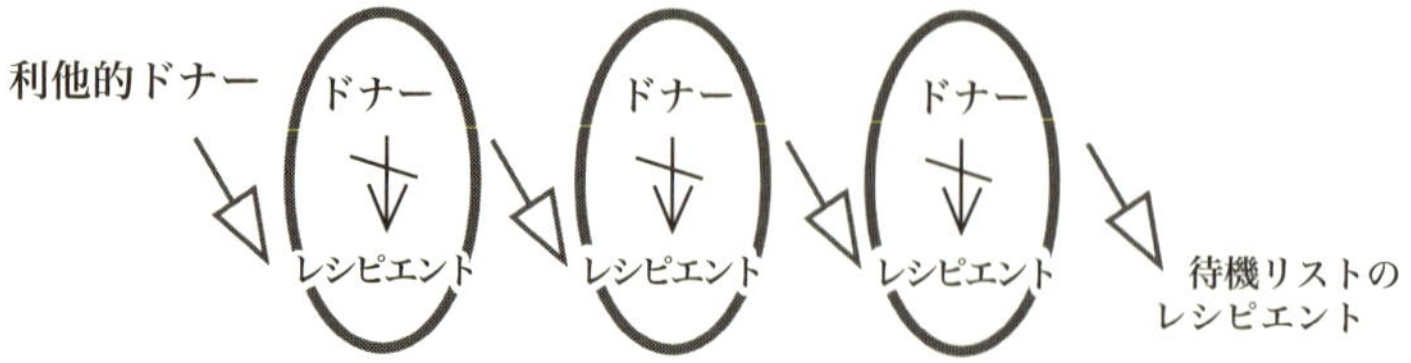

図 3-4 ひとりの利他的ドナーとドミノ／リスト献腎のくみあわせ
－4チェーンの例－

でおこなった六チェーン・ドミノだとおもわれる。[109] この場合、すべての移植患者の期待寿命は二〇年を達成できたという。参加人数が多いほど、良好なマッチングが期待できるからである。

なにも、競技のような同時ドミノの必要はない。最初のドミノから、一〇ペア目のドミノ移植まで、一〇不適合ペアを、〇七年七月から〇八年三月の間に、次々とドミノ移植した例が報告されている。[110] ミシガンの一人のグッドサマリタンからスタートしたこのチェーンは一一人の患者を救ったのである。

この方法は今注目の的で各方面で実行され始めている。[111] 二〇一二年のノーベル経済学賞受賞者ハーバードのアルヴィン・E・ロスは、デルモニコなどに協力してドミノ移植を経済学的に研究し、移植数が増えるだけでなく、期待寿命も延びるので、社会厚生ゲインの実質的な増加があるとして推奨している（社会厚生ゲインについては第四章⑩122頁）。[112] わが国でこのようなことが可能になるのはいつの日であろうか。

オランダは国をあげてグッドサマリタン移植を実行してきた。エラスムス大学の一〇年間にわたる利他的ドナー／ドミノ／リスト献腎の経験では、五一人のグッドサマリタンが、三五人のドミノ・ドナーを生みだし、最終的には八六人の移植を成功させている（表3-1）。[113] つまり、五一人のグッドサマリタンが三五人の利他的ドナー機能を活かしたわけである。一移植センターでこれであるから、とても有用な方法だろうが、プロテスタント精神が旺盛で、理性的なオランダ社会ではの話ともいえよう。

このように、色々考えられる工夫をしても、オランダに事務局のあるユーロトランスプラント域内での臓器ギャップは、改善しても、解消はしないのが現実である（第

表3-1 グッドサマリタンとドミノ／リスト献腎の組みあわせ効果

	グッドサマリタン数	ドミノドナー数	レシピエント数
直接待機リスト患者へ	22	0	22
ドミノチェーン長2	24	24	48
ドミノチェーン長3	4	8	12
ドミノチェーン長4	1	3	4
合　　計	51	35	86

二章 図2-6 34頁)。

臓器移植の本家本元のアメリカでも、生体腎移植は伸び悩んでいて（図3-3）、起死回生の一打からはほど遠い。

⑩スペイン方式

ということになると、先にみたスペインの百万人あたり三五ちかい献体率（おもに脳死、一部心停止後献体）は驚異的である。アメリカのすべての脳死体から二つの腎臓を提供してもらっても、移植ギャップをうめることはできないと考えられていて、[114]いくら努力しても百万人あたり四〇献体が限度だとみられている。[115]それに近づいているスペインに世界の目が集まるわけである。

八九年、スペインはスペイン国立移植機構（ＯＮＴ）をたちあげて、臓器移植医療を国家プロジェクトとして推進する決断をくだした。そして驚くべきことに、死体からの献体率を世界一の人口百万人あたり三五人ちかくに押しあげたのである（図3-2）。この数字を日本におきかえると、年間四千四、五百人の死後献体があることになる。日本の脳死頻度をかりに八千人とすれば、その半数をこえる。二〇一三年の日本の死後献体数が、脳死提供四五体、心停止後提供三七体[116]であったのと比較するとその規模がしれよう。

スペイン方式の骨子は、指導的医師ラファエル・マテサンスによると、[117]

①国民すべてをカバーする国営の公的国民保健システム（ＰＮＨＳ）がある。

②国レベルのスペイン国立移植機構（ＯＮＴ）、地方レベルの地区委員会、病院レベルの院内コーディネーター委員会の三レベルで担当組織を結成して、それぞれのレベルへ国、自治体が経費を支出する。病院にとっては収入となる。

③病院コーディネーターは麻酔科医か集中治療室勤務者《インテンシヴィスト》（ＩＣＵの医師か看護師）の兼任であるが、病院コーディネーター委員会は院長の直属で、地方、国の委員会と密接に連携する。

④コーディネーターはたえず脳死患者の発生を予測し、発生状況をチェックする。

⑤ＯＮＴが、アメリカの、ＵＮＯＳ／移植レシピエント学術登録（ＳＲＴＲ）／ＯＰＴＮのように、臓器の獲得、配分、待機リストの管理、移植統計、移植推進情報の配備、コーディネーター教育などにかかわる。

⑥たえず行うコーディネーター教育・再教育は、中央政府が内容的にも財政的にも責任を負い、詳細で具体的なノウハウが提供される。

⑦中央政府と地方政府が臓器提供活動と移植費用を病院に償還する。

⑧マスメディア対策に力を入れると同時に、国民に「二四時間移植ホットライン」を開設する。

⑨脳死の定義、家族同意の尊重、臓器売買の禁止など、みなし同意を基本とした法制度の現実的遵守。

このように列挙されても、一般の人にはピンとこないと思われる。スペイン方式が驚異的な献体率を達成した真因は、いったい、どこにあるのだろうか。「みなし同意」が主役でなかったことは、家族の拒否率が二〇から二五％もあることから納得されよう。

スペイン方式成功の核心を私は次のように考えている。まず、中央から地方までをカバーする強力な政府機構が、一丸となって推進にあたっていること。政治・行政が動かなければ、このような快挙はおきない。日本で失敗した世論とマスメディアの抱きこみにも成功した。カトリック教会にも異存はない。献体効率を上げるには、直接に患者や家族に献体を要請する病院内コーディネーターが鍵をにぎっているのだから、その育成に力を入れた。国レベルのスペイン国立移植機構や地区委員会が、麻酔科医師を中心とする院内コーディネーターの説得技術の錬磨を、徹底的にくり返しおこなって、コーディネーター医師の臓器獲得技術とモチベーションの錬成につとめた、などである。

彼らに汗を流させた理由が、もう一つ別にあったとマテサンスは指摘している。スペインの医師数はヨーロッパで二番目に多く、したがって公務員としての医師の給与レベルはヨーロッパで最も低く抑えられているという。そのような医師たちに対して、献体獲得の成果に応じた報奨金をだすことで、彼らのモチベーションをたかめているのである。報奨金システムは献体獲得病院にも適用される。これもたいへん有効にちがいない。苦労して臓器を獲得して移植を行っても、下手すると赤字になるわが国からみれば羨ましいかぎりである。僻地の市立病院で移植医療を行って、院長としていちばん骨身を削ったのが、移植で赤字を出さないという一事だった。スペインでは、脳外科医もいない小病院からさえも献体がでて、それが〇一年には全献体の一五％に達したというのだ。小病院での脳死判定、家族の説得から献体までのプロセスを、国や地方の委員会がサポートしてくれるからこそ、この奇跡が可能となるのである。[118]

二〇一〇年のマドリッド決議で有効な政策としてとりあげられたスペイン方式であるが（第一章④ 21頁）、これは英国では成功しないだろうと当のラファエル・マテサンスがいう。英国医師の給与がヨーロッパで一番高いからである。同様な理由でアメリカでも他のヨーロッパでもスペイン方式は向いていないとしていた。[119] しかし、足で稼いだ情報をもとに詳細な報告をまとめられた瓜生原葉子氏は、政府資金が医師たちの報奨金というよりは、システム改善のためにより有効につかわれていることを指摘している。[120]

一九九〇年代にキューバ、ウルグアイ、ブラジル、チリ、アルゼンチンなどの南米諸国がこのモデルを採用したが成果があがらなかった。もともとイベロアメリカ諸国では公的保健制度がないうえに、医療資源にとぼしく、政治的サポートもなかったなどが理由だとマテサンスは解説していた。[121] しかし瓜生原葉子氏によると、二〇〇〇年以降に事態は改善の方向にすすんでいて、キューバ、チリ、アルゼンチン、コロンビア、ベネゼラでは、確実な効果がでているという。[122]

イタリアも成功した国である。同じカトリックで、国営の医療保健制度もスペインに似ていて、[123]医師数も医師給与もスペインに近い。トスカナ、エミリア・ロマーニャ、ヴェネトなどイタリア北部で、死体献体率を大幅にあげている（図3-2）。そのほかには、〇七年の献体率が百万人あたり七・五人だったクロアチアが、スペイン方式採用で、一二年には三四・二人と死体献体の限界にせまる勢いである。[124]この国もローマン・カトリックであるとはいえ、この方式はわが国でも検討する価値があると考えられる。

利他主義が頭うちになり、問題の多い生体腎移植でも解決しないとなると、もう一度脳死でない死体臓器を見なおそうという気運がたかまった。心臓停止後の臓器を利用していた五〇、六〇年代に先祖返りするのである。

⓫コントロールされた、またはされない心停止後（循環死）臓器提供

昔に返るのなら何も問題がないだろうというわけではない。止まった心臓からとりだした臓器が、腎臓はともかく肝臓が、ましてや心臓が移植につかえるのか、それが問題の核心部分にある。移植適性を保つには、心臓が止まったあと早急に臓器を摘出する必要がある。心停止後何分待つのか。ここで「コントロールされた」という言葉の意味がいきてくる。

ところで、人が死ぬときの状況には、他人がコントロールできる場合と、できない場合がある。できる場合にも、脳死患者でレスピレーターをはずす予定の人と、脳死ではないがレスピレーターにつながれ、治癒とか改善が不可能で、ただ心臓が止まるのを待っているだけの無効医療の患者の二種類がある。前者は脳死者で今では、ほとんど世界中の国の法律で死者とされている。後者はマーストリヒト分類のⅢと呼ばれていて、欧米では長期延命の対象にならない。

マーストリヒトIは病院に搬送されたときもうすでに死んでいる人で、IIがまだ死んではいなかったが蘇生に失敗した人。脳死で突然心停止がきた患者はIVに分類される。I、II、IVの患者さんたちは、心停止を他人がコントロールできない。[125]

「コントロールされた心停止後臓器提供（cDCD）」は、マーストリヒト分類IIIの患者さん、すなわち、レスピレーターにつながれていても脳死ではないが、回復の見こみはないので、救命治療を中止する患者さんが対象となる。

何をコントロールするのか。心停止から臓器摘出までの時間をコントロールするのである。心臓の場合は、死体のなかでほっておけば再鼓動はおきないが、移植して血液を循環させれば、ふたたび鼓動を始めるように時間をコントロールする。もちろん、殺人であってはならない。デッドドナー・ルール（第八章⑨220頁）を守らなければならない。

それは何分か？　米国関係学会はそろって、心停止から臓器摘出までの時間を二分から五分でよいとしていたが、[126]ピッツバーグの移植が論争をまきおこした。心停止一五秒後に心臓を幼児から摘出したからである。その幼児は助かる見こみはまったくなかったが、脳死ではなかったので臓器提供を熱望する両親の要望をかなえることができなかった。しかし、両親はレスピレーターを止めることを強硬に要求し、しかも臓器移植を切望していた。医師団は無効医療と判断して、レスピレーターを切ることにした。両親の強い要望を入れて、患児の心臓を移植に使用することも決定した。心臓が鼓動を止め心電図が平坦になってから、わずか一五秒後に心臓が摘出された。

〇八年のデンヴァー、コロラドのこども病院から報告された生後四日前後のドナー・ベビーからの心摘出は、心停止後七五秒でなされている。最初の一例は三分後に摘出されたが、移植適性をあげるために、病院の倫理委員会がアメリカ救急医学会の見解を参考にして、[127]七五秒を提言したからである。[128]

ピッツバーグとデンバーのケースが示すように、cCDCは、元々は救命医療中止／不開始とか蘇生拒否要請（DRO）とかの無効医療中止が社会通念として存在し、日常医療の常識として通用しているアメリカで自然発生した医療であった。

救急外来にくる死者または瀕死者は数のうえではマーストリヒトのⅠ、Ⅱが圧倒的に多いのに、今まで活用されていなかったことに関係者たちは気づいた。スペインがすでに、この人的資源を活用して成果をあげていた。[129] 心臓以外では心停止後ゆっくり四、五分して臓器を摘出すればよいので、レスピレーターをはずす時間などをコントロールする必要がなく、ｃＤＣＤからコントロールのｃが取れて、たんに心停止後臓器提供（ＤＣＤ）となり、実際問題として利用される臓器は、腎、肝、肺、膵だけとなった。

ブッシュ・ジュニア大統領倫理委員会（ペレグリノ委員会）の座長エドモンド・ペレグリノが、脳死移植よりも心停止後移植の方を倫理的に好ましいとしていることでもわかるように（第八章⑨ 220頁）、次第に欧米でうけ入れられて、今回のマドリッド決議で晴れて日の目をみたのである（第一章④ 21頁）。

サム・クロウらは〇七年のペレグリノ委員会のディスカッション・ペーパーで、①救命医療中止と移植をする決断とは別々に行われなければならない、②ドナーは救命措置中止のあと非ドナーとまったく同じ終末期緩和療法を受けなければならない、③レスピレーターを切るときには家族や友人を同席させて死者を悼む機会を与えなければならない、④完全な心停止のあと二分から五分たつまでは臓器の摘出ができない、⑤たとえ移植適合性がなくなろうとも死を急がせてはならない、⑥ドナーになれる時間内に心停止がこないときには患者を静かな部屋にうつして死をむかえさせる、などを倫理的条件としてあげているが、[130] これらは〇六年のＩＯＭレポートの倫理基準とも一致している。[131]

米厚生省の委嘱をうけたＩＯＭは九六年頃から心停止後臓器提供の検討を始めていて、九七年、〇〇年と報告書を出版してきた。[132] その集大成が〇六年のレポート『臓器提供：行動への契機』[133]であった。ＩＯＭは心臓死からの臓器提供を推進するために、一〇年にわたって慎重に検討してきたのである。ＩＯＭはその最終勧告で、①心停止時間は二分から五分以上あること、②移植センターはそれぞれきちんとした心停止後移植プロトコールを確立すること、を最低条件としてこの方式の推進をプッシュしてきた。

初めは遅々とした歩みだったが、年をおうごとに実績は伸びていった。九四年には一一例しかなかった心停止後移植が、〇四年には三六六人のドナーが六八〇の腎臓と二三三の肝臓、四七の膵臓、一〇の肺を提供している。[134] 〇九年には九二〇人が心停止後献体をしている。[135] 心停止後臓器提供の増加分で、図3-3に示したように、〇五年から死体献体数が生体献体数を再びぬき返して、本来の死体献体体制をとりもどしたかのようにみえる。

ＩＯＭの方針は米国移植社会に幅ひろくうけ入れられ、臓器提供躍進共同[136]とか、臓器獲得移植ネットワーク（ＯＰＴＮ）の〇五年決議「すべてのＯＰＯは〇七年までにＤＣＤのプロトコールを作成しなければならない」にも反映された。病院評価機構連合理事会がＤＣＤプロトコールの有無を病院評価の一項目として検討を始め、[137] すべての病院がその実行の有無にかかわらず、心停止後移植プロトコールを持つことを義務づけた。[138]

〇五年の心停止後臓器提供は、オランダでは全腎移植の三九％を、わが国では二〇％前後を占めたが（第五章図5-6 149頁）、アメリカは四％にしかすぎなかった。[139] 脳死移植が少ないわが国は、心停止後腎移植では先進国と言えなくもなかったのだが、〇九年の移植法改正後に減少しつつあるのは先に述べた（第一章② 17頁）。

ここで心停止の確認方法について述べておく。聴診器で心音が聞こえなくなり、脈が触れなくなれば、心停止が考えられるが、補助診断として心電図、動脈圧測定（動脈にカテーテルを挿入して直接血圧をはかる）、心臓の超音波観察、ドップラー超音波などが利用される。ＩＯＭの〇六年レポートも、心停止後臓器提供についての全国会議も、[140] 心停止診断の具体的方法については移植病院のプロトコールにまかせるとしている。当然のことながら、これらの補助診断を併用するべきだという見解[141]が主流であろう。

しかし、メーヨー・クリニックの神経内科教授イールコ・ウィジックスらは、一〇年に六四移植病院のプロトコールを調査して、なかには不備なものがあり、施設差も大きすぎるので、早急に全国的に統一された基準が必要だと警鐘をならした。[142]

心停止後臓器提供への流れは、脳死患者の減少という現実がプッシュしている。交通安全運動とか、脳神経救急医学の進歩によって、アメリカでは〇七年をピークにして、オランダでは九五年ころから、脳死献体が減少に転じているのだ（図3-5はオランダの場合）。[143] アメリカでは九年間に心停止後ドナーが七倍にふえ、オランダでもこの五年間で脳死献体数が二一％減少したが、心停止後献体は一二九％ふえたという。英国も〇七年には死体献体の二三％を心停止後臓器提供が占めた。[144] 中国が一〇の都市で心停止後移植のプログラムを検討していると、デルモニコが言っているのが注目される。[145]

そこで気になる心停止後腎移植の成績であるが、アメリカからは、ドナーの年齢さえ六〇才以下であれば、ほとんど脳死腎移植に遜色がないとする報告があるし、[146] スペインからの報告でも、マーストリヒト・タイプⅠ（病院到着時死亡）とタイプⅡ（病院到着時は生きていたが蘇生できず死亡）の心停止後の提供腎移植の一五年間のデータで、レシピエントの生存率は、ドナーが六〇才以下の脳死患者の生存率よりは低いが、六〇才以上のそれよりはるかに良好な生存率となっている。[147]

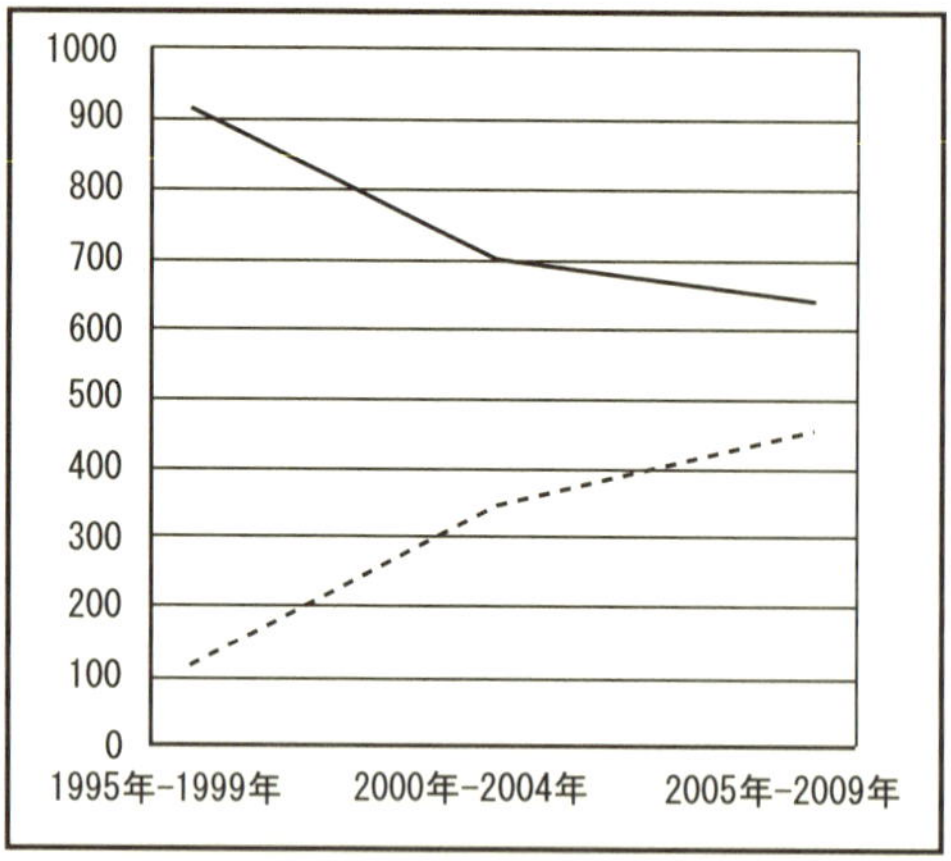

図3-5　オランダにおける腎提供者の変化
実線は脳死腎移植　点線は心停止後腎移植
（文献143より）

移植成績をよくするには、臓器の温疎血時間が短いほどよい。そのためには心搏動時に腎臓カニューレを挿入できるかどうかが、決め手となる。わが国ではカテーテル挿入をおこなわず、静かに心停止と瞳孔の拡大・固定をまって腎摘出をさせていただくのが普通である。三徴候死の前にカテーテルを挿入するという、〇六年ＩＯＭレポートでも問題ないとされ、各移植センターのプロトコールにまかせられている方式が、[148] 司法判断によって許されない国だからである。[149] 温疎血時間が長くなり、移植成績はそれだけ悪くなる。ちなみにＥＵではスペインとオランダが、アメリカではワシントンＤＣ、ヴァージニア、フロリダの各州が、家族や代理人の承諾をえる前に、カニュレーションなどの臓器保存処置を始めることを法的に認めている。[150]

わが国のデータでは、心停止後移植の腎生着率、患者生存率は第五章の5-2、(142頁)5-4、5-5(146頁)の各図に見られるように、生体腎移植にはおよばない。それでも腎臓にとっては心臓などとちがって、治療法として立派に通用する大切な選択肢なのである。

⓬技術的改善《イノヴェイション》 先行的《プリエンプティブ》腎移植 拡大基準《エクスパンデッド・クライテリア》 修復腎移植《リストアード・キドニー》

かつてはＡＢＯ血液型がちがうとか、レシピエントとドナーの白血球抗原(ＨＬＡ)が大きく異なるなどのために移植ができないことが多かったが、拒絶反応制御技術のいちじるしい進歩によって、それらの困難が克服され、移植が可能になってきている。[151] たとえば、アメリカの黒人は、ＨＬＡの多様性が大きいために適合率がわるかったり、感作度が高くクロスマッチが高率で陽性にでる(第十章⑧280頁)、などの理由で腎移植率が低いのだが、近年は手術前後の血漿交換とか、その他のイノベーション技術にくわえて、スワッピングなどを組みあわせることで、移植率の向上がはかられている。[152] 手術手技についても、内視鏡手術の導入とか、ダヴィンチなどの手術ロボットの実用化がすすんでいる。

透析を始める前に移植をしてしまうことを、先行的《プリエンプティヴ》腎移植(preemptive kidney transplantation: ＰＫＴ)といってその移植成績が抜群によい。移植にとって透析は大きなリスク・ファクターで、透析期間が長いほど動脈硬化がすすみ、カルシュウムが蓄積し、心肺機能が弱り、ＨＬＡ抗体も増えたりして、移植リスクが高くなる。そうなるまでに移植をするにこしたことはないのである。[153]

世界中で臓器ギャップは深刻になる一方だから、いままでは利用しなかった腎臓でも、使えるものならつかいましょうということになった。まずはドナーの年齢制限を緩和するとか、脳卒中や高血圧患者さんの腎臓も利用し、血清クレアチニン値が一・五㎎以上あってもドナーとしてうけ入れるのである。肝炎ウイルス保有ドナーの臓器なら、肝炎ウイルスを持つレシピエントに移植する。このようにスタンダードな適応条件を緩和することを、拡大基準（expanded criteria: ＥＣ）による移植と言う。[154] 待機リストで不利な高齢患者に対しては、大幅に待機時間が短縮される。[155] 六五歳以上のレシピエントには六五歳以上のドナーからの腎臓を移植して、良好な成績が報告されている。[156] 標準基準《スタンダード・クライテリア》（standard criteria: ＳＣ）にくらべると、どうしても移植成績が落ちるのはやむをえないが、移植チャンスにめぐまれない患者にとっては、多少標準基準より成績が悪くなっても、移植する利益がはるかに大きい場合が多い。

捨てられる臓器、とくに病気のある腎臓を修復して利用するのは、ふるく腎移植の開闢以来の発想だったが（第七章⑤194頁）、これも一種の拡大基準である。待機しても腎臓がまわってこない高齢者とか再移植の患者さんには、修復腎移植（restored kidney transplantation: ＲＫＴ）が適している。

難波紘二氏らによる〇八年の調査では、それまでに世界各国で、病気で摘出された腎臓を移植に利用する手術が一八七例おこなわれてきたことが学術文献上に確認されている。[157] そのうちの九七例は良性・悪性の腎腫瘍であった。最近の腎ガンを移植に利用した報告例では、ほとんど再発もなく成績が良いこともわかってきている。[158] 現在注目されているのは、直径が四センチ未満の腎細胞ガンである。このガンの治療方針は、摘出腎からガンを切りとって、健常な残腎をもとの患者に埋めもどすか、体内でガンだけ切りとる部分切除が理想とされている。ただ術技が難しく、それなりにリスクもあるので、腎全摘のあとは多くの摘出腎が廃棄されてきたのが、最近までのわが国の実情だった。[159] ご本人に埋めもどしても再発の危険性がないのなら、棄てられる腎臓を移植のために他人に使用しても、医学的には問題はないはずだ。しかも移植腎は他者として拒絶されるので、発癌メカニズムも抑えられると期待されている。ならば、棄てられる腎臓を廃物利用しようという発想がうまれた。これが修復腎移植である。

二〇一一年にUNOSが、担ガン臓器を移植に利用することを前提にして、腫瘍伝達リスクの検討をおこなった。[160] ケンブリッジのCJ・ワトソンらもそれに賛意を表し、[161] 同じ立場にたつロンドンのDL・ニコルとアメリカの藤田士朗氏らの総説[162]やニューキャッスルのMA・クーランら[163]の論文が注目をあびて、ホットなテーマとなった。スペイン国立移植機構も修復腎移植の採用を始めている。

日本では年間一、〇〇〇例ほどの利用可能な担ガン腎臓が棄てられているのではないかと推察されている。[164] もし修復した小径腎ガンを拡大基準の一つとして利用できるようになれば、多くの患者さんが救われるであろう。それに、廃物利用であるから、脳死や心停止後移植に異論を持たれるかたにも抵抗が少ないだろう。

また移植腎獲得費用がゼロなのだから、医療費の軽減に大いに役立つという利点もある。いま、年間一、二〇〇件（生体腎一、〇〇〇、献腎二〇〇として）の腎移植が、仮にすべて修復腎でまかなわれたとすると、生体腎獲得費用（一腎あたり一一五万円、付章(3)1-1 303頁）と献腎（死体腎）獲得費用（一腎あたり四五〇万円前後、本章② 57頁）が不用なために、年間二〇億円を超える医療費節減となる。もちろん、なによりも生体腎摘出にまつわる人間関係の葛藤から解放されることがありがたい。

RKTは移植インフラ整備がすすまないアジア諸国、フィリッピン、インド、中国などでうけ入れられる可能性がある。中国では習近平政権が死刑囚からの臓器移植を禁止したために深刻な臓器不足となり、病院によってはRKTを検討し始めている（第十章⑪ 287頁）。

⑬レシピエントの親族事前指定　登録者とドナーの優遇

レシピエントの事前指定とは、あらかじめ生前のドナーに死後のレシピエントを決めさせれば、ドナーの数がふえるという期待にもとづく。[165] 内閣府がパブリック・コメントをやり、[166] この方法が日本人に向いていると判断して、〇九年の臓器移植法改定で一親等家族だけに限定されて導入された方式である。外国でもいくつかの論文があり、賛同者もけっして少なくはない。[167] アメリカでは白人主導の移植システムを信用できない黒人に対して、黒人を指定する献体を認める案が提唱されたこともある。[168]

〇八年の改正イスラエル移植法では（第一章① 14頁）、一〇年から、①献体した家族には葬式代をだす、②ドナーカードに登録して三年以上たって移植が必要になった場合には、本人には二点、一親等の家族には一点のポイントが追加される、③死後臓器提供をした人の一親等の家族は三・五点、グッドサマリタン提供をした人自身も三・五点のポイントが獲得できる、などのポリシーを採用した。[169] 登録者とドナーの優遇である。ポイント制で移植順位を決めるUNOSの規定でも、腎提供をした人が腎不全になって待機リストに登録されると、優先ポイントがつくことになっている。[170]

日本の親族事前指定はうしろ向きの閉鎖的利己主義ともみえるが、イスラエルの登録者・ドナー優先は、よく練られた、前向きでオープンな相互扶助システムと評価できる。

本章でみてきたような努力にもかかわらず、まがりなりにも臓器ギャップを解消できたのはスペインとクロアチアとイラン（第四章⑪ 125頁）だけで、他の国々ではギャップを縮める見透しさえたたないのが現状である。乗りこえられない一線があることはたしかである。

この一線をこえるためには、臓器提供を市場原理にまかせるべきだ、とするマーケット論を次章でとりあげることにしよう。

1 New England Organ Bank のＨＰには"the oldest independent OPO in the country"とある。なお、現在の医学面での代表者はハーバードのフランシス・デルモニコである。http://www.neob.org/, accessed 2014/10/10

2 マックス・ヴェーバー、大塚久雄訳『プロテスタンティズムの倫理と資本主義の精神』第二章、岩波文庫、一九八九年。

3 Caplan AL and Welvang P, Are required request laws working? Altruism and the procurement of organs and tissues, Clin Transplantation 3: 170-176, 1989.

4 http://www.aopo.org/about-opo,accessed 2011/07/16;IOM(Institute of Medicine), "Organ Donation: Opportunities for Action" pp 20-21, The National Academies, 2006.

5 Mendeloff J et al., Procuring organ donors as a health investment: How much should we be willing to spend?, Transplantation 78: 1707, 2004.

6 Whiting JF et al., Cost-effectiveness of organ donation: Evaluating investment into Donor Action and other Donor Initiatives, Am J Tansplant 4:570, 2004.

7 Dominguez J et al., Cost-benefit estimation of cadaveric kidney transplantation: The case of a developing country, Transpl Proc 43: 2301, 2011.

8 AOPO 2011 Annual Report.（在米移植外科医藤田士朗博士のご教示による）。

9 （社）日本臓器移植ネットワーク平成二三年度「補正予算書総括表」によると、一般会計が三億一、〇〇〇万円、臓器移植対策事業特別会計が七億九、八九〇万円、臓器移植医療費特別会計が六億二、九〇〇万円を支出している。

10 Kaminota M は九五年の腎獲得費用としての政府支出を一腎あたり四一〇・五万円としている(Kaminota M, Cost-effectiveness analysis of dialysis ang kidney transplants in Japan, Keio J Med 50: 104, 2001.)

11 上塚芳郎「移植医療の費用負担・財源調達システムの構築に関する研究H１４－政策－００９」一五九頁、厚生労働科学研究費補助金政策科学推進研究事業、二〇〇四年。

12 New England Organ Bank のＨＰ参照。

13 Goodwin M, "Black Markets: The Supply and Demand of Body Parts", p 176, Cambridge Univ. Press, 2006.

14 Goodwin M, ibid., p 178.

15 この問題は慎重な検討が必要であるが、デルモニコが推薦文を書いている Scott Carney "The Red Market, On the Trail of the World's Organ Brokers, Bone Thieves, Blood Farmers, and Child Traffickers", HarperCollins, 2011 とか ICIJ "Skin & Bone, The Shadowy Trade in Human Body Parts",http://icij.org/tissue (accessed 2013/01/02) なども参照のこと。

16 わが国の場合は第１章注20を参照。

17 Kaserman DL and Barnett AH, "The U.S. Organ Procurement System: A Prescription for Reform", p 143, AEI Press, 2002.

18 Goodwin M, op.cit., p 214, 2006.

19 Kaserman DL and Barnett AH, op.cit., p 31, 2002.

20 Institute of Medicine (IOM), "Organ Donation: Opportunities for Action", p 32, The National Academies Press, 2006.

21 IOM, ibid., pp 299-304.

22 Munson R, "Raising The Dead", pp 26-66, Oxford Univ Press, 2002.

23 Kaserman DL and Barnett AH, op.cit., pp 2-3,2002.

24 IOM, op.cit., pp19, 101, 2006.

25 IOM, ibid., p 19.

26 Caplan AL and Welvang P, op cit., p 173, 1989.

27 Farber S and Abrahams H, "On The List: Fixing America's Failing Organ Transplant System", p 160, Rodale, 2009.

28 IOM, op. cit., p 19, 2006.

29 Farber S and Abrahams H, op.cit., pp159-161, 2009.

30 Caplan AL and Welvang P, op.cit., p 174, 1989.

31 連邦政府のメディケア／メイディケイド・サービス（ＣＭＳ）。

32 IOM, op.cit., p 101, 2006; Kaserman DL and Barnett AH, op.cit., p 47-48, 2002; Fitzgibbons SR, Cadaveric organ donation and consent: A comparative analysis of the United States, Japan, Singaore, and China, ILSA Jounal of International and Comparative Law 6:73-105, 1999.

33 IOM, ibid., p 101.

34 IOM, ibid., p 33.

35 IOM, ibid., pp 281-282.

36 IOM, ibid., pp 177-179.

37 David L Kaserman & AH Barnett, Steve Farber & Harlan Abrahams, James Stacy Taylor, Michele Goodwin, Mark Cherry などマーケット論者または補償容認派はそう見ている。

38 マルセル・モース、吉田禎吾、江川純一訳『贈与論』ちくま学芸文庫、二〇〇九年。

39 邦語訳は森下直貴他訳『臓器交換社会』青木書店、一九九九年。

40 Siminoff LA and Chillag K, The fallacy of the "Gift of Life", Hastings Center Reprt 29:34-41, 1999.

41 Goodwin M, op.cit., p 63, 2006.

42 Verble M and Worth J, The case against more public education to promote organ donation, Jounal of Transplantation Coordination 6: 200-203, 1996.

43 みなし同意（「推定同意」「反対意思表示方式」）の国別分析は、http://www.oeptc.at/fachbereich/organspende/Rechtssituation-zur-Organspende.html, accessed 2011/03/10を参照のこと。ただし、現実と法の執行のありかたには乖離があることに注意。

44 厳密には一九六〇年代からアメリカの約三〇州で検死官の「みなし同意」による角膜、脳下垂体などの無断採取が法的にも認められていたが、二〇〇六年の改正ＵＡＧＡで禁止された。

45 Rithalia A et al., Impact of presumed consent for organ donation on donation rate: a systematic review. BMJ 338: a3162, 2009.

46 Healy K, The Economy of Presumed Consent,

eScholarship, University of California, 1-29, 2005, accessed 2011/11/07.

47 Matesanz R, Factors that influence the developement of an organ donation program, Transplantation Proceedings 36: 739-741, 2004.

48 秋葉悦子「執拗な治療（尊厳死）」ホセ・ヨンパルト、秋葉悦子共著『人間の尊厳と生命倫理・生命法』、八一―九七頁、成文堂、二〇〇六年。

49 Simini B, Tuscany doubles organ-donation rates by following Spanish exanple, The Lancet 355: 476, 2000.

50 Matesanze R, op.cit., p 103, 2004; 瓜生原葉子『医療の組織イノベーションプロフェッショナリズムが移植医療を動かす』、六九―七〇頁、中央経済社、二〇一二年。

51 Abadie A and Gay S, The impact of presumed consent legislation on cadaveric organ donation: A cross country study, J Health Economics 25: 599-620, 2006.

52 Janssen A and Gevers S, Explicit or presumed consent and organ donation post-mortem: Does it matter?, Med Law 24: 575-583, 2005.

53 IOM, op.cit., pp 205-227, 2006; Farber S and Abrahams H, op.cit., p 167, 2009.

54 Kaserman DL and Barnett AH, op.cit., p 46, 2002.

55 Roodnat JI et al., Altruistic donor triggered domino-patient kidney donation for unsuccessful couples from the kidney-exchange program, Am J Transplantation 10: 821-827, 2010.

56 Ghods A, Savaj S, Iranian model of paid and regulated living-unrelated kidney donation, Clin J Am Soc Nephrol 1: 1136-1145, 2006.

57 Matas AJ et al., Morbidity and mortality after living kidney donation, 1999-2003: Survey of United States transplant centers, Am J Transplant 3: 830-834, 2003.

58 Dworkin G, Market and Morals: The case for organ sales, The Mount Sinai J of Med 60: 67, 1993.

59 Ibrahim HN et al., Long-Term consequences of kidney donation, N Eng J M, 360:459-469, 2009.

60 Goldfarb DA et al., Renal outcomes 25 years after donor nephrectomy, J Urol 166: 2043-2047, 2001; Kaiske BL et al., Long term effects of reduced renal mass in humans, Kidney Int 48: 814-819, 1995.

61 Garg AX et al., Donor Nephrectomy Outcomes Research (DONOR) Network. Proteinuria and reduced kidney function in living kidney donors: A systematic review, meta-analysis, and meta-regression, Kidney Int 70: 1801-1810, 2006.

62 Rivzi SA et al., Living kidney donor follow up in a dedicated clinic, Transplantation 79:1247-1251, 2005; Boudville N et al., Risk for hypertention in living kidney donors, Ann Intern Med 145:185-196, 2006.

63 ヒポクラテス、小川政恭訳「流行病」『古い医術について』岩波文庫、一二四頁、一九六三年。
64 日本移植学会「移植ファクトブック２０１２」、二七頁、二〇一三年。
65 「臓器の移植に関する法律」の運用に関する指針（ガイドライン）の一部改正（平成一九年七月一二日付・健発第〇七一二〇〇一号・厚生労働省健康局通知）。
66 http://optn.transplant.hrsa.gov/coverage/latestData/rptData.asp, accessed 2014/11/04. Gruters GA, Living donors: process, outcomes, and ethical questions, Staff Discussion Paper,The President's Council on Bioethics, p2, 2006.
67 Donors Recovered in the U.S. by Donor Type, http://optn.transplant.hrsa.gov/coverage/latestData/rptData.asp, accessed 2014/11/04
68 Tilney NL, "Transplant: From Myth to Reality" pp137-139, Yale University Press, 2003;Terasaki PI et al., High survival rates of kidney transplants from spousal and living unrelated donors, N Engl J Med 333: 333-336, 1995.
69 春木繁一『腎移植をめぐる兄弟姉妹　―精神科医が語る生体腎移植の家族―』九―一〇頁、日本医学館、二〇〇八年。
70 Scheper-Hughes N, The tyrany of the gifts: Sacrificial violence in living donor transpants, Am J Transplant 7: 507-511, 2007.
71 Delmonico FL and Scheper-Hughes N, Why we should not pay for Human Organs, The Natl Catholic Bioethics Quarterly, Autumn : 381-389, 2002.
72 Scheper-Hughes N, Commodity Fetishism in Organs Trafficking, in "Body & Society", pp 33, 35, SAGE Publications, 2001.
73 US Renal Dta System 2011 Annual Report vol. 2, p 345, 2012.
74 血縁関係のない人が二六・一％を占めて生体腎移植のトップ。二位が二三・五％の兄弟・姉妹（Living Donor Characteristics, 1999 to 2008, OPTN/SRTR Annual Report, accessed 2011/09/29）
75 Terasaki PI et al.,op.cit., 333-336, 1995.
76 難波紘二『第三の移植』（出版準備中）。
77 Dew MA et al., Guidelines for the Psychosocial Evaluation of Living Unrelated Kidney Donors in the United States, Am J Transplant 7:1047-1054, 2007.
78 Kaisar M et al., Change in live donor characteristics over the last 25 years: A single centre experience, Nephrology 13: 646-650, 2008.
79 第四章①のサリー・セイテルとヴァージニア・ポストレルの場合。
80 Johnson RJJ et al., Early experience of paired living kidney donation in the United Kingdom, Transplantation 86: 1672-1677, 2008.

81 Roodnat JI et al., op cit., 821-827, 2010.
82 Morrissey PE et al., Good Samaritan kidney donation, Transplantation 80: 1369-1373, 2005.
83 US Renal Data System 2011 Annual Report vol. 2, p 345, 2012.
84 Altruistic kidney donor meets stranger recipient, 'UK first', HTA Media release 14 December 2007, http://www.hta.gov.uk/media/mediarelease.cfm, accessed 2011/09/27.
85 Altruistic kidney donations double in one year, HTA Media release 5 April 2011. http://www.hta.gov.uk/mediarelease.cfm, accessed 2011/09/27.
86 Klerk M et al., Hurdles, barriers, and successes of a national living donor kidney-exchange program, Transplantation 86: 1749-1753, 2008.
87 島岡まな「フランスにおける生体移植」城下裕二『生体移植と法』一五五頁、日本評論社、二〇〇九年。
88 島岡まな、同右書、一五七頁。
89 元フロリダ大学シャンズ校移植外科藤田士朗準教授の経験による。
90 Jacobs CL et al., Twenty-two nondirected kidney donors: An update on a single center's experience, Am J Transplant 4:1110-1116, 2004.
91 Verghese PS et al., Media appeals by pediatric patients for living donors and the impact on a transplant center. Transplantation 91:593-596, 2011.
92 Adams PL et al. The nondirected live-kidney donor: Ethical considerations and practice guidelines, Transplantation August 27, 582-589, 2002.
93 ERA-EDTA Registry 1999-2008.
94 Discussion in Wölstenholme GEW and O'Connor M eds, "Ethics in Medical Progress : with special reference to transplantation" pp14-15, Ciba Foundation, 1966.
95 春木繁一『透析か移植か』日本メディカル・センター、一九九七年、春木繁一『腎移植をめぐる兄弟姉妹―精神科医が語る生体腎移植の家族―』日本医学館、二〇〇八年。
96 橳島次郎「生体移植の公的規制のあり方―臓器移植法改正試案」城下裕二編『生体移植と法』一二六―一三一頁、日本評論社、二〇〇九年。
97 同右論文、一三四―一三六頁。
98 Kaserman DL and Barnett AH, op.cit., p38, 2002 この情報のもとであるＵＮＯＳのサイト www.unos.org/Newsroom/critdata_donors.html は消去されている。
99 Goodwin M, op.cit., pp 13, 77-79, 217, 2006.
100 Organ Donation and Recovery Improvement Act.
101 The Charlie W. Norwood Living Organ Donation Act として知られている。Thompson CA, Organ transplantation in the United States: A brief legislative history, in Satal S ed, "When Altruism Isn't Enough"

pp139-140, The AEI Press, 2009.
102 Crowe S, Cohen E and Rubenstein A, Increasing the supply of human organs: Three policy proposals, Staff Discussion Paper, pp 2-3, The President's Council on Bioethics, 2007, http://www.bioethics.gov/background/increasing_supply_of_human_organs.html, accessed 2010/01/02.
103 Grady S and O'Connor A, The kidney swap: Adventures in saving lives, New York Times May 5, 2004. http://www.nytimes.com でタイトルを入れればダウンロード可能。accessed 2011/10/01.
104 US Renal Data System, 2011 Annual Report vol. 2, p 345, 2012.
105 US Renal Data System, ibid., p 345.
106 Grady S and O'Connor A, op.cit., 2004.
107 US Renal Data System, op.cit., p 345, 2012.
108 Grady S and O'Connor A, op.cit., 2004.
109 BBC News, 'Six-way' kidney transplant first, April 9, 2008. http://www.news.bbc.co.uk/2/hi/health/7338437.str, accessed 2012/01/07
110 Rees MA et al., A nonsimultaneous, expanded, altruistic-donor chain, N Engl J Med 360: 1096-1101, 2009.
111 Hanto RL et al., The developement of a successful multiregional kidney paired donation program, Transplantation 86:744-1748, 2008.
112 Roth A et al., Kidney exchange, The Quartery Journal of Economics 119: 457-488, 2004
113 Roodnat JI et al., op.cit., 2010.
114 Matas AJ et al., In defense of a regulated system of compensation for living donation,Current opinion in organ transplantation 13: 380, 2008.
115 山上征二「透析医療の統計的評価と課題」『透析療法の医療経済学』、七〇頁、日本メディカルセンター、一九九五年。
116 日本臓器移植ネットワーク HP から。
117 Matesanz R, Factors influencing the adaptation of the Spanish Model of organ donation,Transpl Int 16: 736-741, 2003.
118 Matesanz R, ibid., p 737.
119 Matesanz R, ibid., p 738.
120 瓜生原葉子、前掲書、八七頁、二〇一二年。
121 Matesanz R, op.cit., p 740, 2003.
122 瓜生原葉子、前掲書、八八頁、二〇一二年。
123 山上征二、前掲書、四三頁、一九九五年。
124 Eurotransplant Annual Report 13. http://www.eurotransplant.org/cms/index.php?page=annual_reports, accessed 2014/11/05.
125 IOM, op.cit., p 129, 2006.
126 Recommendations for non heart beating organ donation: A position paper by the Ethics Committee,

127 American College of Critical Care Medicine, Society of Critical Care Medicine, Crit Care Med 29: 1826-1831, 2001; Bernat JL et al, Report of a national conference on donation after cardiac death, Am J Transplant 6: 281-291, 2006.

128 Recommendations, ibid., 2001.

129 Boucek MM et al., Pediatric heart transplantation after declaration of cardiocirculatory death, N Eng J Med 359: 709-714, 2008.

130 IOM, op.cit., p139 (Box 5-6 Modified Madrid Criteria), 2006.

131 Crowe S, Cohen E and Rubenstein A, op cit., p 3, 2007.

132 IOM, op.cit., pp 127-173, 2006.

133 IOM, "Non-Heart-Beating Organ Transplantation: Medical and Ethical Issues "The National Academies, 1997; IOM, "Non-Heart-Beating Organ Transplantation: Practice and protocols", The National Academies, 2000.

134 IOM, "Organ Donation: Opportunities for Action", The National Academies, 2006.

135 IOM, ibid., pp142-143.

136 Delmonico F, Can kidneys donated after cardiac death save lives ?, Na.Rev.Nephrol. 7: 5-6, 2011.

136 Organ Donation Breakethrough Collavorative, http://www.organdonationnow.org

137 Crowe S, et al.,op cit., p 4, 2007.

138 Rhee JY et al., The impact of variation in donation after cardiac death policies among donor hospitals: A regional analysis, Am J Transpant 11: 1719-1726, 2011.

139 IOM, op.cit., p 140, 2006.

140 Bernat JL et al., op.cit., 281-291, 2006.

141 Bernat JL, et al., The circulatory-respiratory determinatioon of death in organ donation, Crit Care Med 38: 963-, 2010.

142 Fugate JE et al., Variability in donation after cardiac death protocols: A national survey, Transplantation 91: 386-389, 2011.

143 Delmonico F, op.cit., pp 5-6, 2011; Kompanje EJO et al., Is organ donation from brain dead donors reaching an inescapable and desirable nadir? Transplantation 91; 1177-1180, 2011.

144 Rhee JY et al., op.cit., 1719-1726, 2011.

145 Delmonico F, op.cit., 6, 2011.

146 Bernat, JL et al., 281-291, 2006.

147 Sanchez-Fructuoso AL et al., Victims of cardiac arrest occuring outside the hospital: A source of transplantable kidneys, Ann Intern Med 145: 157-164, 2006.

148 IOM, op.cit., pp 153-154, 2006.

149 栗屋剛「腎臓移植ドナーの承諾のない心停止前のカテーテル挿入行為」、別冊ジュリスト「医事法判例百選」一八三号、九四―九五頁、二〇〇六年。

150 IOM, op.cit., pp 140-154, 2006.

151 Mannami M and Mitsuhata N, Improved outcomes after ABO-incompatible living-donor kidney transplantation after 4 weeks of treatment with Mycophenolate Mofetil, Transplantation 79: 1756-1758, 2005; Genberg H et al., Long-term results of ABO-incompatible kidney transplantation with antigen-specific immunoadsorption and Rituximab, Transplantation 84:S44-S47, 2007; Montgomery RA, Desensitization in HLA-incompatible Kidney recipients and survival, N Eng J Med 365: 318-326, 2011.

152 Melancon JK et al., Paired kidney donor exchanges and antibody reduction therapy: Novel methods to ameliorate disparate access to living donor kidney transplantation in ethnic minorities, Am Coll Surgeons 212:740-747, 2011.

153 Mange KC et al., Effect of the use or nonuse of long-term dialysis on the subsequent survival of renal transplants from living donors, N Engl J Med 344: 726-731, 2001.

154 IOM, op.cit., pp 160-167, 2006.

155 Schnitzler MA et al., The expanded criteria donor dilenma in cadaveric renal transplantation, Transplantation 75: 1940-195, 2003.

156 Cohen B et al., Expanding the donor pool to increase renal transplantation, Nephrol Dia Transplant 20: 34-41, 2004.

157 難波紘二、堤寛「〝レストア腎〟の移植に関する日本の実態」医学のあゆみ二二四巻、八〇一―八一二頁；難波紘二、堤寛「〝レストア腎〟の移植に関する世界の実態」医学のあゆみ二二四巻、八七七―八九〇頁、二〇〇八年。

158 Nicol DL, 偶発性小腎がん患者の腎臓は腎移植での臓器提供源となり得るか、堀江重郎訳，第 99 回米泌尿器科学会 (AUA 2004) ハイライト集、一九七頁、ファイザー株式会社、二〇〇四年；Buell JF et al., Donor Kidneys with small renal cancers: Can they be transplanted? Transplant Proc 37: 581-582, 2005; Mitsuhata N et al., Donor kidneys with small renal cell cancer or low-grade lower ureteral cancer can be transplanted, Transplantation 83:1522-1523, 2007; Whitson JM et al., Laparoscopic nephrectomy, ex vivo partial nephrectomy followed by allograft renal transplantation, Urol 70: 1007e1-1007e3, 2007; Nicol DL et al., Kidneys from patients wirh small renal tumours: A novel source of kidneys for Transplantation, BJU Int 102: 188-193, 2008;

Mannami M et al., Last resort for renal transplant recipients, restored kidneys from living donors/patients, Am J Transplant 8: 811-818, 2008; Mitsuhata N et al., Restored renal transplants from donors with distal ureteral carcinomas, Am J Transplant 12:261, 2011; Ogawa Y et al., One proposal to solve the organ shortage crisis in full understanding of donor-transmitted malignancies in kidney transplantation, Am J Transplant 12:259-260, 2011.

159 これらの小径腎ガンの八三%は修復後に患者に埋めもどされることなく廃棄されている（堤寛「病腎移植（レストア腎移植）—知られざる真実」現代医学五六巻、二四七—二五四頁、二〇〇八年）；難波紘二「病腎（修復腎）移植をめぐる問題；賛成の立場」Pharma Medica 二九巻、二一一—二一七頁、二〇一一年。

160 Nalesnik MA et al., Donor-transmitted malignancies in organ transplantation: Assessment of clinical risk, Am J Transpl 11: 1140-1147, 2011.

161 Watson CJ and Bradley JA, Evaluating the risk of cancer transmission to optimize organ usage, Am J Transplant 11: 1113-1114, 2011.

162 Nicol DL and Fujita S, Kidneys from patients with small renal tumours used for transplantation, Current Opin Urol 21: 380-385, 2011.

163 Khurram MA et al., Renal transplantation with kidneys affected by tumours, Int J Nephrol 2010: 529080, 2011.

164 堤寛、前掲論文、二〇〇八年では、二、〇〇〇例くらいと推測されたが、その後わが国でも部分切除術の比率が高まってきているので、一、〇〇〇位が期待値だという（難波紘二氏私信）。

165 Sade RM, Cadaveric Organ Dnonation: Rethinking Donor Motivation, Arch Int Med 159:438-442, 1999.

166 内閣府大臣官房政府広報室「臓器移植に関する世論調査」二〇〇六と二〇〇八年。 http://www8.cao.go.jp/survey/h18/h18-isyoku/index.html;http://www8.cao.go.jp/h20/h20-zouki/index.html

167 Cherry MJ, "Kidney for Sale by Owner: Human Organs, Transplantation, and the Market",pp80, 211-212, Georgetown University press, 2005.

168 Cherry M, ibid., p79.

169 Lavee J et al., A new law for allocation of donor organs in Israel, Lancet 375: 1131-1133,2010; Satel S, Kidney Mitzvah: Israel's remarkable new steps to solve its organ shortage, AEIArticles & Commentary Jan 27, 2010, http://www.aei.org/article/101582, accessed 2010/01/29.

170 Goodwin M,op.cit.,p98, 2006.

第四章 buy or die　移植医療の経済学

❶ サリー・セイテルとヴァージニア・パストレルの場合

あまり日本では話題にのぼらないのだが、まずは移植先進国とされるアメリカの最もホットで、しかし古くからあった問題から始めてみたい。

サリー・セイテルは精神科医であるが、アメリカを代表する保守系シンクタンクＡＥＩに所属する医療政策の論客としてもしられている。政府・議会関係で活躍してきた活きのいいキャリアー・ウーマンである。だが、病は虚をついて人を襲う。二〇〇四年の身体検査で腎機能に深刻な問題があり、早晩透析が避けられないことを知ったたサリーは、移植を切望した。

「今は透析のおかげで、腎不全がそのまま死の宣告にはなりません。でもそれは牢獄の宣告です。透析は自分の生活を計画する自由とか、すきなように旅行する自由や、ウイークエンドを楽しむ自由を不可能とはいいませんが、奪ってしまいます」[1]

兄弟がいないサリーに、友人の何人かが腎提供をもうしでてくれたものの、血液型があわなかったり、配偶者の反対にあったり、もうしでたご本人がいざとなって怖じ気づいたりして、うまくいかなかった。ＵＮＯＳに登録したのだが、順番がくるのは早くて四、五年さきである。

〇九年に臓器ブローカーのローゼンボーム事件（第十章⑥273頁）が全米を震撼させたとき、もとアメリカ赤十字代表のベマディン・ヒーリーが「こんなことがこの国におきるとはショックだ」といったのに反発したサリーは、ウオール・ストリート・ジャーナル紙上で、「とんでもない、数年前にドナーもなく悲嘆にくれていたとき、私は場合によっては臓器ブローカーに相談したかもしれなかった」と当時の心境を吐露し、かたくなな医学界を批判した。[2]

思いあまったサリーは試みに、〇四年に初めて登場したインターネット上でドナーとレシピエントを結ぶＮＰＯウエッブサイト、マッチングドナーズ・コムに登録してみた。[3] レシピエント予定者は原則として数百ドルを登録料として支払う（払えない人は免除される）。ドナー希望者はもちろん無料であるが、臓器を提供してもまったく報酬はない。

サリーは自分の体験を「インターネット・ライフライン、腎臓をもとめて」という記事にしてニューヨーク・タイムズで披露した。[4] それによると、何人かの人々がサリーに接触してきたが、ほとんどの人は腎提供が無償の慈善行為であることをよく理解していたという。一週間後に、ある人との交渉が成立した。

「私たちは数回あって話をしました。彼（ドナー予定者）は威厳のある、口数の少ない、率直できわめて思いやりの深い人でした」

手術は〇六年三月におこなわれた。その彼がおおやけに姿を現したのは、一〇月二五日づけの「手術は簡単だったが、経緯はそうでもなかった」というＵＳＡトゥデーの記事でだった。[5] それを書いた彼とはヴァージニア・パストレルという名の女性だった。[6] パストレルは「全米で最も聡明な女性の一人」[7]といわれているマルチ・タレントのジャーナリストで、自然科学から、社会科学、経済、技術、はてはデザインにいたるまで広範囲な分野をカバーする著名人だった。

たしかに彼女らの共同事業の「経緯」は、かならずしもスムーズに運んではいなかった。〇四年一一月にUNOSは、患者が広告をだすなどして、ドナーを公募することに反対するプレスリリースをながしていた。[8] UNOSを中心とする現行システムに執着するハーバード大学とか、ニューヨーク大学などの公立移植センターの指導的移植医達や、いわゆる生命倫理学者の間では、ウェッブ・新聞・雑誌広告でしりあったカップルに対しては拒絶反応が強い。論説家として名の知れたこの二人の反論をもってしても、[9] その壁は容易には破れない。セレブの彼女らは、それにふさわしい一流病院からは手術を拒否されたのである。

もっともあとでも触れるように、欧米の移植関係学会は、すでに八〇年代には非血縁者の利他的生体腎提供をきびしい条件をつけながらも、情緒的につながった人の善行として容認していた。[10] だが、セイテルとパストレルのように、ネットやメディアで情緒的血縁者になることには、いまなお高名な移植医達は抵抗を感じているのだ。

疑っていたのはお医者さんたちだけではなかった。警察も眼を光らせていたのだ。

〇四年にデンヴァーのボブ・ヒッキーは、チャタヌガのトラック運転手サミュエル・ロバート・スミッティがドナーとして名のりでるまで、五年間リストで待機していた。だが、死んだ義母の供養のために、なにか良いことをしようと決心したスミッティの腎臓を、ついに貰うことができた。二人を仲介したのが、マッチングドナーズ・コムで、彼らがインターネット・ブローカーによって結ばれたカップル第一号の栄誉をになった。[11]

待ってましたとばかり警察が、ローカル・メディアでヒーローになったスミッティを召喚した。事実として判明したのは、レシピエントのヒッキーが、千ドルちかくをマッチングドナーズ・コムへ分割払いし、スミッチーには旅費、逸失賃銀、腎摘出医療費として約五千ドルをわたした、ということだけであった。マッチングドナーズ・コムは全米臓器移植法のセクション三〇一(臓器売買禁止条項)を尊重して行動していたのだ。

腎臓の代金として金銭が払われていないと認定されて、スミッティはデンヴァーでの起訴はまぬがれたが、前科があったり、子どもの養育費の滞納もあったりして、チャタヌガにかえったとたん投獄された。[12] 倫理学者は舌なめずりをし、アメリカ移植外科学会は、さっそく公認の移植制度から逸脱した方法で移植をしないよう学会員に訴え、UNOSのスポークスマンも「ウエッブ・サイトは弱者を搾取し、公平な臓器分配を破壊する」と非難した。[13]

そんな環境のなかで、自分たちのウエッブ移植を、あえてメディアに公表したセイテルとパストレルには、最初からある魂胆があったのだ。八〇年代に、共和党のレーガン大統領が登場して、いわゆるレーガノミックスと呼ばれた自由放任を金科玉条とする市場主義が、レーガン、サッチャーそして中曽根トリオによって自由主義世界の政治経済の基調となった。レーガノミックス医療政策の後継者とみられる人たちは、ブッシュ・ジュニア大統領の共和党がオバマの民主党にやぶれた結果、サリーが所属するAEIなどのシンクタンクに雌伏して、オバマの医療政策批判の論陣をはっていた。[14] 彼らは臓器提供をフリー・マーケットにゆだねるべきだ、と確信しているのである。

そのAEIは〇六年に、戦闘的なキャッチ・フレーズ「buy or die」というテーマの連続セミナーを開催して、臓器市場モデルの有用性を訴えた。その中心にサリー・セイテルがいたのであるが、セミナーの錚々たる論客のなかには、カトリック倫理哲学者マーク・チェリー、黒人人権派法学者ミシェル・グッドウィン、法学者ロイド・コーエン、生命倫理学者ベンジャミン・ヒッペンなどもおり、あのヴァージニア・パストレルがセミナー司会者として加わっていた。なんといっても圧巻は、下院議長時代には荒業で鳴らし、[15] 共和党大統領候補として注目されたニュート・ギングリッチが、[16] AEI上級研究員として主催者格で名をつらねていることだった。[17] つまりbuy or dieセミナーは、共和党の政治闘争の一翼をになっているとみることも可能なのだ。AEIはネオコン（ウルトラ右派）の中核拠点と見なされているのだから、当然だともいえようか。[18]

「買うか死ぬか」、この刺激的なキャッチ・フレーズには、似たような先例がいくつかある。九一年に「生きるか死ぬか」と題した論文がでていて、[19] 臓器ギャップを埋めるためには死体臓器に金銭的報酬（著者のトーマス・ピーターは一、〇〇〇ドル位なら献体の強制にはあたらないだろうとしているが、後述のデイヴィッド・カサーマンらの献体補償の理論的値段と一致している）をだすことが主張されていた。九三年にも、「買うか死なせるか」として、インドのような国では、生体腎売買こそ倫理的なのであるとの主張がなされていた[20]（第十章②262頁）。

セミナーの成果をセイテルたちは、〇九年に『利他主義《アルトゥルーイズム》が十分機能しないときには―腎提供者への補償』[21]と題して出版した。意欲的で質の高い論文集になっている。

それにしてもセイテルたちのようにウエッブで結ばれるケースは、いまや九万人をこえるアメリカの腎移植待機者からみれば、大海の一滴で、四年間でわずか七四組にすぎなかった。[22]待機患者が透析しながら、一日に一二人も一三人も死んでいく現実をどうすればいいのか。

そこで、パストレルは一つの仮想案を示す。

「移植センター病院が基金をこしらえて、生体腎ドナーが臓器提供のために失った賃銀を補償するのは合法的だし、教会が利他的ドナーを募ったうえでドナーを養子にする。一方では教区民からボランティアを集めて、ドナーの子供の世話や食事から、移植病院へのドナーの旅費をうけ持つ。もし全米のバプティスト教会がこれを実行すれば、腎移植待機リストは消滅するだろう」[23]

教会が公正な中立的第三者として、利他的ドナーへいろいろな援助をおこない、臓器提供数をふやそうという算段である。教区単位にミクロコスモスをつくってきたキリスト教徒にうけ入れられやすい発想である。

マーケット論者の倫理哲学者マーク・チェリーのいうことは、もっと徹底している、臓器そのものを買うのだから。①教会が貧者の腎臓を購入して富者に売却し、その利益で救貧事業をおこなう。②たとえば仮称「マザー・テレサ救貧移植会」が寄付をつのって腎臓を購入し、貧者に移植する。③仮称「世界カトリック腎移植協会」が基金をあつめて貧者のための臓器を購入する。④低開発国では教会が臓器ブローカーとなって、貧者に臓器を提供したり、えられた利益でインフラ整備などをおこなう。というようなことも可能なはずだと主張するのである。[24]

こうならべてみると、アメリカプロテスタントの主流バプティストからローマン・カトリックまで、臓器マーケット論がはなやかなように見えるのだが、いまのところマーケット論は少数派でまだまだ高い山脈をこえなくてはならない。最初の山がイスタンブール宣言とマドリッド決議である。

2 有価約因と非有価約因ということばのあや

ところで、アメリカの臓器移植は八四年の全米臓器移植法（NOTA）で規制されている。その法律のセクション三〇一は、価値ある配慮（valuable consideration：法律用語では有価約因[25]）によって臓器をえたものは、五万ドルの罰金か五年以下の懲役刑に処するとして、臓器の売買を禁止している。臓器移植はあくまでも利他主義にもとづいた愛の贈りもの、善行的贈与でなければならないのである。とすると、ヴァージニア・パストレルの打算は少々楽観に過ぎる嫌いがあるのではないか、ましてや、マーク・チェリーの計画を実行に移すとどうなるのだろう。彼女が提案する案は価値のある配慮に充ちみちているし、彼の計画は売買そのものではないか。

パストレルとチェリーの提案を全米臓器移植法に照らしあわせてみると、似ているようだが、決定的な相違点がある。チェリーの提案はあからさまに臓器そのものを売買するのだから、有罪になるのは疑いないが、パストレルの提案は法に抵触しないのだ。

八三年七月に、アル・ゴア（クリントンの副大統領）が臓器移植法案を準備していたときには、臓器売買禁止のセクション三〇一は含まれていなかった。それどころか、彼はもし献体が少なければクーポンとか税額控除などの有価約因を考慮していた。[26]

たまたまその年の九月のこと。医療詐欺で医業停止処分を食らっていた悪徳医師バリー・ジェイコブズが、臓器売買会社を設立して商業的利潤をえようとしているという記事が、ワシントン・ポスト紙にのってから騒然となった。議会の公聴会に出席したジェイコブズは、臓器売買ビジネスについて長口舌をふるい、あろうことか二、〇〇〇から五、〇〇〇ドルの手数料があればよい、などと証言したらしい。[27] このアクシデントに狼狽したアメリカ医師会、アメリカ病院協会などの医療エスタブリッシュメントが、議会で強力なロビー活動を展開してセクション三〇一を挿入したというのである。[28]

ここで一言しておきたいのは、八四年に全米臓器移植法が施行されるまでの一六年間は、六八年の統一臓器贈与法（UAGA）が唯一の連邦移植関連法案であった。モデル法であったUAGAの制定にあたった統一州法委員全国会議（NCCUSL）の議長ミシガン大学教授のブリス・ステイスンは、有価約因については禁止を前提とせず、各州の立法にまかせていたという。[29] このような経緯を考慮すれば、セクション三〇一条項はバリー・ジェイコブズ事件の偶発的産物だった、といえないこともないようである。

全米臓器移植法施行二年後の八六年には、「ガン細胞セルライン・モノクロナル抗体・精子・卵売買、体外受精、代理母など、人間の臓器やパーツを個人の法的所有物とみなさざるをえない現状を追認すれば、移植のための臓器売買が、過去の奴隷売買などとは次元の異なる現代的テーマとしてとりあげるべき対象だ」という主張が、アメリカ法律家財団の医学法プロジェクト・ディレクターである法学者ロリ・アンドリュースによってなされている。[30] 法律家としてセクション三〇一に異議を唱えたのである。

英国でも事情はアメリカと似ていた。八八年、コリン・ベントンという男が、娘の手術費を捻出するためにやってきた貧しい若いトルコの農夫から、二、五〇〇ポンドで腎臓を買ったことが露見して警察沙汰となり、メディアが連日大騒ぎをした。ベントンその人は、移植に失敗して死亡した。[31] 手術をした医師の一人は免許証を剥奪され、他の二人は懲戒処分をうけた。[32]

イギリス社会がこの事件でおこした反臓器売買のヒステリーは、道徳的に正しかったのか、誤っていたのか、女流哲学者ジャネット・ラドクリッフ＝リチャーヅはあとでも述べる有名な倫理哲学論文を書き、[33] この難題は九八年の国際移植倫理フォーラムの議論へと発展して、その趣旨が医学誌ランセットのページをかざった。[34] 論文には低開発国、貧窮国での臓器売買に先進国の規範をそのまま強制することへの疑問と、規制されたマーケットの是非を検討することが主張されていた。

六一年から翌年にかけて制定された英国移植法である人体組織法(HTA)で、臓器売買はすでに禁止されていたが、コリン・ベントン事件がおきたので、二〇世紀で最も市場好き宰相といわれたマーガレット・サッチャーでさえ「人体マーケットだけは駄目よ」と強硬に主張し、議会は緊急にすべての臓器売買を禁止する法律を通過させた。[35]

こうしたなり行きで、臓器に金銭（有価約因）を支払うことは厳禁されたが、全米臓器移植法では、移植に必要な諸経費、旅費、宿泊代、ドナーの手術費、場合によっては、給料補償もレシピエントサイドが負担してもよいことになっている。[36]

有価約因とは要するに、提供臓器が直接に価値あるもの（貨幣、財産）や代償行為（奉仕、労働）と交換されてはならないということで、それ以外の移植にかかわる金銭的補償は非有価約因とみなされて、関係者の自由裁量にまかされているのである。

ここで日本の現状に触れたい。日本の臓器移植法は、生体からの移植、生体からの組織提供については言及していない。かつては角膜と腎臓の移植に関する法律（いわゆる角腎法）がそのかわりとされていたが、この法律にもドナーの諸経費への配慮的補償などの条項はない。イスタンブール宣言でも、ドナーに対する必要経費負担を検討する必要性が指摘されているにもかかわらず、移植の大多数を生体腎移植がしめるわが国で、この議論が活性化しないことを問題視する法律家もいる。[37]

プロテスタント倫理学者で、贈与モデル論者だったジェームズ・チルドレスでさえ、臓器への直接的支払（売買）と一線を画して、生体臓器ドナーへの医療費給付や給料補償とか死亡ドナーへの埋葬費用支払いなどの有償化は、うけいれ可能であるとしている。[38]

このように、政府を含めた第三者が生体と死体とをとわず、ドナー・サイドへの援助的配慮をおこなうことは、いまや世界の潮流になってきている。〇九年の調査によると、調査対象の四〇カ国のほぼ半数で、生体腎移植の医療費以外の経費、旅行代・宿泊費、食費、子守代、場合によっては給料の補償までおこなわれていて、一六カ国ではそれが法制化されている現実がすでにある。[39]

非有価約因のこのような拡張解釈を考えるとき、約因の有価と非有価の単純な線引きには少しばかりひっかかるものを感じる。両者の境界がかならずしも鮮明でない局面がありうるからだ。長年世界の臓器売買や人体商品化について調査研究をされてきた粟屋剛氏は、わが国の角膜移植について、患者が事実上支払っている角膜代金を厚労省が「実費相当の費用」としていることに言及し、有価約因と非有価約因の境界の曖昧さを指摘している。[40] アメリカでもＯＰＯや監察医が、タダで取得した臓器を組織バンクなどに売却して利益をえている事実が数多く報告されてきた。[41] 組織バンクは、取得・加工費用の名目で、病院、患者、人体パーツ会社に販売して収入をえているわけで、これは明らかにヒューマン・パーツの売買以外のなにものでもない（第三章② 57頁）。カトリックの立場から臓器マーケットを擁護するニコラス・キャパルディも、補償（非有価約因）は良くて、売買（有価約因）は悪いとするのはことばのあや《レトリック》にすぎないとしている。[42]

脳死移植では、臓器提供過程が比較的に簡明であるので、セクション三〇一の有価約因禁止条項はすんなりと機能するのであろうが、生体移植ではそうはいかない。ドナーが選択される現場は、経済的事情や同族内ヒエラルヒーや家族間感情が、臓器提供という一種の取引を中心に進行していく隠蔽された複雑な過程であるからだ。[43] 生体腎移植（第三章⑦ 67頁）で述べたように、隠れた有価約因が介在するケースがあるからである。

その危険性を強硬に主張するのが、オーガンズ・ウオッチを主宰していた戦闘的文化人類学者のナンシー・シェパー＝ヒューズである。そんなことをすれば、泥棒に追銭というか、臓器犯罪という火だねに油をそそぐようなものだというわけだ。彼女の言いぐさでは、そもそも患者サイドの報告書は虚偽にみち、医療記録も簡単に捏造され、ドナーが血縁であるとか、情緒的につながった人であるとか、提供が利他的ギフトであるとかを供述する書類も、容易に偽造されるウソっぱち。一方の医療サイドも、このようなざれ言の説明とぬけ穴だらけの規制で手術をひき受ける。もっと酷いのは、目なし帽に短剣型の犯罪的手術まである、と攻撃してやまない（第十章⑥273頁）。[44]

3 沈静化しない臓器補償論と臓器マーケット論

このような事情を背景にして、腎臓提供をマーケット原理にまかせたり、臓器補償などの臓器提供へのインセンティヴを高めたほうがいいのではないかと、一般ジャーナリズム、[45]法曹界、[46]医学、[47]経済学、[48]倫理学[49]などの学会雑誌、図書を問わず、ブッシュ・ジュニア大統領生命倫理委員会の勉強会[50]などをもまきこんで、マーケット論議が延々と繰りひろげられてきた。反対派はマーケットにすれば、臓器泥棒や臓器殺人が増えるといい、賛成派はそのような犯罪を撲滅するためにこそマーケット機能が有効なのだ、と互いの主張は平行線をたどるばかりである。

ブッシュ・ジュニア大統領が依拠した保守主義は、政治的にはいわゆるネオコン主義であり、[51]思想的にはテオコン・イデオロギーであったとされているが、[52]こと臓器移植に関しては市場モデル推進派が優勢であるのが、サリー・セイテルなどのAEIの活動からわかる。もともと共和党とフリードリッヒ・ハイエク、ミルトン・フリードマンらが代表するネオ・キャピタリズムのシカゴ経済学派との結びつきは、よく知られてきたようだ。[53]シカゴ学派とみられる論者は、生体腎、死体腎をとわず強力なマーケット論を展開するノーベル経済学賞学者のゲリー・S・ベッカー、[54]同じくノーベル経済学賞受賞のアルヴィン・E・ロスを始めとして、デイヴィッド・カサーマンとA・H・バーネットも、[55]リチャード・エプスタインも、[56]前者が死体腎、後者が生体腎を対象としているという差はあっても、ともに熱心な自由市場論者である。

市場モデル問題は、セイテルによると、すでに六〇年代腎移植がはじまった当初から議論の俎上にあがっていたという。[57] なるほど第七章で述べる六四年のチバ財団シンポの討論で、サイエンスライターのG・A・リーチが臓器市場を主張している。[58]

八〇代年に入って、バリー・ジェイコブスやコリン・ベントンの事件がおきたり、中東、インド、ロシア、トルコ、南米、アフリカなどでの臓器売買が盛んになった（シェパー＝ヒューズ、アスリハン・サナル、スティーヴ・ファーバー、ユースケ・シマゾノ、アブドゥラー・S・ダールなど参照）[59]。それに危機感をもった世界移植学会評議員会（英・米・仏・スウェーデン・カナダ・オーストラリア・デンマークの評議員によって構成）は、八五年に市場モデル拒否のガイドラインを会員に強制して、違反すれば学会から追放するという強硬な姿勢を示した。ただし、ガイドラインにしたがった生体腎移植であれば、給料補償とか移動などの非有価約因への支出は認めていた。[60]

そののち、臓器市場論はさまざまな形で、くり返し登場してきた。九八年にはジャネット・ラドクリッフ＝リチャーヅをはじめとして先進国や後進国の医師たちが、先に述べた臓器マーケット推進の国際移植倫理フォーラムを開催している。[61]

アメリカ医師会倫理法律カウンシルが〇一年に、臓器提供に対する金銭補償そのものは非倫理的ではないのだから、今後の検討課題とするべきだと答申し、翌〇二年に激論のすえに、補償の内容を三〇〇から一、〇〇〇ドルなどの埋葬費用として可決された。[62]

〇二年には英国の生命倫理学者たちが、かつてはイギリス社会医療政策の最大の目玉だった国営医療システムであるナショナル・ヘルス・サービス（NHS）こそ、臓器マーケットで中心的役割をはたすはずだと主張した。NHSが公営モノプソニー（専買公社）として、生体臓器を購入し、無料で平等に提供するというのである。[63] 多くの患者が助かるだけでなく、透析に依存するよりはるかに医療費が安くつくメリットもあるではないか、というのである。

このような潮流に危機感をもったWHOはシェパー＝ヒューズを顧問に採用して、渡航不正移植、臓器売買に反対のキャンペーンを〇五年ころから強力に展開して、その努力が、〇八年のイスタンブール宣言、〇九年のマドリッド決議へと結実するのである。

アメリカ医師会でも真摯な議論が続いていた。〇八年七月、アメリカ医師会代議員会は、論議をつくしたうえで、みなし同意（PC）と死体臓器提供への経済的インセンティヴの導入を検討する立法措置を連邦政府に要請する決議をおこなった。[64] それまでは、臓器提供に直接的でも間接的でも金銭補償を認めなかったアメリカ腎臓財団が、〇九年になって生体・死体腎提供で、必要経費から治療代まで補償することを提唱した。[65]

そんな流れのなかで、〇九年には移植の歴史の生き証人ともいえる老トーマス・スターズル医師を筆頭として、一六の大学医学部に所属する一九人の現役移植医たちが、「移植ツーリズムと放任闇マーケットでの臓器取引」と題した声明を発表した。[66] 彼らは、もちろん闇マーケットでの人権を無視した搾取的臓器取引には断固反対であるが、利他主義だけでは需要をみたしきれないのは明白なので、闇マーケットではない公的規制のもとで、臓器提供に報酬を払う方策を試験的にでも試みるべきであると提案したのである。イスタンブール宣言が禁止したのは犯罪的闇マーケットの利用であって、政府や宗教団体が運営するマーケットなら健全な市場が発育して、待機中に死亡する多くの患者さんたちを救済できると考えている人は意外に多い。

これも〇九年、上院民主党の古参アーレン・スペクターが「臓器移植犯罪防止法」を提案した。その内容は臓器売買を厳重にとりしまる反面で、州が主体となって、①臓器提供を補償する、②生体臓器提供者に健康・生命保険を生涯保証する、③葬式代に補助をだす、④税金を免除するなどを骨子としていたので、フランシス・デルモニコなどの猛反発を買った。[67]

一〇年には、ニュージーランド生命倫理委員会の座長を勤めたマーティン・ウイルキンソンが、一つは移植ギャップを埋めるために、一つには英国の伝統であるジョン・スチュアート・ミルの危害原理を尊重する立場から、BBCテレビで臓器売買禁止に異議をとなえて注目された。[68] スターズルとかスペクター、そしてウイルキンソンなどはWHOが強行する反マーケット主義に異議を申し立てたのである。

パストレルやセイテルなどAEIの人たちだけでなく、セッション三〇一条項に風穴を開けようという専門家は多いのであるが、一般の人々はどう受けとめているのであろうか。

米国の三一州に住む一〇七人の慢性腎不全患者を対象にした二〇一〇年の調査では、腎臓を提供して貰えれば金を払うと答えた人は、予想されることながら、七八％にも達した。[69] では、臓器に金銭を支払うことについてのアメリカ国民の許容度はどの程度あるのか。S・レイダーと一二年のノーベル経済学賞受賞者アルヴィン・E・ロスは、一〇年に「腎臓うります、反対するのはだれ、なぜ?」という刺激的な論文を、世界で最も権威のあるアメリカ移植学会誌に掲載した。[70] それによると、個人が臓器にお金を出す方式でさえ、生体腎、死体腎をとわず、五〇％以上のアメリカ国民がマーケットを許容しているし、もし政府が介在して調整するのであれば、六〇％以上がそれを認めているというのだ。

アメリカ人はずっとそのように考えていたようだ。というのは、レイダー・ロス調査の一〇年前のタイム／CNN世論調査で「あなた自身かご家族が移植以外では死んでしまう病気にかかったら」との設定で、五六％の人が買えるのなら臓器を買うと答えていたのである。[71]

ヨーロッパでは、少しニュアンスに差がでる。ロッテルダムのエラスムス大学のグループが、一般市民を対象として、生体腎を提供する対価として、①健康保険料の終生免除、②二五、〇〇〇ユーロの現金、③治療費は保険会社が負担するという条件での可否をたずねたところ、五五〇人から回答がよせられ、その四五％は反対であったが、二五％が賛成し、五・五％はこの制度をすぐにでも利用したいと希望した。[72] 利他的に生体腎を提供したことのあるドナーを対象に（オランダは正真正銘の利他的ドナーが多いお国柄である。第三章⑨ 74頁）、同様の調査を行ったところ、回答した二五〇人の四六％が献腎の金銭的補償に賛意を表して、アメリカとの差が縮まった。特定のレシピエントを指定せず、ウエイトリスト上の患者に献腎するグッドサマリタン・ドナーに限定すると、六〇％のドナー経験者が補償に賛成した。この場合の補償とは、健康保険料の免除だった。[73]

4 日本人の腎臓の自己評価額

わが国でも死体腎についてであるが、九七から九八年にかけて、市場原理導入に関する研究報告が、岸本武利氏らによって出されている。[74]

その一つ大阪市立大学の滋野由紀子氏の研究は、腎臓のドナー登録を拒否する人が調査対象者の四〇%、善意のドナー登録をする人と、有償なら登録するとした人が、それぞれ三〇%という母集団（一、〇四八人）を対象に調査している。[75] 仮に死体腎について、腎提供制度を無償の利他主義から有償の市場モデルに変更し、「ドナー登録をすれば現在の健康保険料を減免する」とする場合、一〇%の減免では二四%が、五〇%の減免で三六%、一〇〇%の減免（医療保険料が無料）では五〇%の人がドナー登録をすると回答している。次に死後腎提供時の金銭報酬がドナー登録率に与える影響をみると、一〇〇万円の報酬では二七%、五〇〇万円で三一%、一、〇〇〇万円では三七%、三、〇〇〇万円三九%、一億円になるとさすが四四%に上昇した。

また「死体腎登録すれば、自分またはその家族に腎移植が必要となったときに、優先的に第三者献腎による腎移植が受けられ」とすると六四%が登録をするとこたえている。日本人でも、腎臓提供率に与える有価約因の効果はまことにドラマティックである。

ではレシピエントの立場からみて、臓器への支出をどの程度許容するのか。大阪大学の大日康史氏によると、レシピエント・サイドの腎臓に対する潜在的な需要曲線とドナー・サイドの希望価格、供給曲線の比較から、死体腎の値段についてレシピエントは一、〇〇〇万円から五、〇〇〇万円の報酬を出すとしているが、一、〇〇〇万円前後に大きな需要がある。[76] このあたりが、現今の日本人が考える自分の臓器の評価価格のようである。

5 マーケットでだれが得をしてだれが損をするのか

こうして、次々と気になる数字がならべられるのだが、肝心かなめの移植医の先生がたの風向きが、まだよろしくないのだ。これから述べるように、実は医師にとって、マーケット導入は不安材料なのである。そもそも移植外科学会の世界的大御所、ハーバードの移植医デルモニコはマーケット反対の急先鋒で、シェパー＝ヒューズともどもアンティ・マーケット論を熱心に展開してきた。[77] そんなこともあってか、〇九年のアメリカ移植外科学会の調査では、ドナーに金銭補償をするのに賛成だった会員は僅か二〇％だけだった。[78] さきに述べた八五年の世界移植学会評議員会「市場モデル禁止ガイドラインならびに決議」と、〇八年の臓器取引と移植ツーリズム禁止を眼目としたイスタンブール宣言[79]も巨大なバリアーで、これらのきびしい現実を正視すれば、今のところサリー・セイテルたちの行方には狭い門がたちはだかっている。

自明のことだが、社会政策をかえると勝ち組と負け組にわかれる。それがこの種の議論に深刻な影響を与える。臓器マーケット導入による変化についてのカサーマン、バーネット両氏の見解はこうだ。[80] 移植産業の構成職種は多種多様で、多くの利益グループが自分のニッチを守っている。①待機患者、②ドナーとその家族、③移植病院、医師、医療関係者、④臓器の獲得と分配を独占するＵＮＯＳ、ＯＰＴＮ、ＯＰＯなどの政府支援のＮＰＯ組織、⑤医療費を負担する納税者、⑥透析施設のオーナー、透析医薬業界、株式病院の株主などだ。

マーケット化すれば、これらの関係者たちの損得はどうなるのか。移植チャンスがふえて、最も利益をえるのは①で、待機リストが消滅する可能性さえある。次に精神的かつ金銭的満足がかなえられる②が受益者だ。アメリカ医師会やアメリカ病院協会などを中心とする医療エスタブリッシュメントでは、現行の利他システムに執着している医師が多い。なぜか、経済学的見地だけからみると、このあとで述べるように、臓器代ゼロのほうが臓器マーケットになるよりも、自分たちの取り分が大きいと漠然と信じられているからだ。ところが医師は自分の患者が臓器不足で死んでいく状況には不満を持ち、この点で③は矛盾を内包している。④のUNOS，OPTN，OPOなどは金銭補償で臓器がふんだんに出まわれば、多くの利益追求の事業者、つまり競争相手ができて競合することを恐れている。OPOの専買制度《モノプソニー》が崩れるのはたしかである。ロジャー・エヴァンスは、ギフト・オブ・ライフ・システムがOPOにとって儲かる制度だと指摘している。[81] UNOSの分配独占《モノポリー》機能も待機リストが消失すれば必要とされなくなるかもしれない。⑤にとっては、慢性腎不全患者が透析から移植へと大量に移動する可能性があるので、年間数億ドルの節税効果があって有利である。その分、直接的に、⑥透析施設オーナーと透析関連産業がわりを食うことになる。というわけで、現在の利他システムは③、④、⑥によって守られていると、カサーマンらは結論する。

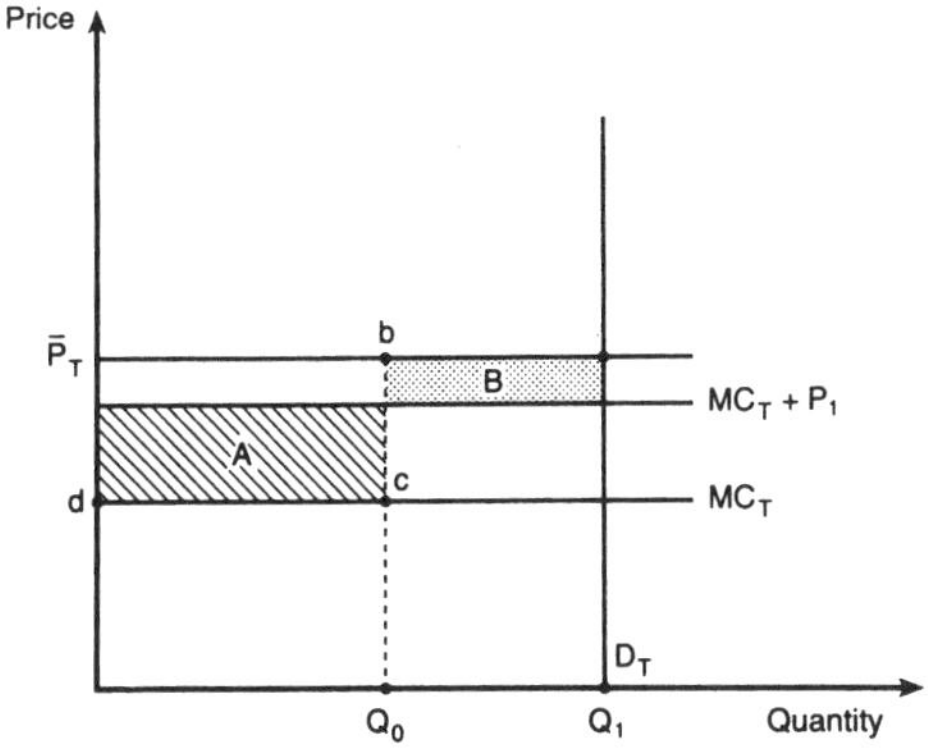

図4-1　移植マーケットの考え方（文献82より）

医療サイドが心配するように、マーケットになると移植病院の経営が圧迫されるのは本当だろうか。図4-1はマーケット化したときの移植施設の財政的変化のカサーマンらによるスキーマである。[82] Q_0はギフト・オブ・ライフの臓器代ゼロのときの献腎数であり、Q_1はマーケットでの献腎数（臓器代P_1が支払われた腎臓もあれば、ゼロの献腎もある）である。P_1は需要供給の関係で決まるマーケットでの腎価格であり、$\bar{P}_T$はメディケア、メディケイド（政府機関）と保険会社（私企業）が負担する移植費用で一定である。移植医療に必要な限界費用MC_Tを一定と仮定すれば（限界費用は直線d‐MC_Tで表せる）、正方形$\bar{P}_T$―b―c―dは、マーケット導入前の固定費用と利益の和である。今マーケットを導入して腎価格がP_1におさまって、臓器提供数がQ_0からQ_1に増えたとしよう。しかし、出来高がふえて、移植件数が増加するといっても、限界費用MC_Tに腎のマーケット価格P_1が加わるので移植経費がかさむ。マーケットを導入することで、正方形Aの利益がうしなわれ、正方形Bの利益があたらしく生じるのだが、AからBをさし引いた差がプラスであれば減益、マイナスであれば増益ということになる。マーケット反対論者には、腎臓の市場価格が高いだけでなく、市場を導入しても腎臓出来高はふえないと考える人が多く、そのうえギフト・オブ・ライフの献腎が減って、全体として出来高はマイナスになると主張する学者が多い。カサーマンらにいわせると、このような議論は論理的にも経験的にも根拠がないのだが（死体腎のP_1は三二五・二ドル位と彼らは推計する。本章⑩122頁）、医学界一般はまだ古い思いこみから抜けだせない。マーケット反対論者がP_1を高く推測するのは、ブラック・マーケットの値段などが頭にあるためであり、[83] カサーマンらはマーケットがうまく機能すればP_1は決して高くなく、Q_1が増加するのでBからAをさし引いた値は必ずプラスになると主張する。

6 臓器マーケット容認論　—キリスト者から世俗説まで—

ここで視点をかえて、なぜ臓器マーケットは不道徳とされてきたのか、そして、本当に正しい生命倫理とは相容れないのかを考えてみよう。

マーケット批判は、①貧乏なドナーの自律性を蹂躙して搾取する現代の奴隷制であり、不公平を助長する、②劣悪な環境で手術をうけるので、ドナーの利益にならないだけでなく、心にもやましさが残って、レシピエントを心身ともに不幸にする、③本来は商品化してはならないものを商品化しているので、モラルが危険な坂道《スリッパリー・スロープ》をころがり落ちる、④マフィアなどの犯罪組織がかかわる、⑤自由市場なら金持ちだけに臓器がまわる、⑥美徳である無償の献体行為《ギフト・オブ・ライフ》がうしなわれる、⑦人を物のあつまりとみて、人間の尊厳を傷つける、⑧なによりも気分をムカムカさせる《リパグナント》、などがその代表的なものである。

これらの否認論に対する反対や批判も多く、積極的な容認論もまた昔から少なくない。最も古い献体補償論は、一九五六年の教皇ピウス十二世の有名な教書と思われるが、[84] マーケット論としては、六六年のチバ財団シンポ（第七章⑥ 197頁）に遡るくらいだから、[85] 臓器マーケットの容認論と否認論については、とてもすべてを読破しつくせない著書、論文の数である。しかし、もともと道徳論であるから、思想、宗教的観点から整然と整理されると思われるかもしれないが、ことはそう簡単ではない。

たとえば同じカトリック倫理を根拠としても、マーケット容認論[86]と否定論[87]が対立しているが、カトリックの場合は、教皇の言葉が中心となるから、まだ意見の対立を解析しやすい。マーケット推進の尖兵であるマーク・チェリーが依存しているのはピウス十二世の言葉である。「その上、今までしてきたように、原則として（献体に対する）すべての補償を否定しなければならないのか？ この答はまだでていない。金銭補償を要求してもよいことになれば、重大な虐待がおきる可能性はある。しかし金銭の補償と要求のすべてが非道徳的であるというのも少し行きすぎだ。輸血の場合と同じではないか。ドナーが補償を拒否するのが望ましいが、それを受けることが、かならずしも過ちではない[88]」

もっとも理屈好きのマーク・チェリーが教皇の言葉だけに立脚してマーケット容認論を展開しているわけではない。トマス・アクィナスからはじまって、ジョン・ロック、イマヌエル・カント、ロバート・ノージックを修正主義的《レヴィジョニスティック》に解釈し直したうえで、これらの代表的思想にのっとっても臓器マーケット論は正しいと主張して、一歩も譲らない姿勢である。つまり教皇のお言葉もさることながら、哲学的思索を思想史的におこなった結果としてのマーケット容認論だというのである。彼は規制された市場こそ、多くの命を救うだけでなく、自由・公平・利他・社会連帯・人間の尊厳などの人道主義的徳目を現実にする方法だと主張する。[89] その具体案の一部は本章①（98頁）で紹介した。

同じカトリック倫理哲学者のニコラス・キャパルディは、死体、生体をとわない強力な自由マーケット論を展開している。彼はヨハネ・パウロ二世の、臓器売買は「還元論的唯物論概念にもとづくから」認められないという言葉を引用してはいるが、政府の干渉を極度に排除して、カトリック教会が介入する私的な臓器売買システムであれば、そのような危惧は無用で、多くの患者が救われると主張する。[90] キャパルディは、ピウス十二世が死体からの献体を「慈悲深い慈善の栄冠《オリーアラ》」と賞賛し、ヨハネ・パウロ二世が生体からの移植を「重大な危険や障害をおよぼさないかぎり」容認できるとしたとして、死体からも生体からも臓器マーケット移植が倫理的に可能であるとしている。[91]

かたや否認論の鉄壁、フランシス・デルモニコとナンシー・シェパー＝ヒューズの共著では、これまた同じヨハネ・パウロ二世の言葉が至高命題なのだ。利他主義と他者に対する共感にもとづく移植モラルが、死体からの献体の必須条件であり、「我々にとって、肉体を物としてあつかうのは人間の尊厳を蹂躙するものである」[92]と、生体からの商業的臓器獲得を強く非難する教皇を引用して、頑強に否認説を展開する。

では、プロテスタントのマーケット論議はどうなのか。プロテスタント神学の立場からは、ラリー・トルセロとステファン・ウェアが、臓器マーケットはまったく神の意志にそったものだと断言する。[93] 彼はマックス・ヴェーバーの『プロテスタントの倫理と資本主義の精神』を引用して、臓器提供の資本主義化は、神の召命《コーリング・ベルーフ》によるその他のピューリタン的利益追求と本質的にかわるものではないとし、ポール・ラムゼイとかジェームズ・チルドレスなどの高名なプロテスタント学者が臓器マーケットを否定してきたのは、プロテスタント神学の立場から逸脱して、世俗的建前論のニュアンスの濃いマーケット批判に傾いているのだとしている。

注目しておきたいのは、カトリックのキャパルディが執拗にマーケットからの政府排除を主張しているのに対して、プロテスタントのトルセロとウェアはマーケットの運営や調整を政府にまかせてよいとしていることである。両宗派の違いの本質的な部分が透けてみえて興味深い。

世俗的立場からのマーケット容認論として有名なのが、イリノイ大学のジェラルド・ドゥオーキン哲学教授の明解な論文「マーケットとモラル—臓器売買の場合」である。[94] 前に述べた臓器売買反対の八つの根拠を一つ一つ論破したうえで、移植市場の効用を主張するのだが、あとで紹介するカサーマンとバーネットの社会厚生分析《ソシアル・ウェルフェア・アナリシス》[95]理論を頭において議論していると思われる。マーケット化することによる社会厚生ゲインが、患者の健康の改善、死者数の減少、ドナーの収入増大によって生じるとしているからだ。

若手の倫理哲学者ジェームズ・ステイシー・テイラーも、世俗的見地からジェラルド・ドゥオーキンを擁護する。テイラーは宗教とかイデオロギーぬきで、社会学的エヴィデンスを示して、丁寧かつ論理的に、自律性《オートノミー》と幸福《ウエルフェア》の追求という功利主義的生命倫理の根本要請からしても、法的に規制された臓器市場が道徳的に必須なのだ、としている。その具体的ヴィジョンは本章⑨（121頁）でご紹介しよう。

7 法律家の臓器補償論

本章②（103頁）で米国の医事法学者のロリ・アンドリュースが、臓器金銭補償の正当性を主張したことを紹介したが、興味深いのは、わが国でも直接、間接の臓器補償（財政的インセンティヴ）を評価する論文が、経済学者からだけでなく、法学者サイドからもなされていることである。今井竜也氏は二〇〇三年に臓器提供に対する選択肢としての有償提供について、肯定的な見地からの総論を発表されている。[96]

二〇一二年には粟屋剛氏も、長年研究されてきた第三世界の実情などもふまえて、臓器売買を法律で禁止するのは妥当なのか、と問題提起をしておられる。その総説「臓器売買」の結論部分だけを、簡略に個条書きにして引用させていただこう。

①「日本も含めて世界各国の具体的な立法において、禁止の根拠について根本的な議論が行われた形跡は見当たらない（探せないだけで、もちろん、「ない」とは断言できないが）、当初から世界中で、禁止されるべきであるのはかなりの程度に自明と考えられていた節がある」。

②「臓器売買に倫理的問題があるとしても、(a) それを法的に容認することによってより多くの患者が救われるのはたしかである。(b) 移植用臓器には潜在的商品価値がある。(c) 移植用臓器の売買は禁止されているものの、研

究用臓器の売買は禁止されていない。(d) 広範な人体商品化が進行している。功利主義的な価値判断—利益衡量—が許されるならば、すなわち、具体的には臓器売買の倫理的問題と上記4点 (a)から(d) を天秤にかけるならば、臓器売買禁止は必ずしも自明とは言えないのではないかと思われる」。

③「禁止立法が行われて臓器売買件数が減っても (あるいは、ゼロになっても)、それは決して、背景にある真の問題—ドナーとなるかもしれない人々の貧困の問題と移植を受けたくても受けられない患者の窮状の問題—が解決したことを意味しない。禁止立法では何も具体的な現実の問題は解決しない。それどころか、当事者を余計に苦しめる」とし、最後に、

「臓器売買を法的に容認する (禁止を解除する)、ただし、規制する」ことも可能であると示唆され、「仮に禁止するとしても臓器売買当事者は処罰しない (無許可あっせん行為などを処罰する) という選択肢もありうるはずである (売春との比較)。これはいわゆる訓示規定である」と結んでおられる。[97]

粟屋氏は法律家の目で、臓器売買が非倫理的であるとする諸要件を検証されたあとに上述の結論を導かれているのだが、カサーマンとバーネットはエコノミストの観点から、反対論のすべてに合理的な根拠がないと結論づけたわけである。

8 シャイロック説話の心理学

イギリスの倫理哲学者ジャネット・ラドクリッフ=リチャーヅは「極悪非道《ネファリアス》なふるまい[98]—腎臓売買と道徳論[99]」という論文で、臓器市場否定の倫理的論拠を、一つ一つあらゆる角度から洗いながしてみると、それらの論拠には哲学的批判にたえうる強靭さ、倫理的な絶対性が認められなく、そのすべての論理が破綻してしまったのだが、そのあとに共通して残ったのは、「臓器市場はむかつく《リパグナント》」というきわめて主情主義的な情動だけだった。「臓器売買禁止

は、禁止の根拠となるいくつかの倫理原則に由来するのではなく、強力な嫌悪感《リパグナンス》にもとづいていて、この嫌悪感が道徳についての普通の感受性を麻痺させ、理性に麻酔をかけ、（臓器売買）禁止による明らかな弊害を覆いかくし、とぼしい根拠にもかかわらず、頭ごなしに嫌悪感を宣告することで、そのおそるべき影響力を隠してしまう不適切な議論をあたり前にしてしまうのだ」と分析している。

むかつき《リパグナンス》、この感情はどこからくるのか。彼女は一つの思考実験を行う。臓器売買にまつわる搾取、強制、極貧、病苦などの不快要件を個々に連想しても嫌悪感はおきないのに、これらの言葉と臓器売買を結びつけるとき、初めてあの嫌悪感がおそってくる。反対に、利他的で非搾取的な献体であっても、売買をからめると嫌悪感がうまれてくるというのだ。つまり人の肉体を売り買いすることにだけ、嫌悪感の源泉があるのだということを突きとめた、というのである。

だが、彼女の思考実験を東洋人などの異なるエスニシティで試みて、はたして同じ結果がでるかどうか。[100] マルセル・モースのいう未開社会人（第三章⑤ 62頁）とか臓器売買が盛んだったフィリッピンとかインドの貧窮層の人たち、それにユダヤの人々の心理反応もまた、別のものである可能性がある（第十章①②⑥ 260・262・273頁）。ユダヤ教の教義では、脳死には抵抗があっても、臓器取引を禁止する理由が無いというのだから。[101]

ひょっとしたら、この「むかつき」の心理学は、ヨーロッパ人とくにキリスト教徒の情動の最奥部に根ざしているのかもしれない。

肉一ポンドを金銭に換算したヴェニスの高利貸シャイロックは、「石のような冷血漢といおうか、人非人といおうか、一切憐みなどというものを知らぬ、また慈悲心などは、薬にしたくも持合わさぬという男[102]」とキリスト教徒の公爵にののしられる。

中野好夫氏によると、シェイクスピアはシャイロックという人格を創造したのではなく、古い南ヨーロッパ世界に流布していたシャイロック説話にのっとって「ヴェニスの商人」を書いたという。[103] 臓器売買についての欧米の医学者や倫理学者の「むかつき」は、どうも古くは金融業を認められなかったキリスト教徒の、心の深奥にひそんでいる感情らしいのである。とすると、問題はそのような古層的な情動を理由にして、娘の死を前にしたあわれな現代トルコ青年の腎臓売買を倫理的に否定できるのかという、さきにみたラドクリッフ＝リチャーヅらの問題提起にたち戻ることになる（本章②103頁）。[104] 粟屋剛氏もまた、「感情的嫌悪感を直接的な根拠に臓器売買を論ずる—ここでは、批判する—ことはやはり、できないだろう」としておられる。[105] 粟屋氏のフィリッピンやインドでの腎臓売買の調査に裏うちされた提言には、説得性がある。

それでも、ブッシュ・ジュニア大統領の実質的な医学顧問だったレオン・カスは、胚性幹細胞操作などについてだが、それが認められない最終最大の理由は、それがむかつくからだと明言している。[106] レオン・カスの言い分に対しては、「一九世紀の中頃、生命保険が発明されたとき、厳粛で神聖な人の死をネタにして利殖をはかるなどという考えは、ムカムカさせる、と非難が囂々と渦巻いた。しかし今はどうだ、社会の常識ではないか。それに借金に利子をつけるのがリパグナントでなくなったのも、新しいことだ。反対に昔はあたり前だった奴隷所有だが、今はむかつく」という反駁もありえよう。[107]

現代ユダヤ人の心理反応であるが、ナンシー・シェパー＝ヒューズが、東ヨーロッパで渡航移植をおこなった現代のシャイロックの言いぐさを紹介している。「待機リストであたる腎臓は、年寄りか、アル中か、中風患者ものかも知れん、健康で若い腎臓が買えるというのに。わしが行ったところでは、みんな飢えていた、喰うパンさえない。連中にとって千ドルがどんな価値を持ってるか知ってるかい。わしが腎臓というギフトをもらったお返しに、わしは彼らにギフトをおくったのだよ」。[108] この人はイスラエルの弁護士という富裕層だが、その心情にはかの嫌悪感《リパグナンス》がないだけでなく、腎臓を売らなければならないほど追いつめられたフィリッピンとかインドの人々の言い分と大差はない。

9 マーケットはどのように機能するのか

ところで、どのように臓器マーケットは機能するのか。いくつかの例が提唱されている。[109]

①最もラディカルなのが生体臓器（腎臓と肝臓）の現金市場《カレント・マーケット》で、臓器の獲得も配分も市場原理にまかせるのである。もう少し穏やかに、②臓器獲得だけは現金市場でおこなうが、分配は非営利的な第三者機関が取りしきる方式。だが、③獲得も、配分も、政府機関とかＮＰＯや宗教組織にまかせようという意見が最も多数派だ。④将来の死亡を対象とする先物市場《フューチャーズ・マーケット》を提唱する向きもある。この場合、臓器配分は第三者機関に委任する。そのほか、各種のヴァリエーションがありえる。

では、臓器マーケットをどのようにイメージできるのか。ジェームズ・テイラーの青写真をかい摘んで述べると次のようになる。まず法的に規制されたマーケットは、ギフト・オブ・ライフの現行利他主義システムをはじめ、他のシステムとも両立が可能である。市場化することでお金が必要な人にはお金が入り、臓器が必要な人には臓器が手に入る。売買で政府は税収が増える。なによりも透析から離脱できる人が増えて、社会厚生ゲインが増加する。法的に正当なブローカー、たとえばアメリカなら州政府とか保険会社が、マーケットから臓器を購入し、移植病院やＯＰＯに販売する。その際も、市場原理が働く。透析費用にくらべると移植費用が安いので、保険会社も興味を示す。州政府と保険会社の間には資本主義的な競争関係がうまれ、廉価で質の高い臓器が出まわるので、今までのような犯罪的ブラック・マーケットは自然消滅する。マーケットには生体臓器の現金市場、死後の臓器提供を市場化する先物市場、それに脳死、心停止後の提供を市場化する死体マーケット《キャダヴェリック・マーケット》が可能である。

テイラーの『腎臓と利害関係者たち―なぜ臓器パーツ市場は倫理的に必須なのか』[110]は小著ながら、幅ひろく目配りがきいていて、たいへん説得性にとむ。読みやすく、宗教論議がないので日本人むきの議論かもしれない。

臓器マーケットの経済学は、デイヴィッド・カサーマンとＡＨ・バーネットの著書『アメリカ臓器獲得システム一改革への処方』が、実際の移植データにもとづいて、しかも数式をもちいずに図形だけで説明しているので簡明で分かりやすく、入門者にはありがたい。よって立つ理論は大日康史氏らの社会厚生分析論[111]と同じだから比較するのに好都合である。ぜひ先にご紹介した滋野・大日両氏の論文[112]と併読していただきたい。いわゆる臓器不正売買や移植犯罪については、第十章にまとめてあるが、本章でいう臓器マーケット論とはそのような犯罪とはまったく無縁な、経済学的な手法で移植問題にアプローチする学問の一分野なのである。

⑩臓器マーケットの社会厚生分析

まず、社会厚生分析《ソシアル・ウエルフェア・アナリシス》について簡単に説明する。これは二つの社会政策の優劣を比較するのに、消費余剰《コンシユーマーズ・サープラス》と生産余剰《プロデユーサーズ・サープラス》の和である総社会厚生《オヴァラル・ソシアル・ウエルフェア》をもってする方法で、それが大きい方が優れた社会政策と評価される。消費者余剰とは消費者が消費金額以上に受けとった累積過剰価値のことで、生産者余剰とは生産者が生産対価以上に受けとった過剰収益を指している。

図4-2は死体腎について、贈与モデルとマーケットモデルの社会厚生を比較した図である。[113] X軸は供給された腎臓数、Y軸はマーケットの腎臓価格をあらわす。Dは腎臓の需要曲線（消費者曲線）、Sはその供給曲線（生産者曲線）である。贈与モデルでは、価格はゼロ（P_{ED}）でQ_0の需要があるにもかかわらず、供給腎はQ_{ED}どまりである。P_Mはマーケットで需要と供給が折りあったとき、つまり需要曲線と供給曲線の交点Xに対応する腎価格であり、市場にはQ_Mヶの腎臓が供給される。

マーケットでの消費者余剰は、需要曲線より下で購入価格線（P_Mと、需要曲線Dと供給曲線Sの交点Xを結んだ破線）より上の三角形の面積（A）であらわされ、生産者余剰は、供給曲線の上で供給価格線（購入価格線と同じ破線）より下の三角形の面積（B）であらわされる。したがって、マーケット方式を導入することによってえられる総社会厚生の発生は、三角形Aと三角形Bの和ということになる。

大日康史氏は、わが国での贈与モデルとマーケットモデルをこの手法で分析すると、臓器売買禁止による社会厚生上の損失は年間八五・二から一四一・五億円の間と推測され、慢性腎不全患者の労働所得は移植によって三〇%増えるとされている。[114]

同じ社会厚生分析理論にのっとって、カサーマンとバーネットは死体腎売買（有価約因）禁止による九八年アメリカの社会厚生損失を三億二〇〇〇万ドルと計算しているから、[115]人口比や為替レートなどで換算すると日米両国の数字が大きくは乖離していないのがわかる。このことからこの経済理論の有用性が推測されるし、死体腎の値段をゼロに固定すること（売買の禁止）による社会厚生の損失が無視できないことも理解されよう。

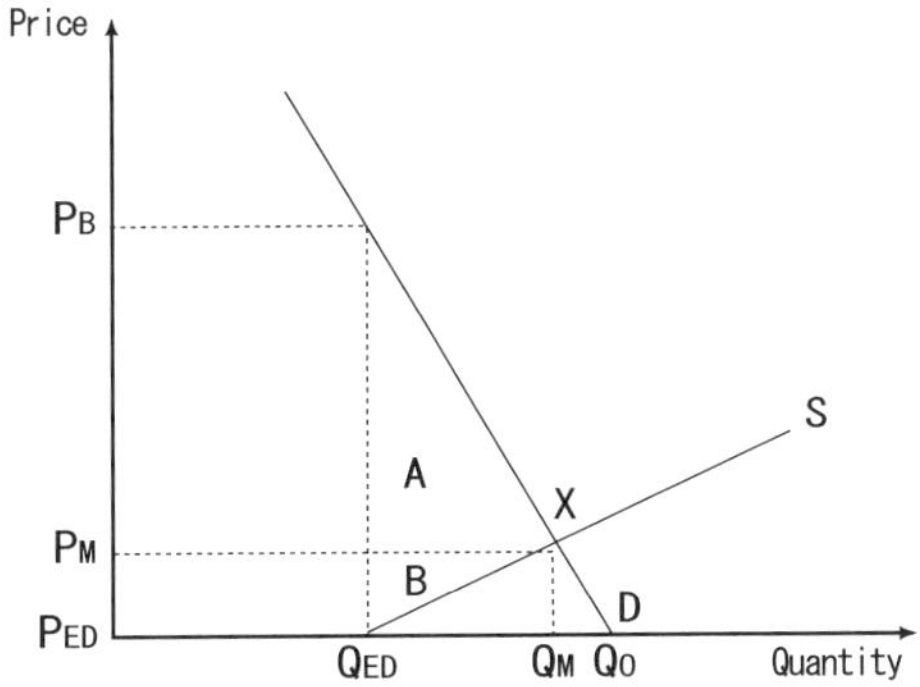

図4-2　贈与モデルと市場モデルの社会厚生比較
（文献・注113より）

臓器マーケットは、ジェラルド・ドゥオーキンが指摘したように、経済的に社会厚生を増大するだけでなく、透析の苦痛を軽減し、死亡する患者を減らし、待機リストを解消する可能性を秘めているということがある。患者さんにとっては、こちらのほうが切実な問題である。アメリカのように多臓器の移植がさかんな国では、マーケット否定による多臓器の総社会厚生損失は年間一〇ビリオンドル、一〇〇億ドルにのぼるとカサーマンらは主張する。[116]

さて最大の関心事、マーケットでは、ずばり、何ドルで腎臓が手に入るのか。死体腎市場でのカサーマンとバーネットの説明は以下のとおりである。[117]

図4-2のX軸は供給された腎臓数をあらわし、Q_{ED}は九八年のまる一年間に、臓器価格ゼロP_{ED}（現行のギフト・オブ・ライフ方式）で提供され

た腎臓数（生体腎＋死体腎で一二、九五五腎）、Q_0はその年の総腎需要（一年間に移植された生体腎と死体腎数＋待機患者の死亡者数＋増加待機患者数で一九、三七八腎）、Q_Mは価格P_Mで提供される腎臓数（未知）である。Q_0マイナスQ_Mが臓器不足分である。需要曲線が弾力性に乏しければ、すなわち高価格でも腎臓を購入する意欲が高ければ、D線はより直立して、腎臓不足（Q_0マイナスQ_M）はゼロに近づく。

Y軸は臓器の市場価格で、P_{ED}はギフト・オブ・ライフの腎価格ゼロドルをあらわし、P_Mは需要（ディマンドD）と供給（サプライS）が平衡するときの価格で、腎臓のマーケットプライスであるが、これも未知数である。P_Bは売買禁止下での限界需要価格で、いうなれば闇マーケットでの最高価格である。カサーマンとバーネットはそれをひかえ目に一〇万ドルと見つもっている（根拠がはっきり示されていないが、日本円にして一千万円強で大日康史氏の計算とも一致[118]）。

ここで、未知のパラメーターであるP_MとQ_Mを決めなければならない。まずP_Mであるが、三九一人のオーバーン大学生を対象とした、「何ドルもらえば死体腎を提供するか」というアンケートの回答を根拠として計算すると、P_Mはわずか一、〇〇〇ドルをさらに下まわるというのである[119]。UNOSによると一死体からは三・二ヶの臓器がえられるから、一、〇〇〇ドルを三・二で割って、一臓器あたりの値段は三一二・五ドルとなる[120]。

カサーマンらも認めているように、彼らの推計はごく大まかなもので、さらに精緻な研究のための土台となる試算にすぎない。なかんずくオーバーン大学生のアンケート調査の一、〇〇〇ドルは本章④（111頁）の滋野、大日両氏の研究にくらべても、あまりにもかけ離れて低すぎる。もっと広範で多様な、実際の社会構成を反映したアンケート対象をえらぶ必要がある。

この方式を実行すれば、死体腎獲得のみを市場にゆだねることで、①生体腎の移植は家族内だけになり、移植犯罪、ブラック・マーケットは消滅する、②配分は中立的第三者が行うのでUNOSやOPTNなどと両立できる、③慢性腎不全治療コストが全体として低下する、④移植代金はメディケアのような公的保険や私的保険が負担するので、臓器代金がうわのせされても貧者が移植から排除されることはない、としている。[121]

私もまた、コントロールされた臓器マーケットは有望で、将来的にはこの選択肢を選ばないかぎり移植ギャップが埋まらないと思っているが、実際に採用される見通しは世界中でまだどこにもない。唯一の例外がイランであるが、イランからの情報は政治的にゆがめられている可能性があるにしても、理想的な形とはほど遠い現実のようである。

⓫イラン方式とは

約一〇年間（八八年から九九年）で、待機リストをゼロにしたと自画自賛する国がそのイランである。[122] いや、そんなことはない、二〇一〇年にイランに行ってみると、待機リストには患者がならんでいた、とする批判もでた。[123] ちょっと、群盲象をなでるの類いとみえないでもない。

イラン方式は直接に金銭補償をともなうので、臓器売買という世界のタブーに触れているのだが、マーケット論者からはイラン方式として熱い視線をあびている。とくに関心をよせているのが、不倶戴天の怨敵、犬猿の仲もただならぬイスラエルだ。[124] かつてのイスラエルは患者とドナーとの直接取引を認めていて、私的保険とイスラエル国防省が（退役軍人にかぎってだが）、腎臓売買による移植費用を負担してきた[125]（第十章⑥ 273頁）。脳死容認の移植法改正で臓器売買が禁止となったのは、〇八年以降である（第一章① 14頁）。

八〇年代には、イランの患者たちはおもにヨーロッパ、とくにイギリスで渡航移植をうけ、政府が交通費と滞在費を援助していた。[126] トルコ[127]もイスラエルも移植ツーリズムに頼っていた。しかし、マフィアの暗躍とか、ナンシー・シェパー＝ヒューズなどの人権活動家の指弾による国際批判をあび、イスラエルをのぞいては八〇年代後半には政府援助は中止されていた。やむなく始まったのが、のちにイラン方式と呼ばれる相互補助システムであった。その

表4-1　ドナーとレシピエントの学歴

	ドナー	レシピエント
文盲率	6.0%	18.0%
小学卒	24.4%	20.0%
中高卒	63.3%	50.8%
大　卒	6.3%	11.2%

表4-2 ドナーとレシピエントの階層別分類

	ドナー	レシピエント
富裕層		13.4%
中間層	16%	36.2%
貧困層	84%	50.4%

基盤には、砂漠で助けあうイスラム社会特有の伝統があるともいわれている。こうしてまだ脳死立法のない八八年に、イラン方式がスタートしたのである（イランが脳死法を制定したのは〇二年[128]）。

イラン方式についての報告には二つの系統がある。一つは徹底礼賛派のアハド・ゴーヅらの報告[129]で、もう一つは西欧的倫理批判を含んだジャヴァード・ザルゴーシ[130]とかアリーアクバル・ネジャティサファ[131]のものである。

最初にアハド・ゴーヅらの所説から引用する。国家がこのシステムを管理運営して、医療費用も国が負担するが、レシピエントとドナーのコーディネートは、慈善団体である透析移植患者連合《ダイアリシス・トランスプラント・ペイシェント・アソシエーション》（DTPA）に委託する。移植希望者は患者連合に登録し、ドナーは腎臓を提供する報酬（代金）を患者連合から受け取り、その他のドナーへの援助も患者連合を通じておこなう。ドナーが自発的に参加しているかどうかは、腎臓専門医、移植外科、看護スタッフによるドナー選択会議が審査する。政府が管理し、患者連合が介在することで、ブローカーが暗躍したり、強制や搾取をさけようという仕組みである。移植ツーリズムを予防するために、外国人はシステムを利用できないが、イラン在住のイラク人、アフガンからの難民などは臓器移植をうけているという。レシピエントが貧乏で報酬がはらえないケースでは、数ある別の慈善団体が肩がわりする。[132]

表4-1はドナー、レシピエントそれぞれ五〇〇名の学歴である。総合的に判断すると、ドナーとレシピエントに顕著な学歴の差はないようである。腎臓を売るのであるから、ドナーの八割以上は貧困者である（表4-2）。しかし、貧困層が提供腎の半分を貰っているのは注目に値する。逆にレシピエントとして腎提供をうけた富裕者は一割強にすぎない。これはもと元々貧窮者が多く、富裕者が少ない社会構造を反映しているのかもしれない。

このシステム、それなりに公正さは保たれているようであるが、それでもデルモニコやシェパー＝ヒューズはイランのドナーがうけているトラウマについて指摘している。[133] その根拠とされているのが、ジャヴァード・ザルゴーシとアリーアクバル・ネジャティサファの論文などである。[134] ザルゴーシとネジャティサファの論文が提供する情報と、ゴーヅのそれとには少しばかり齟齬がある。憶測すれば、イランの地方差が反映されているのか、深読みすれば、ゴーヅは保守主流派を代弁し、ザルゴーシらはそれに対立する改革派の立場なのかもしれない。

ゴーヅは透析移植患者連合という単一団体がすべてを取りしきっているように述べているのに、ザルゴーシは二つの非政府系組織でこのシステムがなり立っているとしている。一つは内実はレシピエントが主体の腎臓病患者救援慈善連合（ＣＡＳＫＰ）と、もう一つは特殊疾病支援慈善財団（ＣＦＳＤ）で、前者はブローカーの機能をはたし、後者が政府からの援助資金と寄付金から、ドナー一人あたり一千万リアル（一、二一九ドル）を支払う。ところが、ネジャティサファはゴーヅと同じＤＴＰＡのみがＮＧＯとしてこのシステムに関与していて、政府からの一、二〇〇ドルは直接政府からでているとしている。[135]

ゴーヅはイラン方式の利点を強調しているが、ザルゴーシとネジャティサファはシステムの裏側で貧窮にあえぐドナーの悲惨を曝露する。ザルゴーシは、ドナーの五一％はレシピエントを憎み、八二％がレシピエントの行為に満足していないばかりでなく、七六％のドナーが臓器売買に反対するとアンケートに答えたと報告した。イラン方式についてのドナーの不信は、イラン社会に根ざす構造的較差を反映しているのかもしれない。一、二〇〇ドルくらいの金銭で貧窮から抜けだすわけはなく、目先の必要な支出をまかなうだけに終わるのが、ドナーの大半であろう。彼らが腎提供後に不満をつのらせる理由が、もう一つあるという。仲介役をはたすＣＡＳＫＰで、レシピエントがドナーに成功報酬としての追加贈与を約束するのだが、それが満足に履行されないことからくるトラブルが不満を増幅している、とザルゴーシはいう。ＣＡＳＫＰの調整機能に欠陥があるのかもしれない。

ネジャティサファらは、提供後のドナーの長期間にわたる精神的、社会的サポートが必要だと指摘しているのだが、[136] 生体腎ドナーについては、アメリカでさえ同じ必要性が指摘されている社会問題であり、医療だけで解決されないのは当然であろう。[137]

マーケット論者からは、べつな見解が表明されている。不法渡航移植レシピエントの腎臓拒絶率は高く、結核やエイズなどの感染症で悲惨な末路をたどることがあるといわれているのだが、[138] 同じ臓器売買でも国が財政的援助と規制をするイラン方式では、移植成績のよさはアメリカに匹敵するとテイラーは指摘している。[139] イランの患者生存率は、ほぼアメリカのそれに一致しているし、腎生着率についてのみ、移植一年後で六%、五年後で一四%、一〇年後で一一%だけ、イランのレシピエントの方がアメリカよりも悪いのである。その原因として一つにはアメリカのドナーは血族が多いのに、イランのは赤の他人であるために医学的に拒絶率が高いこと、もう一つは社会学的にアメリカとイランの貧富の差が医療水準に影響したためと、テイラーは解釈している。イランモデルを違法な渡航移植と同日に論じることはできないということであろうか。ともかく、イランの実情については隔靴掻痒の感をまぬがれない。

1 Satel S, An Internet Life Line, in Search of a Kidney, The New York Times, Nov. 22, 2005. http://www.nytimes.com/2005/11/22/health//22essa.html?_r=1&ex=1133672400&en=///, accessed 2010/01/05.

2 Satel S, About that New Jersey Organ Scandal, Wall Street Journal July 27, 2009.

3 http://www.matchingdonors.com, accessed 2012/01/27

4 Satel S, op.cit., 2005.

5 Postrel V, The surgery was simple, the process is another story, USA today, Oct. 25, 2006. http://www.dynamist.com/articles-speeches/opeds/kidneyusatoday.html, accessed 2010/02/04

6 http://www.dynamist.com/weblog/archives/002007.html, accessed 2010/06/09

7 パストレルについては http://www.dynamist.com/contact/biography.html, accessed 2010/02/04.

8 http://www.unos.org/news/newsDetail.

asp?id=374|press release

9 Satel, S, The kindness of strangers and the cruelty of some medical ethicists, The Weekly Standard, May 29, 2006 (http://www.aei.org/article/24432, accessed 2010/02/04); Postrel V, "Unfair" kidney donations, Forbes Magazine, June, 05, 2006. http://www.dynamist.com/articles-speeches/forbes/kidneys.html, accessed 2010/02/04

10 The Council of The Transplantation Society, Commercialisation in transplantation: The problems and some guidelines for practice, The Lancet 8457, September 28,1985; ジェネイ・フォックス、ジュディス・スウェイジー著『臓器交換社会』森下直貴他訳、一〇二—一〇三頁、一九九九年、青木書店。

11 Farber S and Abrahams H, "On The List: Fixing America's Failing Organ Transplant System", pp142-144, Rodale Publ Co, 2009; Austin M, Activists defend private deals to match organ donor, recipient, Denver Post October 26, 2004.

12 Faber S and Abrahams H, ibid. pp 143-144.

13 Faber S and Abrahams H, ibid. pp 143.

14 Coulam RF et al., "Bring Market Prices to Medicare: Essential Reform at a Time of Fiscal Crisis", AEI Press, 2009; Miller TP et al., "Why ObamaCare Is Wrong for Ameica: How the New Health Care Law Drives Up Costs, Puts Goverment in Charge of Your Decisions, and Threatens Your Constitutional Rights", Harper Collins, 2011.

15 堀内一史『アメリカの宗教』一九七—二〇三頁、中公新書、二〇一〇年。

16 二〇一二年二月現在。

17 http://www.aei.org/basicPages/20060523164402751, accessed 2011/10/03

18 デービッド・マーゴリック「砂漠の墓場からネオコンの逆襲」ニューズ・ウイーク日本語版、四五頁、二月十日号、二〇一〇年。

19 Peters TG, Life or death: The issue of payment in cadaveric organ donation, JAMA 265: 1302-1305, 1991.

20 Reddy KC, Should paid organ donation be banned in India? To buy or let die!. The National Medical Journal of India 6: 137-139, 1993.

21 "When Altruism Isn't Enough; The Case for Compensating Kidney Donors" AEI Press, 2009. http://aei.org/book/970, accessed 2010/01/30

22 O'Reilly KB, Public pleas for organs fuel ethical qualms, American Medical News, May 5, 2008, http://www.ama-assn.org/amednews/2008/05/05/prsa0505.htm, accessed 2012/01/27

23 Postrel V, op.cit., USA Today, Oct., 25, 2006.

24 Cherry MJ, "Kidney for Sale by Owner: Human Organs, Transplantation, and the Market", p 78, Georgetown Univ. Press, 2005.

25 佐藤雄一郎「イギリスおよびアメリカ合衆国における生体移植」城下裕二編『生体腎移植と法』一四六頁、日本評論社、二〇〇九年。

26 Thompson CA, Organ Transplantation in the United States: A Brief Legislative History, in Satel S ed. "When Altruism Isn't Enough; The Case for Compensating Kidney Donors" AEI Press, p 134, 2009.

27 Taylor JS, "Stakes and Kidneys: Why Markets in Human Body Parts are Morally Imperative", p 13, ASHGATE, 2005; Goodwin M, Rethinking federal organ transplantation policy: Incentives best implemented by state goverments, in Satel S ed, "When Altruism Isn't Enough", p114, 2009.

28 Goodwin M, ibid., p114; Taylor JS, ibid., p 13; Kaserman DL and Barnett AH, "The US Organ Procurement System: A Prescription for Reform" pp 8, 61, 152, The AEI Press, 2002.

29 Goodwin M ibid., pp 111-115.

30 Andrews L, My Body, My Property, Hastings Center Report, October, 28-38, 1986.

31 Munson R, "Rasing The Dead: Organ Transplants, Ethics, And Society", p 112, Oxford Univ. Press, 2002.
ラドクリッフ＝リチャーヅはこのトルコ人の娘は白血病だったとしている (Radcliffe-Richards J, "The Ethics of Transplant: Why Careless Thoughts Costs Lives", p 50, Oxford Univ. Press, 2012.）.

32 Radcliffe-Richards J, ibid., p 42.

33 Radcliffe-Richards J, Nephrarious goings on: Kidney sales and moral arguments, The Journal of Medicine and Philosophy 21: 375-416, 1996.

34 Radcliffe-Richards J et al., The case for allowing kidney sales, The Lancet 351: 1950-1952, 1998.

35 Munson R, op.cit. p 112, 2002.

36 Farber S and Abrahams A, op.cit., pp 191-192, Appendix B, 2009.; NOTA84 ではその Section 274e(c)(2)。

37 武藤香「生体肝ドナー調査からみる課題」城下裕二編『生体移植と法』三五―三六頁、日本評論社、二〇〇九年。

38 フォックス、スウェイジー、前掲書一四四頁、一九九九年。

39 Sickand M et al., Reimbursing live organ donors for incurred non-medical expenses: A global perspective on policies and programs, Amer J Transplant 9, 2825-2836, 2009.

40 粟屋剛『人体部品ビジネス「臓器」商品化時代の現実』一九〇、二三三―二三四頁、講談社選書メチエ、一九九九年。

41 Taylor JS, op.cit., p 8, 2005; Goodwin M, "Black Markets: The Supply and Demand of Body Parts" pp

18-20, 117-119, Cambridge Univ Press, 2006.

42 Capaldi N, A Catholic perspective on organ sales, Christian Bioethics 6: 149, 2000.

43 春木繁一『透析か移植か』日本メディカル・センター、一九九七年、春木繁一『腎移植をめぐる兄弟姉妹―精神科医が語る生体腎移植の家族―』日本医学館、二〇〇八年。

44 Scheper-Hughes N, Commodity Fetishism in Organs Trafficking, in Scheper-Hughes N and Wacquant L eds, "Commodifying Bodies" pp 35-36, Sage Publications, 2002; Scheper-Hughes N, The global traffic in human organs, Current Anthropology 41: 201-203, 2000; Scheper-Hughes N, The global traffic in human organs: A report presented to the House Subcommittee on International Operations and Human Rights, US Congress on June 27, 2001.

45 Shulman YC, The ethical questions of organ donation, Poll for Times/CNN, 4-5, June, 1991; Wilkinson M, Sell organs to save lives, BBC News, August 27, 2010. http://www.bbc.co.uk/news/health-10786211, accessed 2011/12/07

46 Andrews L, op.cit., 28-38, 1986: 今井竜也「臓器提供インセンティブの法と倫理―選択肢としての有償提供」法哲学年報、一八五―一九二頁、二〇〇三年、有斐閣：粟屋剛「臓器売買」『シリーズ生命倫理学3 脳死・移植医療』、二二二―二三二頁、丸善出版、二〇一二年。

47 Peters TG, op.cit., 1991; Radcliffe-Richards J et al., op.cit., 1998; Starzl T et al., Transplant Tourism and Unregulated Black-Market Trafficking of Organs, Am J Transplant 9: 1484, 2009.

48 共にノーベル経済学賞受賞者であるゲリー・ベッカーとアルヴィン・ロスを初めシカゴ学派の経済学者が多い。Becker GS and Elias JJ, Introducing incentives in the market for live and cadaveric organ donations, International Symposium on Living Donor Organ Transplantation in Essen, Germany, June 6, 2002; Kaserman DL and Barnett AH, op.cit., 2002; Leider S, Roth AE, Kidneys for sale: Who disapproves, and why?, Am J Transplant 10, 1221-1227, 2010. わが国でも瀬岡吉彦、滋野由紀子、大日康史などの優れた先行的研究がある（岸本武利監修、瀬岡吉彦・仲谷達也編集『腎移植の医療経済』八五―一六七頁、東京医学社、二〇〇一年）。

49 Cherry M, "Kidney for Sale by Owner: Human Organs, Transplantation, and the Market", Georgetown Univ. Press, 2005; Taylor JS, "Stakes and Kidneys: Why Markets in Human Body Parts are Morally Imperative", ASHGATE, 2005; Radcliffe-Richards J, "The Ethics of Transplant", Oxford, 2012.

50 Epstein RA, The human and economic dimensions of altruism, Staff Working Paper Discussed at the President Council on Bioethics, April 2006. http://

www.bioethics.gov/background/epstein.html, accessed 2010/01/02
51 デービッド・マーゴリック、前掲書、四二―四八頁、二〇一〇年二月一〇日。
52 Linker D, "The Theocons: Secular America Under Siege", ANCHOR BOOKS, 2006.
53 Farber S and Abrahams H, op.cit., p 55, 2009.
54 Becker GS and Elias JJ, op.cit., 2002.
55 Kaserman DL and Barnett AH, op.cit., 2002.
56 Epstein RA, op.cit., 2006; Epstein RA, Altruism and valuable consideration in organ transplantation, in Satel S ed, "When Altruism Isn't Enough", pp79-95, 2009.
57 Satel S, Evolution of an Idea, in Satel S ed, "When Altruism Isn't Enough, pp 149-154, 2009.
58 Leach GA, Discussion, in Wölstenholme GEW and O'Connor M eds, "Ethics in Medical Progress: with special refernce to transplantation, p 35, Ciba Foundation, 1966.
59 Scheper-Hughes N and Wacquant L, op.cit., 2002; Sanal A, "New Organs Within Us: Transplants and the Moral Economy", Duke Univ. Press, 2011; Farber S and Abrahams H, op.cit., 2009; Shimazono Y, The state of the international organ trade: A provisional picture based on integration of available information, Bulletin of WHO: 85: pp 955-962, 2007; Daar AS, Organ donation-world experience: The Middle East, Transplantation Proceedings 23: 2505-2507, 1991.
60 The Transplantation Society, Commercialization in transplantation : The problem and some guidelines for practice, Transplantation 41: 1-3, 1986.
61 Radcliffe-Richards J et al., op.cit., 1950-1952, 1998.
62 Josefson D, AMA considers whether to pay for donation of organs, BMJ 324: 1541, 2002.
63 Harris J and Erin C, An ethically defensible market in organs: A single buyer like the NHS is an answer, BMJ 325: 114-115, 2002.
64 O'Reilly KB, AMA meeting: Deligates seek to change law on organ donor incentives, American Medical News July 7, 2008.
65 O'Reilly KB, Kidney foundation plan targets financial barriers to donation, American Medical News Feb. 23, 2009. http://www.ama-assn.org / amednews/2009/02/23/prsb0223.html, accessed 2012/01/27
66 Starzl T et al., op.cit., 1484, 2009.
67 Satel S, op.cit., Wall Street Jounal, July 26, 2009; Guttman N, Kidney donation scandal sparks new debate over Specter's organ legislation. http://www.forward.com/articles/111473
68 Wilkinson M, op.cit., 2010.

69 Herold DK, Patient willingness to pay for a kidney for transplantation. Am J Transplant 10:1394-1400, 2010.

70 Leider S, Roth AE, op.cit., 2010.

71 Shulman YC, The ethical questions of organ donation, Poll for Times/CNN, 4-5, June, 1991,in Matas A et al., In defense of a regulated system of compensation for living donation, Current Opinion in Organ Transplantation 13: 385, 2008.

72 Kranenburg L et al., Public survey of financial incentives, Nephrol Dial Transplant 23: 1039-1042, 2008.

73 van Buren MC et al., For love or money? Attitude forward financial incentives among actual living kidney donors, Am J Transplant 10: 2488-2492, 2010.

74 それらは二〇〇一年に、岸本武利監修『腎移植の医療経済』にまとめられた。

75 滋野由紀子「死体腎提供に関する医療経済分析」岸本武利監修前掲書、九九―一一七頁、二〇〇一年、滋野論文の初出は「大阪市立大学大学院研究科特別経費研究報告書第3章」一九九八年である。

76 大日康史「腎移植における（潜在的な）需要関数の推定および腎移植の規制による社会厚生上の損失の計算」岸本武利監修 前掲書、一一九―一四六頁、二〇〇一年。

77 Delmonico FL and Scheper-Hughes N, Why we should not pay for human organs, The National Catholic Bioethics Quarterly, Autumn 2002, 381-389; Delmonico FL et al., Ethical incentives - not payment - for organ donation, N Engl J Med 346: 2002- 2005, 2002 ; Danovitch GM and Delmonico FL, The prohibition of kidney sales and organ markets should remain, Curr Opin Organ Transplant 13, 386-394, 2008.

78 Rodrigue JR et al., Stimulus for organ donation: A Survey of the American Society of Transplant Surgeons membership, Am J Transplant 9: 2171-2176, 2009.

79 二〇〇八年の国際移植学会「臓器取引と移植ツーリズムに関するイスタンブール宣言」、日本移植学会アドホック翻訳委員会による訳がある。

80 Kaserman DL and Barnett AH, op.cit, pp 59-63, 2002.

81 Evans RW, Organ procurement expenditures and the role of financial incentives. JAMA 269: 3113-3118, 1993.

82 Kaserman DL and Barnett AH, op.cit., p 94, 2002..

83 Kaserman DL and Barnett AH, ibid., pp 92-97.

84 Cherry MJ, op.cit., p 126, 2005

85 Lord Kilbrandon, Chairman's opening remarks in Wölstenholme GEW and O'Connor M eds, "Ethics in Medical Progress: with special refernce to transplantation" pp 35-36, Little, Brown and Co., 1966.

86 Cherry MJ, op.cit., pp 118-127, 2005; Capaldi N, op.cit., 139-151, 2000.

87 Delmonico FL and Scheper-Hughes N, op.cit., 381-383, 2002.
88 Cherry MJ, op.cit., p 126, 2005.
89 Cherry MJ, ibid., pp 113-146.
90 Capaldi N, op.cit., 139-151, 2000.
91 この点についてはマーク・チェリーも同じ指摘をしている(Cherry MJ, op.cit, pp 124,229-230, 2005)。
92 Delmonico FL and Scheper-Hughes N, op.cit., p 382, 2002.
93 Torcello L and Wear S, The commercialization of human body parts: A reappraisal from a protestant perspective, Christian Bioethics 6: 153-169, 2000.
94 Dworkin G, Markets and morals: The case for organ sales, The Mount Sinai J Mded 60:66-69, 1993.
95 Kaserman DL and Barnett AH, op.cit., pp 55-59, 2002.
96 今井竜也「臓器提供インセンティブの法と倫理―選択肢としての有償提供」法哲学年報、一八五―一九二頁、二〇〇三年、有斐閣。
97 粟屋剛「臓器売買」『シリーズ生命倫理学3　脳死・移植医療』、二二一―二三二頁、丸善出版、二〇一二年。
98 nephr(腎)とnefarious(極悪非道な)を掛けた言葉あそび。
99 Radcliffe Richards J, op.cit., 375-416, 1996.
100 粟屋剛氏の『人体部品ビジネス』の第二、三章に登場するフィリッピン人とかインド人が、ヨーロッパ人が感じる嫌悪感をおぼえるとは思えない。又同書一九九頁も参照。フィリッピン人の倫理観についてはTiong DC, Human Organ Transplant, in Alora AT and Lumitao JM eds, "Beyond a Western Bioethics: Voices from the Developing World", pp 89-93, Georgetown Univ. Press, 2001を参照。
101 Friedlaender MM, The right to sell or buy: Are we failing our patients ?, Lancet 359:971-973, 2002.
102 シェイクスピア作、中野好夫訳『ヴェニスの商人』岩波文庫、一二五頁、一九七三年。
103 同右書、一九四―一九五頁。
104 Radcliffe-Richads J et al., op.cit., p 1950-1951, 1998
105 粟屋剛、前掲書、二三五頁、二〇一二年。
106 Kass L, The wisdom of repugnance, New Republic Vol.216 Issue 22(June 2,1997).http://www.catholiceducation.org/articles/medical_ethics/me0006.html, accessed 2014/11/21
107 Dubner SJ and Levitt SD, Weighing the repugnance factor, The New York Times July 9, 2006.
108 Scheper-Hughes N, The global traffic in human organs: A report presented to the House Subcommittee on International Operations and Human Rights, United States Congress on June 27, 2001.
109 ジェームズ・スティシー・テイラーがこの分野の二〇〇二年までの諸文献を整理している(Taylor JS, op.cit., pp 25-26, 2005)。

110 Taylor JS, op.cit., p 13, 2005
111 Kaserman DL and Barnett AH, op.cit., pp 55-59, 2002.
112 註 75,76 参照。
113 Kaserman DL and Barnett AH, op.cit. p 56, 2002.
114 大日康史、前掲論文、一一九―一四六頁、二〇〇一年。
115 Kaserman DL and Barnett AH, op. cit., pp 64-68, 2002.
116 Kaserman DL and Barnett AH, ibid., p 68.
117 Kaserman DL and Barnett AH, ibid., pp 15-16.
118 大日康史、前掲論文、一一九頁、二〇〇一年。
119 Kaserman DL and Barnett AH, ibid., pp100-121.
120 Kaserman DL and Barnett AH, ibid., pp65-66.
121 Kaserman DL and Barnett AH, ibid., pp51-54.
122 Ghods A and Savaj S, Iranian model of paid and regulated living-unrelated kidney donation, Clin J Am Soc Nephrol 1: 1136-1145, 2006.
123 Tilney NL et al., Debate on financial incentives is off mark of national and international realities, Transplantation 89: 906-907, 2010.
124 Siegel-Itzkovich J, Israel considers paying people for donating a kidney, BMJ 326: 126, 2003.
125 Taylor JS, op.cit., p 22, 2005.
126 Ghods A and Savaj S, op.cit.,1136-1145, 2006. この論文によると、八〇年から八五年の間に四〇〇人くらいが渡航移植した。
127 Sanal A, "New Organs Within Us: Transplants and the Moral Economy", pp 15-110, Duke University Press, 2011. 本書によるとトルコはロシアへの移植ツーリズムが多かったようである。
128 Nejatisafa A et al., Quality of life and life events of living unrelated kidney donors in Iran: A multicenter study, Transplantation 86: p 937, 2008.
129 Ghods A and Savaj S, op.cit., 2006.
130 Zargooshi J, Iranian kidney donors: motivations and relations with the recipients, J of Urology, 165:pp 386-392, 2001
131 Nejatisafa A et al., op.cit., 2008.
132 Ghods A and Savaj S, op.cit., 2006.
133 Delmonico FL and Scheper-Hughes N, op.cit., pp 386-387, 2002.
134 Zargooshi J, op.cit., pp 386-392, 2001; Zargooshi J, Quality of Life of Iranian Kidney "Donors", J of Urology 166: pp 1790-1799, 2001; Nejatisafa A et al., op.cit., pp 937-940,2008.
135 Nejatisafa A et al.,ibid, p 937.
136 Nejatisafa A et al.,ibid, p 940.
137 Friedman AL, Do we treat live donors as patients or comodities ?, Transplantation 86:pp 899-900, 2008.
138 Taylor JS, op.cit., p 178, 2005.
139 Taylor JS, ibid., pp 180-181.

第五章
透析と移植は補完しあうのが理想だが…

1 透析と移植、どこが、どうちがうのか

サリー・セイテルが移植を熱望したのは、キャリアー・ウーマンとしての充実した活動の日々が、透析で中断されるのをおそれたからだった。アメリカの透析患者は、フルタイム、パートあわせて、男性で一二％、女性では七％くらいしか職についていないという。[1] 政府機関ならいざしらず、週三日、四、五時間の透析のために、半日勤務を与える職場はアメリカでは少ないだろう。それに透析困難症という体質的に透析に不向きな人々にとっては、勤務そのものが苦痛でたえられなくなる。また、透析期間が長くなると、もろもろの合併症に苦しめられて職場勤務どころではなくなる人もでる。

わが国の全国腎臓病協議会による二〇〇六年の透析患者実態調査では、収入のある仕事をしている男性が、年を追うごとに減っているのが注目される。一九八六年の六五・六％、九一年の六〇・一％、九六年五五・二％、二〇〇一年五〇・二％、〇六年四一・〇％と顕著かつ確実に減っている。バブルがはじけてからの泥沼不況と透析患

者の高齢化によるものと思われるのだが、女性では平均して一八・七%で、経年変動がない。[2] 職場を失う、婚期を逸する、家庭が崩壊する、などという不幸は、残酷にきこえるかもしれないが、まだ肉体的苦痛にくらべれば耐えやすいのかもしれない。

「咽が渇いているのに、たっぷり水がのめない苦しさは格別だ。新鮮な果物を思う存分たべられない辛さ。塩気の少ない味つけに食欲も減退する。そもそもはなから食欲がないのだから大変。それに胃・十二指腸潰瘍にもなり易い。味覚が変わったり、無くなったりすることもある。カロリーを摂れとれと言われても、味が薄く、思わず吐きそうになる。咽の渇きという本能の欲求を抑えこまなければ生きていけない日常は辛い。とにかく我慢するのよ、鍛えるのよ自分を。真剣になって。私は透析をさぼったことはありません。この人生は厳しいのよ。でも、他にどうするっていうの?」[3]

自己抑制の日々を切々と訴えるのは、〇六年の時点で、三九年間という世界一長い透析歴を体験したとされていた女性パトリシア・ルブラックさんである。

しかし、彼女はまだまだ幸せというべきだ、図5-1の女性にくらべれば。腹や足がはれまろんだこの女性の胸には大量の水がたまっていて、あおむきに寝ると呼吸ができなくなるので夜も椅子にかけたままだ。パンパンにはった腹部にさしこまれた二本の編み紐からは、腹水がたらりたらりと、滴りおちている。水腫病《ドロプシー》、当時イギリスでは腎臓病をそう呼んでいた。[4]

これはまた一八歳の私の姿だった。編み紐を腹につっこまれはしなかったが、一週間に一、二度、太い胸水穿刺針で胸水を二、三リットル抜かなければ、苦しくて呼吸ができなかった。腹水をぬいてもらうこともあった。そのころ、四国の片田舎の病院でネフローゼの患者が三人枕を並べていたが、私をのぞいて二人とも、遠からず尿毒症で鬼籍に入った。

絵からはわからないが、彼女の病気が進めば意識は朦朧としてくる。それに、目もかすみ、たえまなく嘔吐し、

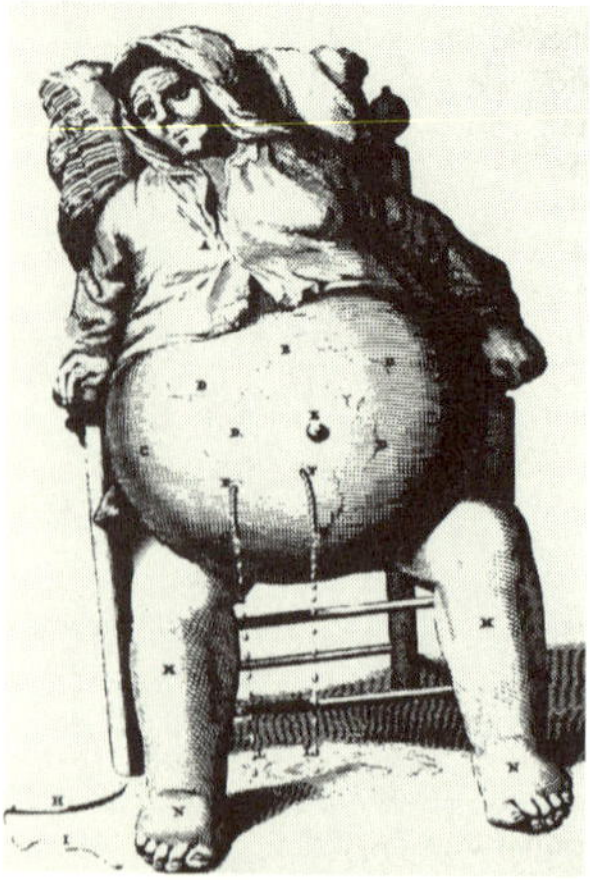

図5-1 透析も移植もなかった時代のネフローゼ型慢性腎不全患者（17世紀末，文献3より）

全身痙攣をくり返す。こうして死んでいくのだ。腎臓病の最終段階である尿毒症《ユレミア》、アシドーシス（酸血症）によって。[5] 図5-1は一七世紀の末期腎臓病患者であるが、六〇年代までの日本人ネフローゼ型末期腎臓病患者のそれでもあった。[6]

人工腎臓（血液浄化療法はそう呼ばれていた）の登場は、水腫病と尿毒症、酸血症を駆逐した。患者さんたちが死ぬことはなくなったのである。これで万事解決か、と私たちもキール型透析機にセロファン膜を張りながら、肩の荷がおりたような気分になっていた。だが改善されたのは、水腫とか尿毒症、酸血症だけで、腎不全そのものは治っていないことに気づかされ、そしてやがて、透析合併症に悩まされることになる。[7]

透析のたびに血圧がさがったり、あがったり、頭痛に襲われ、嘔吐し、体液量とか自律神経の均衡を失う人も結構いる。不均衡症候群と呼ばれる。透析によって細胞外の浸透圧が急にさがるために、脳浮腫をおこすからだと説明されている。まれに痙攣のあげく死にいたることもある。[8] これらの日常的な苦痛は、透析になれてくるにつれて軽快するのであるが、いつまでもしつこく続く人がいる。その様な人々は体質的に透析がなじまないので、透析困難症[9]と呼ばれる。重度の透析困難症が救われるのは、腎移植だけといっていい。貧血もまた避けられない。なんともいえない倦怠感が全身を襲う。ちょっと動くと息ぎれがする。ときによっては緊急輸血をしたり、日常的にエリスロポエチンなどの造血ホルモンの注射が必要になる。

血液も含めて生体の細胞や臓器は、それぞれ固有の「生体コンパートメント」の保護膜のなかでのみ、生理的に安定して機能している。保護膜は、あるいは皮膚であり、血管内皮であり、脳膜であり、心内外膜であり、腸間膜や腹膜などの漿膜である。

血液透析とは、透析膜という異物を透して水や化学物質をやり取りすることである。透析膜は長年の試行錯誤で、身体にやさしい生体適合性透析膜が開発されてきた。といっても、膜環境の変化に対する生体の防御反応は微妙で複雑だ。生身の血液を、保護膜である血管内皮の外に誘導して、一・五平方メートルもの異物にほかならない透析膜表面に接触させるのが血液透析である。この過酷な環境変化のなかで、さまざまな物質が生体に複雑な反応をひきおこす。補体系、凝固・線溶系、カリクレイン・キニン系などから、血小板、白血球、単球、肥満細胞などの血球系まで、過酷な刺激と負荷が加えられるのである。その結果は命をおびやかすアナフィラキシーショックであったり、活性酸素やサイトカインの励起であったりして、もろもろの細胞障害の引き金になり、回りまわって透析合併症の原因となる。[10] 透析液からも病原体や、エンドトキシンなどの毒素が体内に移行する危険性がある。これらの総合的結果として、栄養障害でやせて (malnutrition/ M)、細胞とか組織レベルの炎症がたえず (inflammation/ I)、アテローム性動脈硬化 (atherosclerosis/ A) が進行し、患者さんの予後不良の原因となる病態を、ＭＩＡ症候群などと言ったりする。[11]

透析が長期にわたると合併症も進行する。特に長期透析患者さんを悩ませるのが、透析関節症だ。アミロイドという蛋白が沈着しておこる腱鞘とか骨・関節の病気で、手が痺れたり、大小の関節が変形して、次第に運動の自由がきかなくなったりする。痛みもまた耐えがたい。これは、アミロイドの前駆物質とされるβ２ミクログロブリンを、透析では十分にのぞくことができないからとされている。

そのうえに副甲状腺ホルモンが過剰に分泌されるので、骨粗鬆症といって、骨からカルシュウムがぬけ出て、ちょっとした拍子で骨折する。弱った高齢者が大腿骨骨折をおこせば、下手すると寝たきりになる。クル病のように脊柱がまがってしまうことさえある。子供では透析による発育障害が避けられない。子供には一日も早い腎移植が望ましい。副甲状腺ホルモンの血中濃度が高くなって、高血圧、かゆみ、貧血などの原因となると考えられている。[12] 一方では、皮膚や動脈など骨以外の場所にカルシュウムが沈着して、動脈硬化をさらにおし進め、脳や心臓から手足の末梢動脈まで、血流を妨げる。

近年は人口の高齢化にともなって、高齢者、糖尿病、病弱者などの透析が増えるので、透析中に血圧が低下して、透析を中止しなければならなくなることが多くなった。その様な人では、免疫力も格段に低下して、肺炎や敗血症などの重い感染症にかかり、命をおとすこともまれではない。心不全、感染症、脳血管障害、ガンが透析患者の四大死因である。[13]

ここで留意しておきたいことがある。透析に伴う苦痛、不均衡症候群とか、ＭＩＡ症候群、貧血症、皮膚のかゆみや色素沈着、アミロイド関節症から二次性の副甲状腺機能亢進症、さらには病弱者の透析低血圧にいたるまでの透析合併症の予防は、必ずしも不可能ではないことである。方法の一つは長い時間をかけてゆっくりと、そして頻回に透析をすることであり、[14]もう一つは大きな有害物質をとりのぞく限外濾過などと透析を組みあわせることである。前者は「短時間連日血液透析」とか「夜間連日血液透析[15]」、「六時間以上の長時間透析[16]」、「在宅透析[17]」などで、後者は「オンライン血液透析濾過法[18]」などに代表される。[19]「透析低血圧」には「低温透析」が試みられたりもする。[20]日中長時間束縛されれば、社会生活にさし支えるので、夜間透析によるメリットは大きい。睡っている間に、ゆっくりしかも十分に透析できるので、治療効果がよい。

これらの方法がＱＯＬだけでなく、生命予後も改善することが予測されても普及しないのは、先に北岡建樹氏が歎いたように（第二章⑤ 43頁）、今の保険医療制度では制約がありすぎるし、オンライン血液透析濾過法は、待ちにまって二〇一〇年にやっと保険適応が認められたのである。[21]

また、阪神淡路大震災と東日本大震災で経験した透析インフラのもろさは、新しい問題点を露呈した。東日本大震災では、地震、津波の上に透析拠点の崩壊という三重苦が、患者さんたちを襲った。福島では、それに被曝災害が加わった。だが移植者では一般の人とさほどかわらなかった。災害から逃れた先で免疫抑制剤を貰うだけでよかったのである。

では次に、腎移植をみてみよう。

2 移植で満足度と生存率はどれくらい上がるのか

サリー・セイテルが移植を第一選択に考えたのは、生活の質と自由度が丸っきりちがうからである。透析にまつわる苦痛や困難症とはまったく無縁な毎日が自由にすごせる。免疫抑制剤さえきちんと飲んでいれば、あまり難しい食事療法などを必要としない。

移植された臓器が生着（レシピエントの体内で機能している状態）さえしていれば、まるまる二四時間を自分のために使うことができる。社会生活も家庭生活もほぼ普通人なみだ。国内旅行はおろか、海外旅行でも何の制約もない。生活の質の高さは、移植者スポーツ大会に出場する移植者が多いことで理解されよう。フルマラソンを走る人さえいる。

移植後一、二年たって腎機能がよければ、妊娠・出産にもほとんど問題はなく、妊婦の八〇[22]―九〇[23]％が子供を産んでいる（四〇％が自然分娩で、六〇％が帝王切開[24]）。このことも透析とは大きく異なる。ただ、やはり妊娠高血圧と子癇前症の頻度が上がるし（Ibrahim HN et al., Am J Transplant 9:825-834. 2009）、早死産や妊娠高血圧、妊娠糖尿病が有意に上がることがわかってきた（http://www.nejm.org/doi/full/10.1056/NEJmoa1408932）。若い女性の献腎は出産後にするほうが安全なようだ。

それに、移植が成功したときの精神的高揚感がある。「ヴァーチャルな生まれかわり感」などと表現される。[25]もちろん、心理的なものであるから簡単には解析できない。ステロイドが多用されていたころには、ステロイド・ハイもあずかっていたと考えられるが、少量ステロイド時代に入ってもひとしく経験されるので、透析による多様な体調不全からの解放とか、未来への期待感などが、からみあってうまれる感情なのであろう。

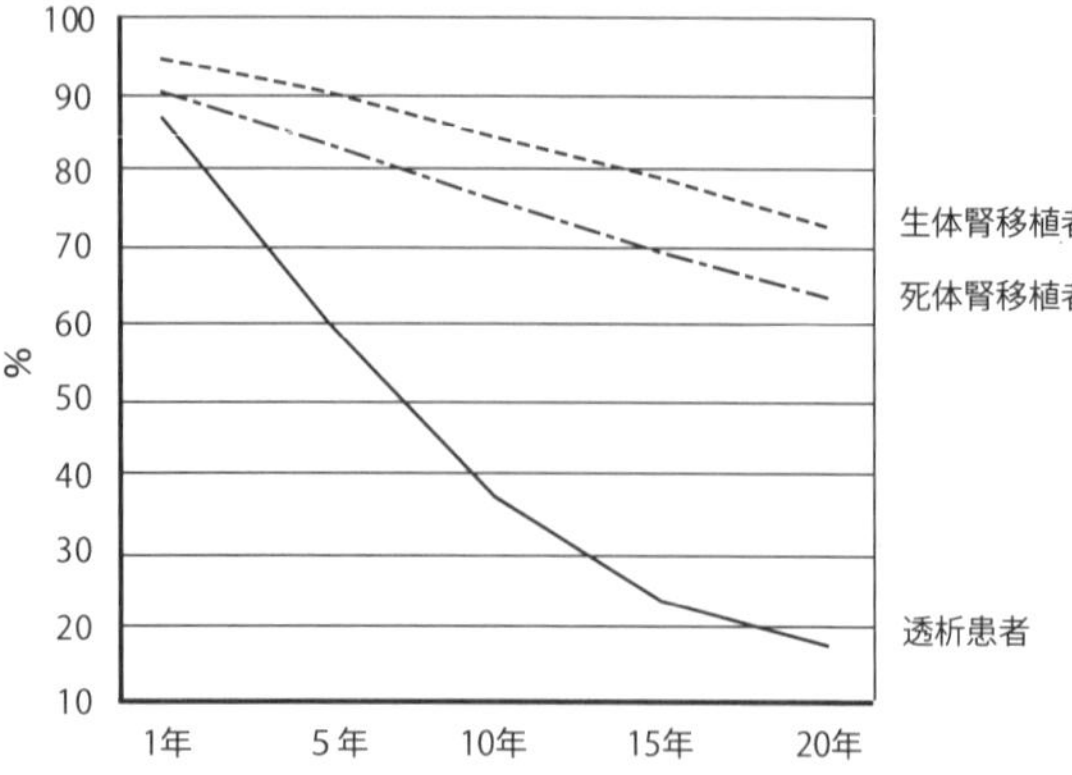

図 5-2　透析・移植患者生存率（%）（文献 28 より）

ここで、透析と移植の両方を体験した患者さん方の声に耳をかたむけよう。移植手術前後の満足度を比較したわが国のアンケート調査でも、移植をうけて良かったと思っている人は、移植者の九三・九％をしめていて、受けなければよかったと思う人（〇・二％）や、どちらともいえないという人（五・九％）を大きく上まわっている。[26]

日本からの報告も含めた世界の二一八編の論文を解析したメリー・デューらの研究が有名である。[27] ＷＨＯが「身体的に、精神的に、社会的に良好な状態」が健康状態であると定義しているので、デューらはこの三カテゴリーに加えて、総合判断の一点を追加した四項目を調査対象として、腎移植前後のレシピエントの自覚的評価を比較した。身体と精神についての満足度は八〇％の論文で、社会生活上の満足度は六〇％の論文でその有効性が認められた。注目されるのは総合判断で、調査論文の総てで、このカテゴリーでの有効性が確認された。この高い評価は献腎がギフト・オブ・ライフであることへの感謝の念をレシピエントが深く心に刻みつけていることにあるとされている。

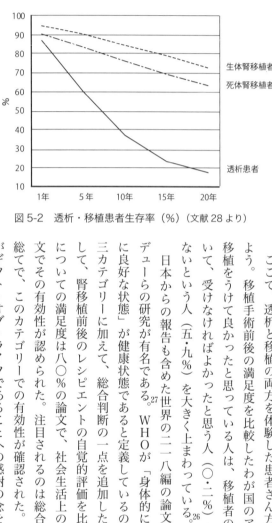

これまで述べた利点の上に、何といっても移植では長い生存期間が保証されるのがありがたい。図5-2を見ていただきたい。[28] 透析一〇年目には、六三％の透析患者さんは死亡しているのだが、生体腎移植では一五％、死体腎移植でも死亡した患者さんは二三％である。年がたつにつれて、移植と透析の生存較差は拡大し、二〇年たっても移植患者は六三％以上生存しているのに、透析患者で生き残っているのは一七％だけだ。

実は、図5-2には問題点がある。移植をうけた患者さんのグループからは、合併症の多い患者さんが、はなから除外されているのだ。その分、移植患者さんは透析に残された患者さんよりも健康であるのだから、生存率が高くなるのはあたり前といえる。これは、移植患者の選択によるバイアス問題として研究されてきた。ある研究では、透析患者全体の年間死亡率は一六・一％であるが、移植待機リストに選別されて、移植を待っている透析患者のそれは六・三％と短かった。しかし、移植ができた患者の年間死亡率はさらに短く、三・八％であった。[29] 最もリスクの高い移植後一年間の死亡率についての報告でも、移植グループは四・六％だったが、待機しながら透析をうけているグループでは六・三％だった。[30] やはり、透析にくらべれば、移植の生命予後が格段といいのは否定できない。また、生体腎移植が受けられた人は、経済的にも家族環境も優れていると考えられ、それも生存率に好影響を与えているだろう。

ところで高齢者の移植はどうなのだろうか。どうしても高齢者の移植チャンスは小さくなるので、第三章⑫（85頁）で述べた拡大基準による腎移植とか修復腎移植の対象になることが多く、それが生存率に負の影響を与えるであろうと考えられる。それでもアメリカの統計では、七〇歳以上のお年寄りでも透析より移植の方が四一％死亡リスクが低いとされている。[31]

こうみてくると、移植はいいことずくめのようにみえるが、移植手術そのものは決して簡易な手術ではなく、それなりのリスクをともなう。手術の術式だけとっても、血管縫合を含む高度な手技が要求される。透析を長年うけていると、動脈硬化がすすんで、腎臓を植える骨盤動脈などがボロボロになっていることが珍しくない。また長期間尿が出なかったために、膀胱がピンポン球程になっていて、移植腎の尿管をピンポン球につなぐのに一苦労させられる。透析が長引くほど、折角移植しても、移植腎の生着率や患者さんの生存率が低くなる。つまり、透析をすることなく移植をした人が（先行的腎移植、第三章⑫ 85頁）最高の移植腎生着成績を残し、透析でも腹膜透析だけの患者さんの生着率がそれに次ぎ、血液透析を受けた人の成績が一番悪いということになる。[32] 透析が長引けば、脳卒中や心筋梗塞などの動脈硬化系の手術関連合併症に足をすくわれる危険性が増大する。

❸ 移植のリスクは術後三ヶ月に集中する

移植手術合併症は術後三ヶ月以内に集中する。まず移植腎に対する急性拒絶反応（術後三ヶ月間の合併症の一〇から二五％）がやってくる。それに対して免疫抑制剤を使うのだが、その副作用で弱毒菌やウイルス、原虫などの感染を引きおこして命をおとしかねない。サイトメガロウイルス感染がその代表で合併症の五―一〇％をしめる。グラフト（移植された腎臓）の血栓症（静脈が五％、動脈が一％未満）、移植尿管の壊死（三―五％）、尿の腹腔内への漏出などがあるが、手術創そのものの感染も七％あり、まことに気のぬけない期間である。移植医療費もここに集中する。

透析患者の死亡リスクを一・〇に固定して、移植患者のリスクを移植手術の日からの時系列で比較してみる（図5-3[33]）。移植直後のレシピエントの死亡リスクは、透析患者の二・八四倍まではね上がる。それだけの危険をおかしても、移植の価値があると考えて患者さんは手術をうけているわけである。両者の死亡リスクが等しくなるのが術後一〇六日目、約三ヶ月後である。これを無事に乗りきれば一安心である。術後二四四日、ほぼ八ヶ月目に、移植をうけた患者と透析だけの患者の生存率が等しくなる。それ以降はレシピエントのリスクは下がり続けて、五四八日目に〇・三二、つまり透析患者さんの三分の一以下の死亡リスクとなる。

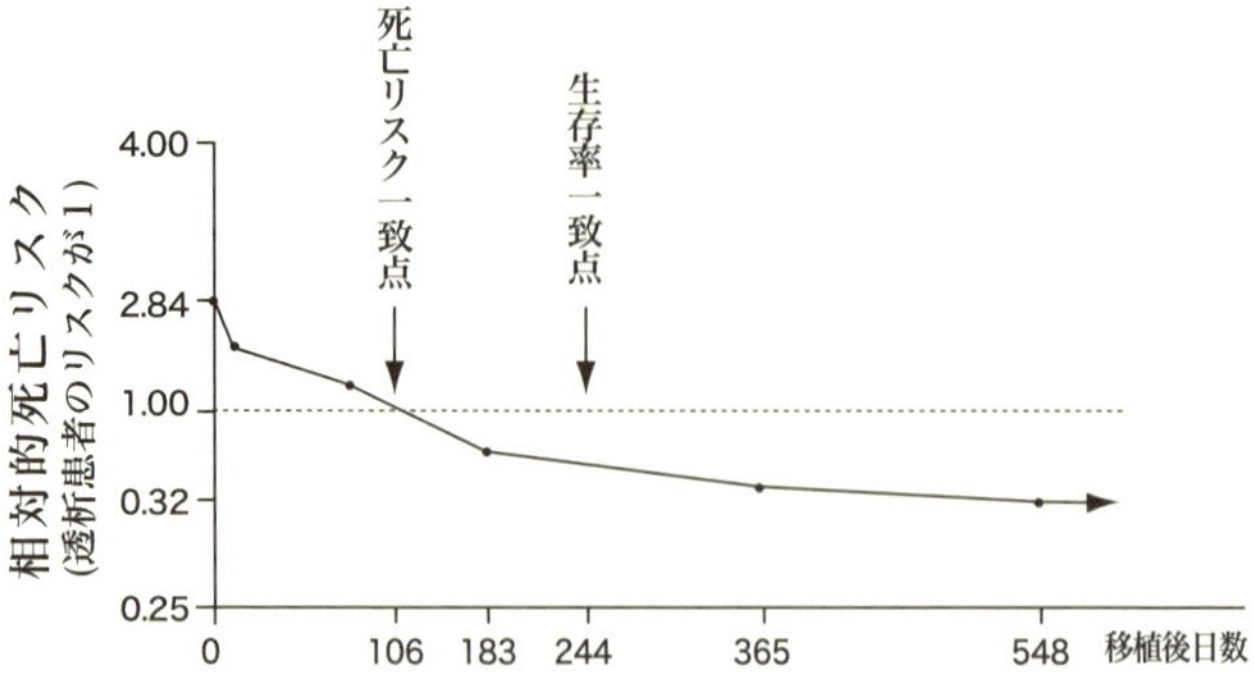

図 5-3 術後一年間の移植と透析のリスク比較（文献 33 より）

この論文については、二点ほど触れておかなければならない。まず、九一年から九七年までの米国人患者を対象にして、九九年に出版されたやや古い研究であること。今はこの頃より移植による死亡リスクは改善されている。また一方では、わが国の透析の成績が米国にくらべると、格段に優れていることなども考慮に入れてよむ必要がある。

ここで、簡単に拒絶反応についてみておく。移植された臓器は他者であるから、レシピエントの免疫系は拒絶反応で他者を排除しようとする。拒絶反応には、急性拒絶と慢性拒絶がある。急性拒絶反応には、①超急性拒絶といって分単位ではじまる激烈な拒絶反応があり、②急性拒絶は日単位、週単位で進行し、③三ヶ月以降におきるのが遅延型急性拒絶である。④慢性拒絶は年単位で徐々に進行する拒絶反応である。[34] 移植後一年以内が勝負どころというのも、拒絶がその期間に集中することから理解されよう。なお、生体ドナーのリスクについては、第三章⑦（67頁）でも述べてある。

❹移植された腎臓の寿命は？

移植すれば長生きできるといっても、折角の移植腎の機能が失われてしまえば、もとの木阿弥、患者さんは透析にもどるほかはない。いったい移植された腎臓は何年保つのだろうか。六〇、七〇年代、移植腎生着率は低かったが、米国などではパイがまだ大きかった。拒絶されれば次のを植えるさと鷹揚にかまえて、提供腎はディスポ腎（使い捨て腎）などと陰で呼ばれていた。

わが国ではそんな贅沢は許されず、折角生着した腎臓がいつ機能廃絶に向かうか、患者さんたちは不安な毎日をすごしていた。髪の毛一本で吊された頭上の剣におびえるダモクレス症候群である。[35] そのため拒絶がおきても無理をして粘りにねばって、下手すると免疫抑制剤の副作用で命をおとしていた。幸いなことに八〇年代に始まり、進化し続けてきた免疫抑制医療に背をおされて、患者生存率も腎生着率も年毎に伸びている。〇一年以降については、

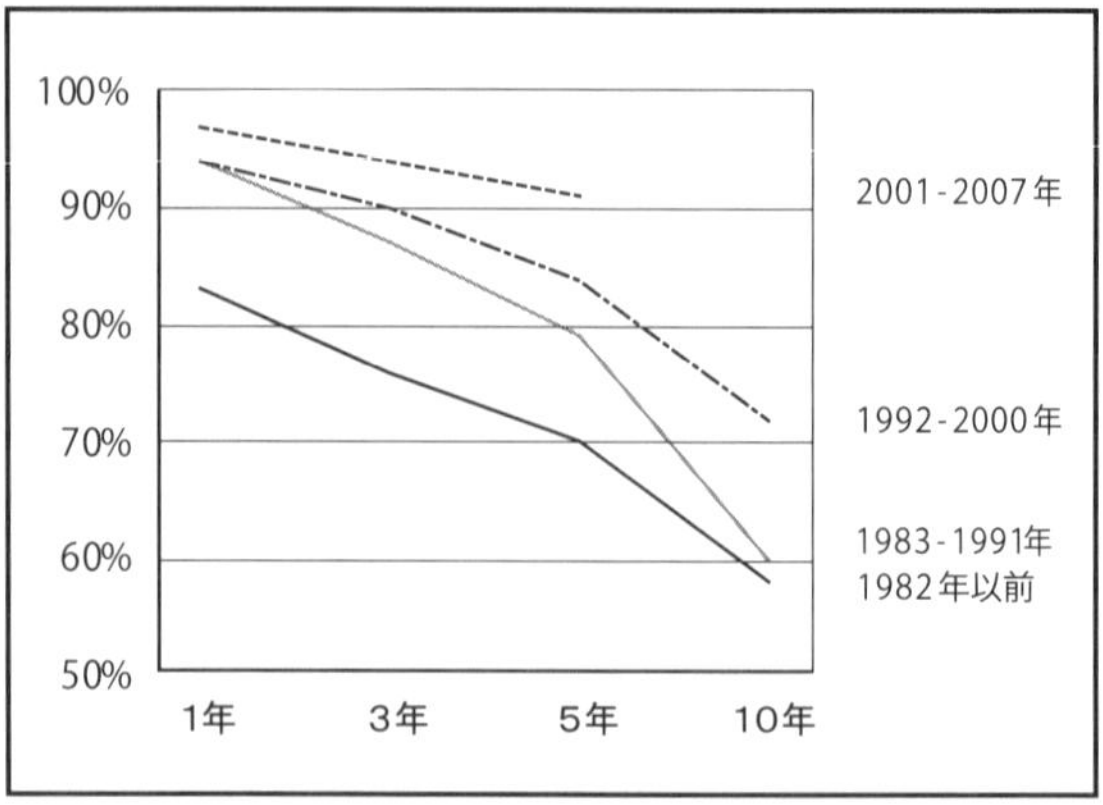

図 5-4　年代別生体腎生着率（文献 36 より）

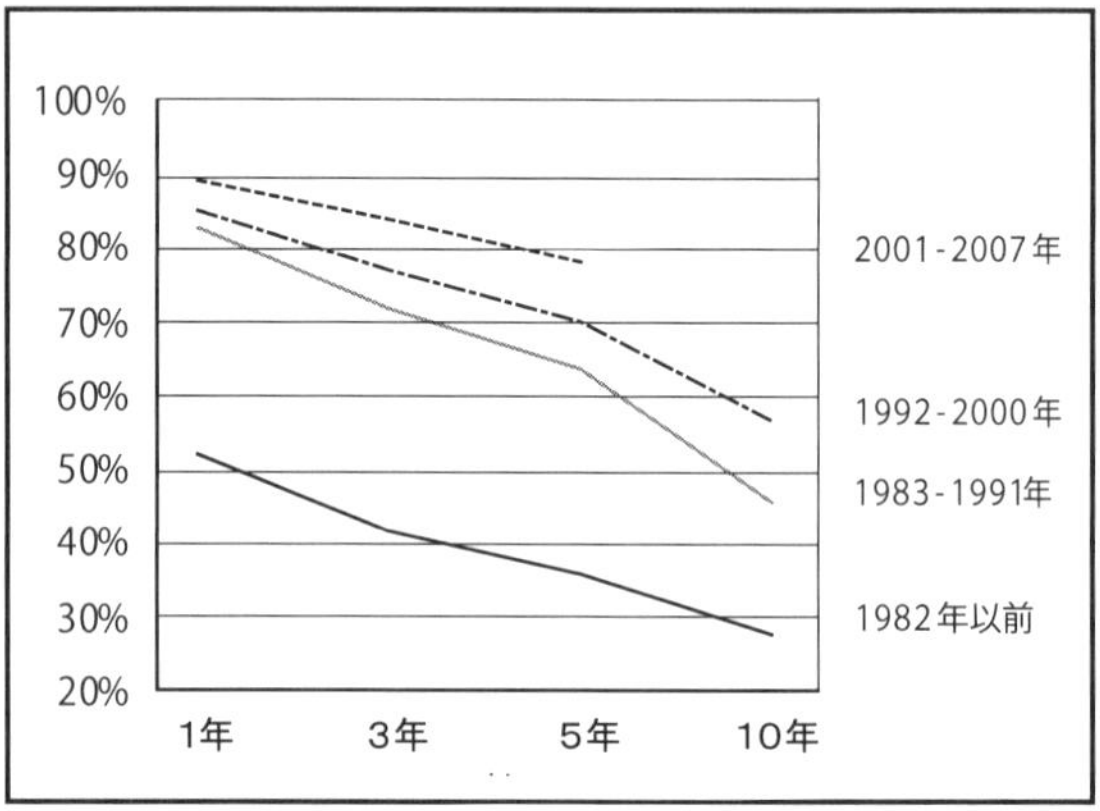

図 5-5　年代別死体腎生着率（文献 36 より）

表 5-1　腎移植患者の生存率と生着率（2001-2007 年）

（文献 36 より）

	症例数	1 年後	3 年後	5 年後
生体腎移植生存率	4754	0.983	0.973	0.959
生体腎移植生着率	4730	0.970	0.942	0.907
死体腎移植生存率	945	0.954	0.922	0.891
死体腎移植生着率	919	0.892	0.837	0.778

生体腎移植の五年生存率は九五・九%、死体腎でも八九・一%であるし、生着率もそれぞれ、九〇・七%、七七・八%の好成績である（表5-1）。死体腎移植患者の生存率（図5-2）や生着率（図5-4と5-5）[36]が、生体腎移植に劣るのは、死体から腎臓を取りだすまでの時間（温阻血時間）がどうしても長くなるために、腎組織が余計に障害をうけるからである。

日本の成績をアメリカとくらべてみると、五年生存率で、アメリカの生体腎移植では九一・〇%、死体腎移植の場合は八一・九％であるので、日本の成績のよさは歴然としている。[37]

そうはいっても、いまの技術水準では、わが国の慢性腎不全の子供がほぼ平均寿命を全うしようとするなら、少なくとも三回か四回くらいは移植を必要とすることになる。それは現状ではとても無理な相談である。

実際に多くの移植者が折角植えた腎臓をまた失うのではないかとおびえている。移植腎が拒絶、あるいは機能廃絶におちいった患者さんの苦悩は深刻だ。その絶望感から自殺をはかる人さえいる。移植後の不安・うつ、再透析になった患者さんのうつなどについては春木繁一氏の著書を参考にされたい。[38]

いちど拒絶されれば、次の移植腎がみつかるまで血液透析か、腹膜透析に頼って生きていくほかに選択肢はない。血液浄化療法という母港で移植のチャンスを待つのであるが、港からの船の出入りがスムーズにいくのが理想だ。

一九八三年の一〇月、ループスと診断され、二年後の一〇月には透析の宣告。ああ、嫌な一〇月。一六歳で透析を始めたけれど、半年してお母さんが腎臓を贈ってくれたの。でも二年後に拒絶。その時は大学二年生。腎臓なんてすぐ見つかるわ、とたかをくくっていたけど、二〇代をずっと器械に繋がれるとは思わなかったわ。だって二回目の移植は、移植した日に血管がつまってアウト。

一九九九年のこれも一〇月、電話が鳴り、フルマッチの腎臓が出たとの通知。震えたわ。怖かったの、心配で、なんともいえない気持ち。でも命のギフトとしてうけいれた。それは、簡単じゃなかったわ。だって、誰かが死んで、その家族は嘆き悲しんでいるのよ。でも、嫌でたまらなかった透析から解放されて、新しい人生を掴んだの。大学へ帰って修士号とニューヨークの教員免状をとり、教員をして五年八ヶ月、婚約したのよ。式はいつだって？　もちろん一〇月よ。大好きな一〇月。[39]

この「一〇月」はあるアメリカ女性の闘病記である。待機期間が長いといいつつも、まてばその日はやってくる。わが国の透析患者さんはどう読まれるのだろうか。港からの船の出入りがスムーズにいくためには、移植医と透析医の協力と緊密な連携が欠かせない。わが国はそれがほとんど果たせていない実情にある。移植法が改正された以上は、両者の協力を支える制度的なメカニズムが、早急に確立されなければならない。

5 機能不全におちいった日本の慢性腎不全治療システム

再移植への待機期間は短いほどいい。短い待機期間で円滑に再移植がうけられる制度が、透析と移植の成功した相補システムである。その確立を欧米先進国は模索してきたが、同時にそれは、このシステムのハードルの高さに苦しむ過程でもあった。

極小パイにあまんじる透析王国としての日本の姿は、すでに第二章①（30頁）に示したが、透析と移植の補完という理想からはほど遠い実態が一目でわかる大変すぐれたデータ図が、日本移植学会から提供されている（図5-6）。[40] この図は、多くの興味深い事実を物語っているのだが、まずは透析と移植の相補関係に的をしぼって考えよう。そこで目につくのが、透析患者はどんどんふえ続けるのに、献腎の移植希望者は一向にふえないどころか、九四年を境として減少にむかっている、という第二章①（30頁）でも指摘した現象である（図2-2）。図5-6のスタートの年、一九七八年に注目しよう。この年末の透析患者数は二七、〇四八人である。[41] 腎移植患者待機数は、問題があるのだが、[42] この図から一応一二、〇〇〇人と読んでおく。そうすると、この時点では、透析患者の約四四・四％が、相補システムにポジティブなイメージを持たれていて、登録しておけばいずれ移植をうけられるのでは、と将来に期待をよせていたと判断される。七〇年代は、まだ免疫抑制剤サイクロスポリンが普及していないので、移植成績が良くはなかったし、移植病院も限られていた。それでも移植にふみきった人々は、腎移植にそれなりの知識があり、かつ家族内にドナーがいる人々だった。

八〇年代に入って生着率が改善し、わが国の腎移植数も一〇年間は増加するのだが、この図によると、献腎の移植を希望する患者さんはほとんどふえなかった。

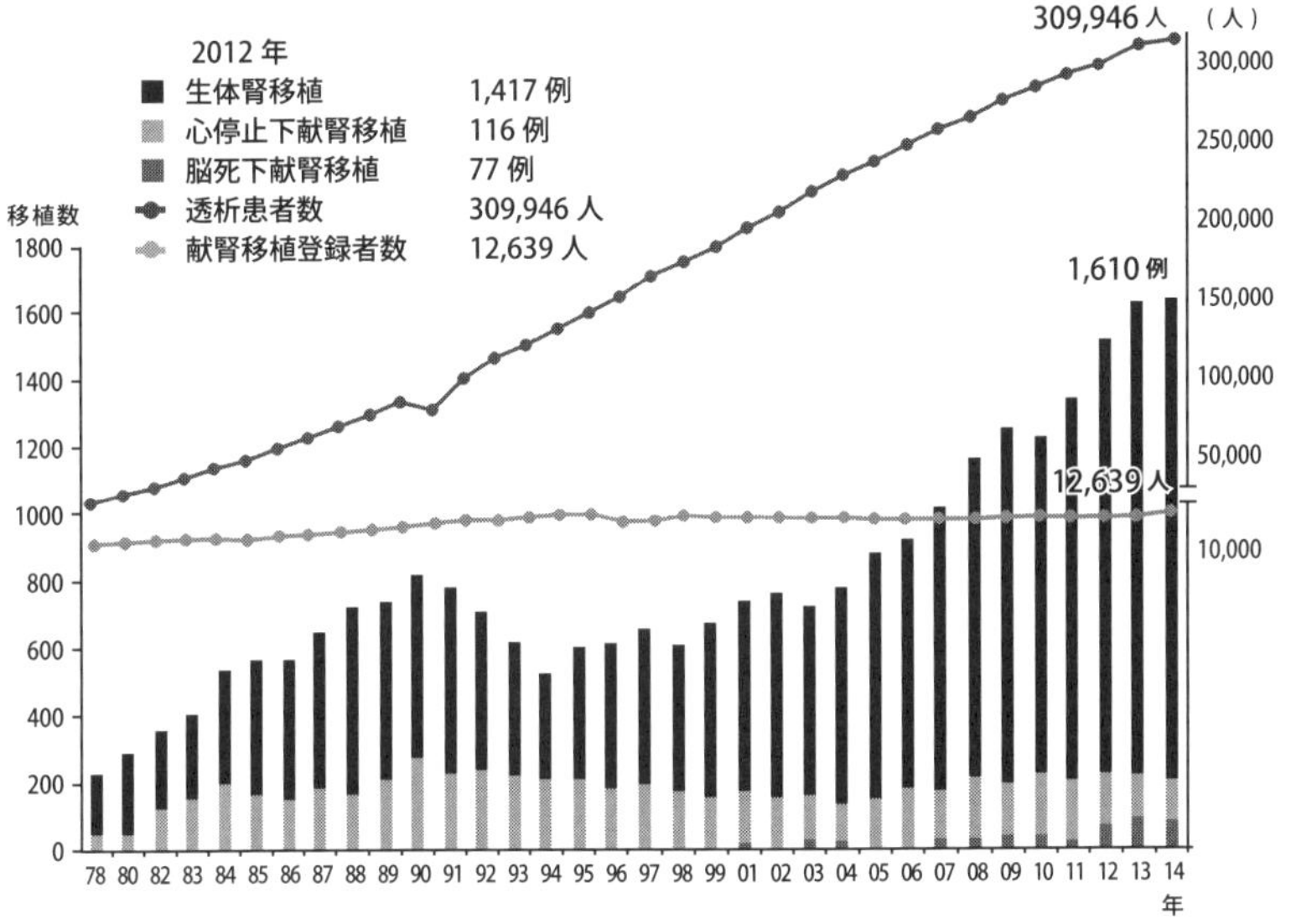

図5-6　日本移植学会による過去34年間の慢性腎不全医療の実態（文献40より）

一三年末の透析患者数は三一四、一八〇人、移植登録者数は一二、七五七人[43]であるから、透析患者さんの四・〇%しか待機リストに登録していない。わが国の相補システムに期待をよせる患者さんは、比率的には、三五年間で一〇分の一以下に減ってしまった。

透析と移植が補完しあって、慢性腎不全の治療をスムーズに遂行するというシステムの構築に、わが国はものの美事に失敗したのである。

「宝くじは買わなければ絶対あたらない、でも買っても滅多にあたらない」[44]と腎臓医の齋藤和英氏が、歎かれているのだが、腎臓神経医《サイコネフロロジスト》の春木繁一氏も死体腎移植を登録している透析患者のお気持ちを次のように代弁している。

「いつ死体腎がでるか」、「一生透析か」、「宝くじに当たるようなもの」（余談になるが、実際、毎回毎回宝くじを買って、その結果｛高額当籤｝と死体腎に出会える確率を身をもって比べている患者がいる。この間は一〇万円が当たったけれど、腎臓にはまだ当たらない―と言っていた）、「非常に淡い期待で登録をした」などの声が圧倒的である。日本で死体腎移植に出会える可能性については「宝くじに当たるよりもずっとひくい」と思っている。[45]

六〇年代に透析を導入したときに聞かれたあきらめ節しか、移植待機者の世界からは聞こえてこない。九二年の脳死臨調答申以降は、献体移植をあきらめて、生体腎移植になだれこんだ歴史を、正確に図5-6は再生している。

6 私の腎移植小史

ここで、図5-6を見ながら、私なりの腎移植の歴史を思いおこしてみよう。

日本で最初の生体腎移植（夫婦間）は、六四年に東京大学の木本誠二氏によって行われた。[46] その前年ジョセフ・E・マレーが、アザチオプリンを免疫抑制剤として使用して好成績をえたことに触発されたという（手術助手を勤められた太田和夫氏談）。

六六年から六七年にかけて、私はユタ大学メディカルセンターで、コルフの人工腎臓やお隣のデンヴァーでのスターズルの腎移植について、鮮烈な初体験をした（第二章⑦ 48頁）。

翌六八年には、日本脳波学会の脳波と脳死に関する委員会が発足し、臓器移植研究会が「臓器移植法要綱試案」をだし、ハーバード・アドホック委員会がレポート「不可逆性昏睡の定義」を発表した（第七章⑦ 200頁）。日本でも脳死移植への準備がスタートしていた。しかし、同じ年の和田移植事件から雲行きがおかしくなる（第六章④⑤ 170・172頁）。

それでも腎移植への道筋は、七〇年代の中頃から整えられて行った。七五年に実質的には横濱倉庫社長小紫芳夫氏の個人事業であった社団法人腎臓移植普及会（九五年に形式的には公的な日本腎臓移植ネットワークとなり、臓器移植法制定後の九七年に日本臓器移植ネットワーク：JOTに改組）が設立され、旧厚生省と協力関係を築いていったが、国側の主体的な動きは緩慢でイニシャティブはワンマンの小紫氏が握っていた。[47] 七六年に東京女子医大の太田和夫氏らによって、腎移植医の準学会である腎臓移植臨床検討会が死体腎移植にとり組むことを決議。七七年からドナーカードが発行されて、ドナー登録がはじまった。

七七年は私どもの市立宇和島病院で第一例目の生体腎移植が行われた年でもあった。八一年には、移植例が一〇〇例に達したのを記念して、中四国、九州、沖縄から意欲ある若い先生がたの参加をえて、「宇和島シンポジウム―本邦における腎移植―その現実と展望」を開催した。シンポジストには、東京女子医大教授太田和夫氏、ウイスコンシン大学臓器獲得保存センター主任ロバート・ホフマン氏、香川大学教授緒方真澄氏、全国腎臓病患者連絡協議会事務局長小林孟史氏に依頼した。私は、脳死移植を拡充する一点に問題を絞った。もちろん、それに成功したわけではなかったが、われわれのやり方は宇和島方式と呼ばれた。私は一粒の種をまいた、と思っていた。

八八年からは、各地に腎バンクや地方腎移植センターが設立され、九〇年に腎移植推進員（コーディネーター）が一四ヶ所の地方腎移植センターと、五ヶ所の救命救急センターに配備された。この年には脳死臨調がスタートする。脳死移植への環境整備が一見着々と進んでいるようにみえた。脳死体からの腎摘出はかなりな数に上っていたし、脳死についての考えも、法学者中山研一氏が八五年の時点でまとめられたわが国の代表的法学者の脳死論は、脳死是認派はいうまでもないが、慎重派の学者でも条件つきなら脳死を容認していると解釈できる内容になっていた。[48]八八年には日本医師会生命倫理懇談会の「脳死および臓器移植についての中間報告」が、日本医師会理事会で承認された。

このような流れのなかで、ようやく日本移植学会の動きが表面化してくる。八五年、厚生省の「脳死に関する研究班報告」が出たのをうけて、[49]八六年に日本移植学会は会員に臓器移植の指針を配布し、今後のガイドラインとするよう要請した。[50]

社会への学会アピールは、当時の移植学会長ご自身が先頭にたたれて、八八年四月から九月まで全国一四ヶ所で、公開脳死シンポジウムとして行われたが、その目的は「具体的な形でコンセンサスをうることを目標とせず、医療サイド、患者サイド、一般市民が対等の立場でそれぞれの問題点をぶつけ合い、お互いによく分かったというところまで語り合うことを目標とした」とされていた。[51]

私はある公開シンポジウムに出席して驚いた。

わざわざ移植学会長がおみえになって開会のご挨拶をなさる。脳死についても触れられたが、まことに遠慮がちなとしかいいようのない、控え目なご主張だったと記憶している。次にお医者さんが脳死についての医学的な説明をされるのだが、難しすぎて一般のかたがたの理解を越えているのじゃないか、と心配になる。そのあとで、本当に肝をつぶした。恰幅のいいお坊さんが、自信ありげに、長々と反脳死論について熱弁をふるわれたのである。お説教なれしたお坊さんのお話は面白く、人々の腑にストンとおちる。この脳死シンポジウムでは、恐らく脳死反対者となられた聴衆が随分といらっしゃったのじゃないか、と心配になった。「対等の立場」で「お互いによく分かった」どころじゃなく、お坊さんの一人勝ちじゃないかと呆れた。私のこの一経験をもって、すべてを律する勇気はさらさらないけれど、他の会場の状況などを聞いてみると、ニュアンスの差こそあれ、学会関係はかなり腰がひけてるな、という印象を強くもったのも事実であった。

学会の先生方が遠慮がちになった最大の理由は、八五年以降、脳死移植を行った移植医をターゲットにした刑事告発が相次ぎ、移植医受難の時代に入ったことにあった（第六章⑦ 179頁）。移植医たちは和田移植の苦い思い出を反芻しながら、萎縮しきっていたので、それが脳死移植推進キャンペーンに影を落とすことになった、と私は解釈した。

舞台はそれなりに整えられていったのに、舞台上の現実はきびしかった。図5-6にもどってみよう。八九年をピークとして急速に腎移植数は減少し、脳死臨調の翌九三年にはピーク時の六四・四％になっているのだ。もとに戻るのにほぼ一四、五年の歳月を必要としたが、その間移植の主流が献腎から生体腎へと変質していった。

移植数減少の背景では、移植医の減少と移植施設の衰微が平行して進行していた。ＪＯＴによると、一二年の全国移植施設数は一四二であるが、[52]九八年の厚生省の発表では、当時三八三の移植病院があったというから、この十四年間で数字面では半分以上減っていることになる。[53] もっともこの三八三病院のうち移植可能なものは半数以下だったので、[54] この十四年間は無為にすぎた年月だったということができよう。そしてこの無為の十四年間に日本移植学会に所属する移植医の数が激減している。[55] 九五年の四、一一〇人を頂点として漸減し始めて、〇八年には二、三三四人、実に四三％強の減少である。

移植数が減り始める九〇年は、脳死臨調がスタートした年であった。おそらく移植医の先生方は、非公開であった臨調の脳死是非論に耳をそばだてていたに違いない。もれ聞こえる丁々発止の大激論の激しさに、そして、あからさまに水面上のメディアで表明される猛烈な脳死批判論に、身をすくませてしまわれたのではないかと想像される。

それに下手に臓器を取りだせば、うの目たかの目の告発グループの餌食になる。ましてや脳死移植はやばいぞ。ここはしばらく、脳死臨調答申がでるまでは静観するにしくはなし、と洞ヶ峠を決め込まれたのではなかったか。和田移植の後遺症と、相次ぐ脳死移植告発が脳死移植だけでなく、移植一般の芽をつんでいったと考えられる。

〇六年に、いわゆる病腎事件がおきて、私は厚労省の医系技官と接触する機会があった。かれらは日本の脳死腎移植が九九年から始まったと主張するので、私の頭は少々混乱してしまった。帰宅して移植学会のHPにある図5-6を見て再度驚歎した。なるほど技官たちの言うとおりである。一体、九六年の臓器移植法制定までに、何例の脳死下腎摘出がなされていたのか。私のおぼろな記憶でも、一九七〇年代から、八〇年代にはかなりの脳死腎移植が報告されていた。このことについて、改めて太田和夫氏におたずねしたところ、調査報告書を二篇送ってくださった。その一つは八〇年から八五年までの統計で、[56] 死体腎移植を行った施設の五一％が脳死体からの腎摘出であったと報告していて、もう一つの八四年から八八年までの統計では、[57] 死体腎移植を行った施設の四八％が脳死腎移植だったとしているのである。いずれも移植学会機関誌に掲載されているのだから、学会公認の記録であるはずだ。また、日本臓器移植ネットワークのメンバーが発表した論文にも、七三、七四、七五年には「心搏動のある死亡ドナー」つまり脳死患者からの腎移植があったと明確に記述されているではないか。[58] かつて権威ある学会誌に掲載されている歴史的な事実が、いまの移植学会から提供されている図5-6に反映されていないのは、どういうことなのであろうか。歴史の歪曲ではないか。合理的な説明がなければ、後世の日本医学史研究者は私同様混乱するにちがいない。

話はもどって、脳死臨調答申には少数意見の並記があったにせよ、私どもはいよいよ脳死腎移植の時代がやってくる、と院内の整備に手をつけていた。県の腎移植推進員に相談しながら脳死判定プロトコル、脳死患者発生時の地方腎移植センターとの連絡方法などの手順を確認していった。思いがけないことに、日本腎臓移植ネットワークから院内コーディネーターの補助金を出してもらえることになった。私が申請書類を受け取りに行った事務所は小紫芳夫氏の関係するビルということだった。母親の腎臓をもらった移植者のお嬢さんがフロリダへまで勉強に行って、コーディネーター役を引きうけてくださった。

九七年私は日本臓器移植ネットワークの中四国ブロック地域評価委員会委員を拝命した。そのことを名誉に感じた私は、席上、意気ごんで今後の運動方針、特に脳死移植の啓蒙活動について提案をおこなった。私なりに考えていたことが、色々あったのだ。

「もう、その段階はすぎましたよ。必要ないでしょう」

指導的なお立場の先生の一言に、私は絶句するとともに、力が萎えるのをおぼえた。

中四国地方で自然発生的にうまれていた、移植医たちの、その所属病院の、小さなネットワークの泡々は、権威と形骸だけの大きなネットワークの波に、次第にのみこまれて消えていくのであった。[59] 小さなネットワークの若い移植医たちは、多忙な臨床の合間をぬって靴底をすりへらしながら、もちろん自前で、脳死教育、献体宣伝活動をやっていた。彼らの意欲あふれる情熱に水をさしたのが、東京で官僚的に運営されるネットワークに一極集中的に臓器を集めるという、トップダウンの強権的システムであった。目の前で苦しんでいる患者を救うことはもう絶望的だ、と地方の移植医たちは暗澹となった。世界的に移植ネットは地方のマイクロネットをたばねつつ、ボトムアップに成長してきた（第三章③ 58頁）。だが明治維新以来の悪習になじんだ日本人の官僚的発想では、そうはならなかったのである。

追い討ちをかけるように、臓器移植法制定を目前にして、何としたことか、院内コーディネーターの補助金制度が廃止になったのだ！。ああ、お国はやる気がないのだな、とやっと気がついた。六六年のユタで燃え始めた脳死腎移植の火は、九七年の宇和島で消えたのである。こうして我々の病院でも生体腎移植が主流になってしまった。

生体腎移植に抵抗がある私は、廃棄腎移植は、世界の移植の歴史からしても（第七章⑤ 194頁）、当然のことだと理解していた。あの病腎事件のとき厚労省から意見書提出を求められたので、廃棄腎の利用は理にかなったことで倫理的にも問題のない趣旨の意見書を提出したが、なんの反応もなかったのが残念である。

それにしても、第三の移植[60]としての修復腎移植（第三章⑫ 85頁）の禁止が患者さん方のガラパゴス島からの脱出を妨げている現実には、憤りを抑えることができない。生体腎移植の問題点を剔抉され、修復腎移植の可能性を生命倫理学者として実証的に研究されている高木美也子氏の諸論文を読むとき[61]、ひとしおその感を強くする。

7 なによりも情報遮断をとりはらうのがまず第一歩

秋山暢夫氏は、わが国の透析・腎移植のパイオニアのお一人だが、九一年に出版された著書に、こう書かれている。「これまで移植医が、腎移植のありがたみを社会に向かって、積極的に主張する点で欠けるところがあったとすれば、それは透析患者さんの数に比較して、移植の恩恵を受けられる人の数があまりにも少なく、かなわぬ夢だけを患者さんに持たせることがはばかられたからである[62]」。移植医として苦労された医師が、患者に対する情報遮断宣言ともいえる文章を書かなければならないのは、悲劇的ですらある。

それから二〇年たった二〇一〇年の五月、ある移植外来に定年すぎの男性が、娘さんを伴って現れた。

「私は透析をしてまいりましたが、移植には、四、五百万円要ると聞いていました。先月、ぶじ定年退職をして、退職金も手に入りましたので、それで娘の腎臓を貰って移植したいのです」

信じられないことだが、このかたは移植に保険がきかないと考えておられたのだ。唖然とした担当医の問いかけに、患者さんは答える。透析導入のときにも、そのあとも、いっさい腎移植の話が主治医からでることはなかったし、透析患者さん仲間では、移植の話をするのさえはばかられる雰囲気だった、という。

透析医療について、一〇年に書かれた北米の総説をみると、透析上の留意点を一二ヶ条にわたって列挙しているが、その一一番目には、透析医は移植についての患者教育をおこなうだけでなく、移植のチャンスを逃さない配慮をしなければならないとしている。[63]

実はこのような倫理規定を設けなければならない事情がアメリカにはある。アメリカは数からすると、世界一の透析超大国なのである。総数で六、〇〇〇前後といわれるアメリカの病院の一七%くらいが、[64]株式会社などの利益追求型病院である。ここでは配当をよくするための努力がなされていて、固定利益をうむ透析患者を手放したがらない。そのせいか、全米の慢性腎不全患者の六七%がこの種の病院で透析をうけている。[65]

特に医療知識に乏しい黒人やヒスパニックが、移植へのチャンスを与えられず囲いこまれているのだと、黒人アクティヴィストのミシェル・グッドウィン教授は指弾する（第十章⑨282頁）。[66]ジョンズ・ホプキンス大学の研究者によると、移植待機リストへの患者登録については、非営利病院のそれを一とすると、利益追求型病院では〇・七四、つまり非営利型に比べ二六%少ないだけでなく、死亡率は非営利型に比べ二〇%高いという。[67]営利施設と非営利施設を比較した一〇論文を総合して、非営利施設では死亡率が八%ほど高くなるとするメタアナリシスもある。[68]

ではわが国ではどうなのか。少し古く数字も概数だが、山上征二氏の論文では、[69]透析導入の六一%は国公立病院で行われるが、維持透析は逆転して、七八%が私立のサテライトである。もちろん日本には株式会社の医療施設はないうえに、お医者さんも患者教育は熱心だし、患者会などを通して患者さんがたは豊富な透析知識をお持ちだから、アメリカのような事態になる心配はない。

それでも、移植情報開示についてては、アメリカのほうが上を行っている。わが国の腎移植をうけた患者さんを対象にした調査では、透析の導入前に腎臓専門医から「移植というオプションもある」と告げられたのは、二〇%にもみたないという惨状で、[70]情報が遮断されているというほかはない。情報遮断の問題は、医師と患者のそれぞれの側から検討する必要のある深刻だが、避けて通れない課題である。

まず、医師の側である。近くに移植施設もなく、「かなわぬ夢を」[71]患者さんに見させる魔術を持ちあわせていない透析医が、真剣にこの問題にかかわる意欲をそがれてしまうのは、まことにもっともなことである。それにたびかさなる透析診療報酬の抑制で、透析医療は経営不安に曝されている。それは大病院でも、末端のサテライト透析クリニックでも同じである。ここで透析患者さんが減れば、自分の経営責任はどうなるのか、従業員をどうするのか、と心配の種はつきない。

自治体病院の透析専門医が、透析患者をサテライトに紹介する見返りをうけて、収賄罪にとわれる事件が発生することがある。〇六年豊橋市民病院で、〇七年広島県立病院で透析部門のチーフ医師が起訴され、二人とも収賄罪として執行猶予つきの有罪判決がくだっている。公務員が関係しない場合は収賄罪が成立しないから、公務員法にしばられない公・私的病院・診療所などでは、類似の行為は犯罪を構成せず、水面上にあらわれることはない。大阪毎日新聞に報道された事件（第二章⑦ 48頁）は表面に出たという点では、極めてまれなケースといえよう。こうした事件がおきるのは、透析導入病院が国公立病院に、維持透析が私的病院か零細な透析サテライトに偏っているためである。

患者サイドにも、単純ではない事情がある。透析施設の患者たちは、お互いに一種の連帯感で結ばれている。そのなかから移植へぬけだし、自分だけがいい目をみたという、戦場から生きてかえった兵士の贖罪感から抜けだせない移植患者もいらっしゃる。移植をうけて、かつての透析施設に挨拶にいっても、透析中の患者さんをさけ、院長室などでこっそりとスタッフに報告されるという。[72] ましてや、かつての透析仲間に移植のよさを宣伝するような残酷なことはできない。

このような現実が、ＧＮＰ世界第三位のわが国にあるのは残念だ。移植への選択肢が退化しきっているガラパゴス島の現実を直視していただきたい。

1 USRDS, 2009 ADR Reference Tables, C14, 2010. http://www.usrds.org/reference.htm, accessed 2010/06/08

2 二〇〇六年度血液透析患者実態調査報告書、二九頁、社団法人全国腎臓病協議会、二〇〇七年。

3 Peitzman SJ "Dropsy, Dialysis, Transplantation", p139, The Johns Hopkins Univ. Press, 2007.

4 Peitzman SJ, ibid., p 3. 一九世紀以降の英米ではブライト氏病と呼ばれ、わが国では腎臓病と呼ばれた。

5 近藤俊文『カルテの余白』二一六頁、岩波書店、二〇〇七年。

6 同右書「ほたる火」二一六頁。

7 代表的な症状として、①ドライ・スキン七二%、②倦怠感・脱力感六九%、③皮膚の掻痒感五四%、④骨・関節痛五〇%、⑤口渇四九%などがあげられている。（Weisbord SD et al., Prevalence, severity and importance of physical and emotional symptoms in chronic hemodialysis patients, J Am Soc Nephrol 16: 2487-2494, 2005.）

8 太田和夫編著『人工腎臓の実際』改訂第五版、一八二頁、南江堂、二〇〇五年。

9 ①透析低血圧症、②不均衡症候群、③透析器材の不適合、④透析に対する心因反応（透析治療に対するショック、挫折感、絶望感）などをいう。

10 太田和夫編著、前掲書、一八三―一八六頁、二〇〇五年。

11 Stenvinkel P et al., Are there two types of malnutrition in chronic renal failure? Evidence for relationships between malnutrition, inflammation and atherosclerosis (MIA syndrome),Nephrol Dial Transplant 15: 953-960, 2000.

12 金田浩他『1回6時間以上の長時間透析と限定自由食』三五頁、東京医学社、二〇〇八年。

13 日本透析医学会「図説　わが国の慢性透析療法の現況　２００９年１２月３１日現在」、一九頁。

14 中野広文「維持透析患者に対する低効率透析」『血液浄化

療法２００９』三〇八—三一一頁、東京医学社、二〇〇八年。

15 田中進一他「短時間連日血液透析・夜間連日血液透析」同右書三二四—三二九頁。

16 金田浩他「1回6時間以上の長時間透析と限定自由食」同右書三三〇—三三五頁。

17 小川洋史「在宅（家庭）透析」同右書三三六—三四0頁。

18 佐藤隆「On-line HDF」同右書一四三—一四六頁。

19 この問題の総説は Himmelfarb J, Ikizler T, Hemodialysis, N Engl J Med 363:: 1833-1845, 2010 を参照。

20 木野恭子「低温透析」『血液浄化療法２００９』三一二—三一四頁、二〇〇八年。

21 伊丹儀友他「遅れに遅れた on-line HDF の認可」臨床透析二七号、七七—八五頁、二〇一一年。

22 柴垣有吾「末期腎不全治療のオプション提示」日腎会誌四六、三五〇頁、二〇〇四年。

23 Raine AEG et al., Report on management of renal failure in europe, XXII, 1991. Neph Dial Trans Suppl. 2, 7-35, 1992.

24 柴垣有吾、前掲論文、同頁、二〇〇四年。

25 Sanal A, "New Organs Within Us: Transplants and the Moral Economy" p 30, Duke Univ. Press, 2011.

26 柴垣有吾、前掲論文、同頁、二〇〇四年。

27 Dew MA et al., Does Transplantation Produce Quality of Life Benefits?: A Quantitative Analysis of the Literature, Transplantation 64: 1261-1273, 1997.

28 日本移植学会「臓器移植ファクトブック２００９」および日本透析医学会「図説わが国の慢性透析療法の現況２００９年12月31日現在」から作成。

29 Wolfe RA et al., Comparison of mortality in all patients on dialysis, patients on dialysis awaiting transplantation, and recipients of a first cadaveric transplant, N Engl J Med 341, 1725-1730, 1999.

30 Gill JS and Pereira BJG, Death in the first year after kidney transplantation: Implications for patients on the transplant waiting list, Traansplantation 75: 113-117, 2003. この論文は九五年から九七年を研究期間としているので、今の腎移植者の死亡率はもっと低下している。

31 Rao PS et al., Renal Transplantation in eldery patients older than 70 years of age: Results from the scientific registry of transplant recipients, Transplantation 83:1069-1074, 2007.

32 Goh A, Graft survival trends in kidney transplants: An analysis of the UNOS database, in "Clinical Transplants 2009", p52, Terasaki Foundation Laboratory, 2009.

33 Wolfe RA, op.cit., p 1727, fig.2, 1999 を改変。

34 Nankivell BJ and Alexander SI, Rejection of the kidney allograft, N Eng J Med 363:1451-1462, 2010.

35 春木繁一『透析か移植か—生体腎移植の精神医学的問題』一一二頁、日本メディカルセンター、一九九七年。

36 日本移植学会「臓器移植ファクトブック２００９」一九頁。

37 2009 OPTN/SRTR Annual Report, Chaptor 1, page 4. http://www.ustransplant.org/annual_reports/current/default.htm,(accessed 23/11/2011)

38 春木繁一前掲書、一六一―一八一頁、一九九七年。

39 Persichetti D, "October", National Kidney Foundation. http://www.kidney.org/transplantation/transAction/shareShowStory.cfm?storyID=118, accessed 2011/27/05

40 日本移植学会「移植ファクトブック２０１５」二六頁。

41 日本透析医学会「図説 わが国の慢性透析療法の現況 ２００９年１２月３１日現在」三頁。

42 太田和夫他「ディスカッション 腎移植への提言：透析医から、移植医から」、今日の移植一九，日本医学館、二〇〇六年の二七一頁では、七八年の待機リスト上の患者は八三三人となっている。

43 二〇一五年の日本臓器移植ネットワークＨＰと日本透析医学会ＨＰによる。

44 齋藤和英「高齢・長期透析患者に対する腎移植の効果と限界」、腎と透析五九号、一〇二六頁、二〇〇五年。

45 春木繁一前掲書、三一頁、一九九七年。

46 稲生綱正「腎臓移植」「日本移植学会２０周年記念誌」一〇九頁、一九八六年。

47 小紫芳夫『命の架け橋 臓器移植―長かった三十年の道程』ワイ・エス・ケー、二〇〇二年。

48 中山研一「わが国の法学界における脳死論」中山研一著『脳死臓器移植と法』一五―三六頁、成文堂、一九八九年。近藤俊文「愛媛県医師会報」一九九二年（中山氏の論文を要約）。

49 竹内一夫『脳死とは何か』七八頁、講談社、一九八七年。

50 秋山暢夫『臓器移植をどう考えるか』一四〇頁、講談社、一九九一年。

51 同右書、一四一―一四二頁。

52 日本臓器移植ネットワークＨＰによる。accessed 2013/03/03.

53 Watts J, One year on, Japan has yet to accept organ transplantation, Lancet 352: 1837, 1998;Lancet 354: 229, 1999.

54 Watts, J, ibid. 1837.

55 二〇一一年学会事務局問いあわせ。

56 太田和夫他「わが国における死体腎提供の現況と問題点―アンケートの結果より―」移植二一巻、一五三―一五八頁、一九八六年。

57 太田和夫他「わが国における死体腎提供の現況と問題点」移植二五巻、四五七―四六一頁、一九九〇年。

58 Teraoka S et al., Outcomes of Kidney Transplants from non-heart-beating deceased donors as reported to the Japan Organ Transplant Network from April 1995-December 2003: A multi-center report, in "Clinical Transplants 2004", Cecka and Terasaki eds,

pp 91-102, 2004. 脳死腎移植の記載のあるのはこの論文の Figure 1 (p91)。

59 近藤俊文「移植ことはじめ」ミクロスコピア 第二五巻、一六－一七頁、二〇〇八年。

60 私の言う廃棄腎は今は修復腎と呼ばれている。

61 Takagi M, Investigation on Perception of Living Donors regarding Spousal Renal Donor Transplantation, J Life Sciences 7: 1134-1142, 2013; Gender Bias in Living Donor Kidney Transplantation in Japan: a Questionnaire Survey in Spousal Renal Donors, Int J Soc Science and Humanity 5: 912-916, 2013; Recipients' Perceptions Regarding Transplantation of Surgically Restored Cancerous Kidneys in Japan, Int J Soc Science and Humanity 4: 311-315, 2014; Attitudes toward Restored Kidney Transplantation among Dialysis Patients: Responses to Questionnaire, Amer Int J Contemporary Research 4:18-27, 2014.

62 秋山暢夫、前掲書、三三頁、一九九一年。

63 Himmelfarb J and Ikizler TA, Hemodialysis, N Engl J Med 363:1833-1845, 2010.

64 高山一夫「日米医療制度の現状」杉田米行編『日米の医療―制度と倫理―』一〇頁、大阪大学出版会、二〇〇八年；水谷一夫「アメリカにおける医療経済」二九六〇頁、治療、二〇〇八年。

65 Levinsky NG, Quality and equity in dialysis and renal transplantation, N Eng J Med 341:1692, 1999

66 Goodwin M, "Black Market: The Supply and Demand of Body Parts", p 5, Cambridge Univ.press, 2006.

67 Garg P et al., Effect of the ownership of dialysis facilities on patients' survival and referral for transplantation, N Eng J Med 341: 1653-1660, 1999.

68 Devereaux MD et al., Comparison of mortality between private for-profit and private non-for-profit hemodialysis centers: A systematic review and meta-analysis, JAMA 288:2449-2457, 2002.

69 山上征二「透析医療の統計的評価と課題」山本研二郎監修『透析療法の医療経済』六四頁、東京医学社、一九九五年。

70 柴垣有吾、前掲論文、三四七頁、二〇〇四年。

71 秋山暢夫、前掲書、三三頁、一九九一年。

72 太田和夫他、前掲書、二七四頁、二〇〇六年。

第六章　世界の心臓移植と和田移植

1 ステージを追われる患者たち

最初のボタンをかけ違えると、シャツの裾がずれて、そのままでは格好よくズボンに収まらない。

「欧米では、臓器移植と〈命の贈りもの《ギフト・オブ・ライフ》〉をするという崇高な行為が重点的に取り上げられ、それに伴う〈「新しい死〉の問題や、脳死患者の家族たちの心理的葛藤については、広く議論が行われることはなかった。（中略）一方、日本でしばしば見過ごされているのは、臓器移植をひたすら待っている人々の苦しみである」[1]

日本の臓器移植を来日までして、つぶさに観察してきた文化人類学者マーガレット・ロックは、肝心かなめの患者が議論の外におかれてきたわが国の現実を、右のように指摘する。欧米では脳死診断への不信とかドナー家族への配慮よりも、病者としてのレシピエントを救うことに関心があつまって、臓器移植推進が声高に主張された。

わが国では反対に脳死移植排除が、各種メディアと指導的インテリや宗教家の通奏底音となった。行政はおよび腰で、専門職の移植医たちは困惑し、生命倫理学者《バイオエティシスト》の皆さんは、没個人主義的家族制度や特殊な葬送儀礼などを中心にした宗教倫理観の独自性という日本特殊論のステレオタイプによりかかって解説されるだけだった。[2] 日本医療の社会政策的パースペクティヴを欠いた、固定観念的議論に終始されてきた。

主人公であるべき患者さんたちは、移植医療という舞台の袖でうろうろするばかりだった。長年サイコ・ネフロロジストとして、慢性腎不全患者の治療にあたってこられた春木繁一氏の苦渋にみちた述懐に耳をかたむけよう。

「日本ではレシピエント候補者は、さらには直接に（臓器を―近藤追記）提供しない家族もともに、まずは〈ドナー探し〉に非常な苦労をさせられることになる。移植がおこなわれる以前に相当な苦労、心労、犠牲を強いられる。精神科医の目から見ると、この〈ドナー探し〉にくたびれ果ててしまって、移植そのものをやむなく断念する患者や家族が多いことに同情を禁じえない。また、移植を実現できないことによる怒りや攻撃をどこにもぶつけられないで途方にくれたままやむなく透析治療を受けている患者や家族の心理を推測すると、そういう人々の精神療法を担当するときに、本来なら〈希望を処方してあげる〉べき立場の精神科医としても、日本ではまったく〈希望の道〉がないことに無力感を覚えるのみである。[3]」

こうなってしまったのは、最初のボタンをかけ違えたためである。最初のボタンとは、ドナーが本当に死者だったのか、生きている人から、搏動している心臓が取りだされたのではないのか、と疑われた六八年の和田心臓移植のことである。

❷ 世界の心臓移植はこうしてはじまった

和田移植を考える前に、心臓移植がスタートしたときの、世界の状況をスケッチしておくのが参考になる。ある意味では、そこにもわが国と共通する状況があったのだから。

六七年一二月に、南アフリカはケープタウンの国立グルート・スキュール病院[4]で、心臓外科医クリスチャン・バー

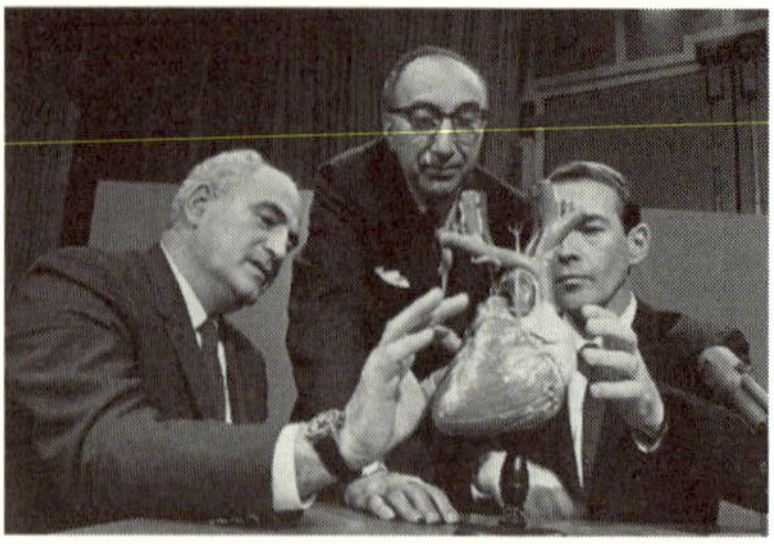

図6-1　心臓移植の開拓者たち
左バーナード、中ド・ベーキー、右カントロウィッツ。　（文献9）

ナードらが、交通事故の犠牲となった白人女性デニス・アン・ダーバルの心臓が停止してから、[5]正確には心電図がフラットになって五分間後に、[6]デニスの心臓を取りだし、白人男性ルイス・ワシュカンスキーに移植した。世界初の心臓移植手術であったが、患者は一八日しか生きていなかった。

三日遅れて、ブルックリンの地域病院マイモニディーズ・メディカルセンターの移植医エイドリアン・カントロウィッツは、無脳児をドナーにして、九ヶ月の乳児に心臓移植をおこなった。無脳児はフィラデルフィアのジェファソン病院から、カントロウィッツの要請をうけて、マイモニディーズ病院に移されたのであった。[7]

この手術でも、心臓は心停止のあとで摘出されている。レシピエントは六時間半しか生きていなかったが、[8]米国で最初の心臓移植として、カントロウィッツとマイモニディーズ病院は、がぜん脚光をあびることになった（図6-1）。[9]

この手術は長崎大学からきていた古賀保範氏が第一助手となっておこなわれた。しかも、古賀の主張で人工心肺を使うことなく、前任者の近藤芳夫氏が開発していた超低体温法という独自の方法が採用された。しかも、手術は二時間一五分という驚異的な短時間で終えたという。[10]しかしこの偉業は、先のクリスチャン・バーナードの陰にかくれて知る人は少ない。古賀はそれまでに近藤の後をうけて、低体温下の犬で移植実験を続けていたのだが、ドナー犬の心臓が止まってから三十分たった心臓を、レシピエントの犬に移植する予備実験では、世界一の長期生存をほこっていたともいわれていた。[11]

彼らが超低体温法に固執したのは、搏動している心臓を利用しようとは考えていなかったからだ。温疎血による心臓の劣化を防ぐための超低温だった。バーナードもカントロウィッツと古賀らも、死者からの臓器だけを移植するというデッドドナー・ルールを鉄則とみなしていた。六六年の時点で、英米の移植医たちにとって、動いている心臓をもちいることは「ぞっとする（著名な移植医トーマス・スターズルの言葉）」ほど恐ろしいことだったのである（第七章⑥197頁）。

バーナードによって切られた堰から、心臓移植ダービーの奔流がほとばしりでた。その後の一五ヶ月の間に、競うように一八ヶ国で一一八件の心臓移植が行われたが、その成績は惨憺たるものだった。[12] 六九年八月までには、一四六人の心臓移植がおこなわれたが、いたずらに屍体をかさねるばかりだった。[13] 六八年に執刀された最初の一〇〇例の三分の二は、三ヶ月以内に死亡していた始末で、世間の目はきびしくなって、世界の心臓移植狂想曲は一、二年で終演となった。英雄的な移植医への賛歌が、マスメディアも含めた心臓移植葬送曲の大合唱となるのに、それほど時間は必要でなかった。

英国でも六九年に、心臓移植が三例おこなわれただけで、メディアの大騒ぎのなかで中断に追いこまれた。ケンブリッジの医学史家アイエシャ・ナソーは、現代医学と現代メディアがおりなす喧噪は、いままでの医学史が経験しなかった歴史的状況だと書いた。[14]

さまざまな話題が、新聞やテレビの番組から人気漫画にいたるまで沸騰したが、「うごいている心臓をとりだすって、殺人じゃないの？」という素朴な疑問は、このあとで述べるように、法廷で決着がつけられることになった。

バーナードとカントロウィッツは、非難をさけるために、慎重にことを運んでいて、心臓は心停止のあとに取りだされていた。バーナードらは、あらかじめドナーの死亡時期の決定法、ドナーとレシピエントの適格性基準などについて、病院当局とうち合わせをしていた。[15] 和田移植のいい加減さとは、まことに対照的な用心深さであった。

しかし、脳死で鼓動のある心臓を利用したい。そうすれば、成績は格段と向上する。そんな想いがバーナードを動かしたのであろう、六九年に彼は心臓移植医たちに呼びかけて、ケープタウン国際会議をひらいた。討論ではカントロウィッツが不可逆的脳死状態になれば、レスピレーターを止めるべきだと主張した。移植手術に関連して、「脳死」なる言葉が使われたのは、このときが初めてだと、マーガレット・ロックは書いているが、この言葉は脳死を最初に医学的に定義した六八年のハーバード・アドホック委員会が、すでに使用している。[16]

正確にはわからないが、心停止下で心臓が取りだされたのは、バーナード、カントロウィッツら、ごく最初の外科医だけだったのではないか。やがて、あとで述べるタッカー事件のように、まだ搏動している心臓が移植されるようになる。脳死心臓移植の出現である。

いつから、どの心臓移植から、脳死移植がおこなわれ始めたのか、を特定するのは難しい。だが、腎移植に関してはわかっている。六三年にベルギーのギイ・アレクサンドルが脳死体からの腎移植を敢行したのだ（第七章③189頁）。初めて移植と脳死問題があからさまに議論された六六年のチバ財団シンポジウム（第七章⑥197頁）をへて、六九年のケープタウン国際会議からあとは、ほとんどが脳死心移植だったと推測される。

六八年のテキサスで、ハーバード・アドホック委員会の脳死基準報告がでる直前だったが、心臓外科医デントン・クーリーは、喧嘩で脳死になった溶接工の心臓を移植しようと計画した。彼は、殺人事件として捜査していた監察医《コロナー》に移植の許可を要請した。監察医は、患者が脳死にあることを確認し、「移植チームが告訴されることはない」と約束して心臓摘出の許可を出した。検屍解剖は翌日に廻された。[17]

このような状況をみれば、医学界、少なくとも移植医やその周辺の世界では、この時点で脳死移植が医学的に妥当であると判断していたと考えてよいだろう。

マーガレット・ロックは、「この事件やヴァージニア事件（次節タッカーｖローワー訴訟―近藤追記）で問題になったのは、ＩＣＵの医師が、法的な裏づけもなく自己の判断で脳死―これは「当初脳死シンドローム（あるいは「不可逆性昏睡」）と呼ばれていた―を宣言したことであった」[18]と非難しているが、少しばかり、現実認識に齟齬がある。それは、古くて新しい医療テーマ、無効医療《フューティリティ》にからむ問題を、ロックが無視していることだ。当時も今も、欧米では脳死であるとないとにかかわらず、漫然と無効医療を続けることはまずない。あっても例外的な場合に限られる。

欧米では、倫理学（尊厳尊重）、宗教論（過剰医療回避）だけでなく、経済論（家族の負担軽減）、また、医療資源論（救急医療設備の窮迫緩和）などの、どちらかといえば功利主義的な観点からも、無効医療の継続は非難の対象となってきたし、今でもそうである（第八章⑭231頁、第九章⑤245頁）。これ以上治療しても、改善がまったく期待できない、患者を苦しめるだけだ、ということになれば、家族の同意のうえで治療は中断されてきた。レスピレーターの中止は、プラグをぬく《プル・ザ・プラグ》という俗な表現で世間にいきわたっている（第九章③243頁）。この現実をロックは無視している。脳死移植は無効医療の正当な中止という慣習にのっかっているだけだ、と移植医たちは考えていたにちがいない。無効医療中止の問題は、以後移植倫理にからんで随所に登場するので、ここでは詳しくは述べない。

❸相次ぐ心臓移植裁判

といっても、もちろん脳死がすんなりと俗世間にうけ入れられたわけではなかった。移植医たちが殺人罪や不法死亡で訴えられる事件が続くのである。

バーナード移植から半年ほどした六八年五月、ヴァージニア州リッチモンドでブルース・タッカーという黒人が建築現場で転落して脳死になった。ヴァージニア大学病院の心臓移植医たちが、タッカーの心臓をリチャード・ローワーが主治医だった心不全患者のジョセフ・クレットに移植した。脳死概念を提唱するハーバード・アドホック委員会レポートがだされる三ヶ月前のことだった。

それから四年もたった七二年に、弟のウイリアムが、兄ブルースから心臓を摘出した移植外科医チーム（高名な移植医デイヴィッド・ヒュームがチーフ）を不法死亡の罪で、ヴァージニア高裁に提訴した（タッカー v ローワー訴訟）[19]。マイケル・ダウィーによると、世界で一七番目の心臓移植だったが[20]、もちろん、まだ脳死法などが整備されていなかった同州で、搏動している心臓を取りだすのは殺人でありえた。法廷の内外で脳死と認定されたブルース・タッカーではあったが、心臓が停止したあとで移植をするという、バーナードやカントロウィッツが遵守した死者提供原則《デッドドナー・ルール》を守っていなかった。ブルースは、五分間のレスピレーター停止のあと、死を宣告されている。

ちなみにこの五分間という数字は、いったん搏動を止めた心臓が、ふたたび自動機能を回復する限界をこえる時間だというのが、現在の医学的コンセンサスとみることができる。[21] というのは、第三章⑪（80頁）で述べた心停止後臓器移植（ＤＣＤ）の医学的だけでなく、倫理的な根拠となっている時間が、心停止後三から五分であるからだ。だがブルース・タッカーの心臓は、五分間の心拍動停止ではなく、五分間の無酸素状態のあとに摘出されたのである。普通はまだ心拍動が残っている時間である。その証拠に、再度レスピレーターを装着されると、美事に動きだしたという。再装着の約一時間後に心臓が摘出されたのだが、その時の脈拍数は一〇〇、血圧八〇、呼吸数二〇（これはレスピレーターによって維持されているのだが）と、カルテに記載されているのである。[22]

ブルースの心臓は搏動しながら移植されたのだ。まぎれもなく、ヴァージニア州ではまだ法制化されていなかった脳死移植であった。それにもかかわらず、陪審は無罪判決をくだした。裁判長が脳死について、陪審に誘導的な解説をしたからだとも言われている。[23]

ニューヨーク・タイムズは、「ヴァージニア州陪審が脳死を死と認定」と大見出しをかかげ、ワシントン・ポストは「脳死で心臓移植」と大々的に報道した。この判決は脳死移植への第一歩として、歴史的判決とみなされるようになった。[24] 勝訴したヒュームとローワーは、脳死を人の死とする宣言をだすように要請したが、判事は拒否した。そのような重要問題は、一裁判所の所管権限にはなく立法府にある、というのが拒否理由だった。[25]

七四年のカリフォルニアの法廷では、拳銃で頭を撃ちぬいた殺人犯の弁護人が、被害者を最終的に殺したのは、弾丸ではなく、ほかならぬ脳死体から心臓を摘出した移植医ノーマン・シャムウエイであると主張した。シャムウエイは、移植医たちの心移植中断という失われた十年の間にも、果敢に心臓移植に挑戦し続けた唯一人の外科医だった。この事件も脳死法未制定のカリフォルニアだったが[26]、最終的に殺人者と断定されたのは、脳を破壊した犯人であり、心臓を摘出したシャムウエイではなかった。[27]

しかし、それから三年たった七七年の時点でも、脳死を死と認める法律を制定した州は一八州にすぎなかったのである。[28] その間、ニューヨークからカリフォルニアまでいくつもの州で、殺人犯たちが被害者を殺したのは自分ではなく、レスピレーターを止めて移植をおこなった医師であると主張する裁判が続発した。しかし医師サイドが責任を問われることはなかった。[29]

わが国でも、同じような判決がでている。脳死移植法施行前だった九〇年に、顔面を強打して脳死にいたらしめた被告の裁判で、被告側弁護人が、被害者の心臓死は医師が人工呼吸器をはずしたためであると主張したが、判決ではその主張は退けられている。[30]

こうして米国では脳死概念がしだいに市民権をえて、脳死心臓移植もまた既成事実として、メディアのメジャー・ストリームなどからは肯定的に受けとめられていった。だが、法的には依然として未整備のままであったので、移植医たちは絶えまのない告発に怯えなければならなかった。

話はもどって六八年八月に、ハーバード・アドホック委員会が「不可逆性昏睡（現在いう脳死）」の診断基準を発表し、世界医師会も同年同月にシドニー宣言[31]をだして、脳死移植の倫理要綱を提唱した（第七章⑦200頁）。死の医学的再定義がなされたのである。わが国でもこの年に日本脳波学会が、「脳波と脳死に関する委員会」を発足させた（第五章⑥150頁）。本格的な臓器移植時代の到来を医学界は予測していたのである。

立法府はそのあとを追わなければならなくなった。アメリカでも死体、生体をとわず、それまでの臓器提供には明確な法的根拠がなかった。死体を医学研究と教育に用いる根拠となっていた慣習法《コモンロー》を流用していたにすぎなかった。[32]

移植臓器提供に根拠を与える法律の草案を求められた統一州法委員全国会議（NCCUSL）は、統一臓器贈与法（UAGA）草案を、早々と六八年七月に各州政府に送付したが、脳死や死の再定義に関する議論は慎重に避けていた。[33] しかし、ドナーカードを持っている場合は、家族でも献体をキャンセルできないことになった。それは個人の「献体権」を守るためとされた。米国流には、献体権も米国憲法の中核であるプライバシー権の一つなのである。連邦法案の送付をうけた各州は、七三年までにそれぞれ関連州法を制定して、臓器提供がスムーズに行われるようにした。ここで注目したおきたいのは、ミズーリ州を除いて、このときすでに、臓器売買禁止条項がもられていることである。[34] 当時はプレ・サイクロスポリン・エイジであり、臓器移植の将来性について、それほど明確な展望があったわけではなかった。ただ、バイオテクノロジーの発達によって、大学、研究所、臓器バンク、企業などの人体臓器への需要が増加していたという事情があった。死体からの組織や臓器の贈与（提供）を合法化して、それに応えるのが統一臓器贈与法の主目的であった。[35]

「脳死は人の死である」とする医学的概念を、容認する法律がまだなかった七〇年代だったが、裁判所はさきに見たように、ひとまず脳死を人の死と認定して、医師たちの罪をとわなかった。それにもかかわらず、心臓移植の熱狂は二年少しで冷めてしまった。医学的理由からである。拒絶反応の壁を超えることができなかったからだ。

このような初期的な混乱のあと、世界の心臓移植の失われた一〇年が始まったのだが、わが国のそれは三〇年も続く。心臓移植を再開するのに、世界の移植医たちは、サイクロスポリンなどが登場する八〇年代初頭まで、手をつかねて待たなければならなかった。実際のところ、サイクロスポリン革命前の心臓、肝臓などの固形臓器移植は、実験的医療にほかならなかった。

4 和田心臓移植―最初のボタン

このようなグローバル・シーンを背景にして、世界で三十番目の心臓移植が、札幌医科大学の和田寿郎氏によって、一九六八年八月に行われたのだが、ここでも賛嘆の嵐がやがて非難の烈風となり、ついに告訴さわぎに発展していった。

米国でも日本でも、訴訟の焦点は一つ、心臓摘出のときに、ドナーは本当に死んでいたのか、実は生きていたのではないか、の一点にあった。訴訟の背景にひそんでいる真の容疑者は、脳死という「死の再定義」であるはずであった。

しかし、和田氏のケースは、かなりニュアンスがちがっていた。脳死という概念的容疑者のほかに、脳死ではない生きていた人の心臓を取りだしたのではないかという、通俗的殺人の被害者が存在していたからである。

このことに疑惑を感じた免疫学者多田富雄氏は、自作能「無明の井」[36]のなかで、小樽の海で溺死したとされた和田移植のドナーに、次のように語らせている。

シテ
〽然るに我は漁《いさな》とり、無常の風吹き来たり

地謡
〽荒海の底に沈みしを、波のうねりに寄る潮の
この浦淵に流れつきて、うらもなく臥しにけり
魂《こん》は黄泉路《よみじ》をさまよひて、命《めい》は僅かに残りしに
医師ら語らひ、氷の如き刃《やいば》、鉄《くろがね》の鋏を鳴らし
胸を割き、臓《きも》を採る
恐ろしや、その声を耳には聞けども
身は縛られて、呼べど声の出ではこそ

シテ
〽なふ、我は　生き人か、死に人か

著名な医学者にしてこれだから、メディアはじめ一般の人々の心が、落ちつかなかったのも当然であった。脳死ではない、まだ生きている人から違法に心臓がとりだされた、と多田氏が考えていたのか、または、そもそも脳死で人の生死を決めていいのか、つまり「死の再定義」についての疑問を語ったのか、あるいはその両方を含意していたのか、お能の語り口だけではわからない。

六八年十二月には、大阪の漢方医増田公孝氏が、和田氏を大阪地検に告発する展開となった。ドナー山口義政氏の死については「未必の故意による殺人罪」、レシピエント宮崎信夫氏については「業務上過失致死罪」が罪状だったという。[37] 同趣旨の告発を、六九年に安達宏氏が岐阜地検大垣支部に、七〇年に野村実氏が札幌地検におこなった。[38]

しかし、最高検察庁での検察首脳会議は、札幌地検と同高検の作成した「刑事責任裁定書原案」にもとづいて、証拠不十分を理由とした不起訴分処を決定した。[39]

石垣順二氏をはじめとする世に知られた医事評論家や医師たちが、検察審査会の招集を求め、検察審査会が「不起訴処分を不相当」としたが、それも空ぶりに終わった。[40] 当時は、検察庁が検察審査会の決定に拘束されなかったのである。

5 和田氏免訴の構造

固唾をのんで見守っていた国民のほとんどが抱いていた不審の念を、はらうことがない検察の決定であり、政治的な大きな力が介在したのではないかと疑った人々が少なくなかった。

七〇年一月、札幌地検から和田移植についての鑑定書を依頼された東京女子医大榊原仟《しげる》教授の呼びかけで、日本の心臓外科学の重鎮たちが集まった。東大出身の榊原仟東京女子医大心研所長のほかに、東大名誉教授木本誠二氏、東大現役教授三枝正裕氏など日本を代表する心臓血管外科学の泰斗の面々である。

「ここで和田君を罪人にしたら、将来日本では心臓移植ができなくなるかもしれない。問題はあるが、和田君をたすけようと思う。それでいいでしょうか」[41]

共同通信社会部の『凍れる心臓』には、榊原氏の発言として右のように書かれている。

ほかにも榊原氏の指揮ぶりについての証言がある。何とそれは担当検事の「捜査報告書要旨」のなかにあるのだ。榊原教授が教室員に対し「和田君の浮沈などどうでもいいが、鑑定書は和田君に有利に書いてやった。その代わりこの事件が決着したら、札幌医大から和田の身を引かせる」と漏らした。[42]

この情報を検察は掴んでいたという。私などには、公文書偽造とか捜査妨害のような罪にあたるのじゃないかと素人考えをするのだが、検察がなにか手をうった様子がない。

学会の重鎮たちは、和田移植の「問題」の重大さを過小評価していたのだろうか。バーナードとかカントロウィッツや古賀保範氏などの先達が配慮したデッドドナー・ルール（移植臓器は死体からのみ摘出できるという基本ルール）の遵守一つとっても、それを意に介さない、常軌を逸した和田移植を擁護しようというのである。学会の権威者たちは、心臓移植を守ろうとしながら、まさにその芽を摘まんとしていることに気がついていなかった。明治初年からの伝統に裏うちされた自分たちの権威を過大に評価していたのである。

すでにその二年前、東大医学部全共闘が安田講堂の卒業式を阻止して、東大闘争が火をふいていた。アカデミズムの上意下達構造が危うくなってきていることに、まだ外科学会のお歴々は気づかれていなかったようである。あまつさえ榊原氏は大学退任のときに、東京女子医大心研所長に和田氏を指名されている。

札幌地検は、榊原氏のほか、日本脳波学会の脳波と脳死に関する委員会委員長で東京大学脳研究所長の時実利彦氏、東大病理学教授太田邦夫氏という当時の最高権威者三人に、ドナー山口義政氏は本当に死んでいたのか、レシピエント宮崎信夫氏に心臓移植の適応があったのか、の二点を中心とした事実鑑定を依頼していた。[43]

三鑑定とも、「捜査報告書要旨」[44]で見るかぎり、事実の鑑定は正確におこないながら、結論部分には曖昧さの残る表現をしている。新聞でも「焦点ぼかした三鑑定人」と書かれた。[45] 太田鑑定に協力された法医学者の石山昱《いく》夫氏は「太田氏は和田をかばおうとしたのか」という共同通信記者の質問に、「そういう雰囲気はあった」と肯定している（後述）。[46]「和田君を罪人にはしない」という榊原氏の発言を思いおこしていただきたい。外科学会の重鎮と医学会の権威者方は、事件の穏便な解決への意志を共有されていたのだ。

鑑定書を検討した主任検事札幌地検刑事部長秋山真三氏は、これでは公判を維持できないとして、不起訴が相当という捜査報告書を提出した。[47] 東京高検中川一検事と共同で秋山氏が書いた「捜査報告書要旨」の結論部分には、「証拠不十分」という言葉がならんでいる。[48] こうして七〇年八月三一日、霞ヶ関の最高検で首脳会議をひらいた結果、「疑問は残るが、起訴するに十分な証拠がない」として不起訴処分が決まった。[49]

だが検察の「刑事責任裁定書原案」[50]と先の「捜査報告書要旨」を読むかぎり、これで起訴に持ちこめないという検察の決定にも、素人ながら首を傾げざるをえない。検察の不起訴理由は証拠不十分にあるのだが、決定的に重要な証拠になる幾つかの学術論文を無視し、[51] 二人の重要参考人を意図的に排除したと非難されても仕方のない状況があるからだ。

二人とは、和田氏のしどろもどろの場あたり的釈明で築かれた虚偽の山を、厳密な証拠で崩した札幌医大内科の宮原光夫教授（この人はレシピエントの宮崎氏を僧帽弁置換術のために和田外科に紹介した医師）と、ドナーとレシピエントの心臓を病理学的に検討して、和田氏の作為的操作を立証した同大病理学教授藤本輝夫氏であり、無視されたのは、二人の学術論文である。最高検の不起訴処分発表までに、藤本氏は最終的には五編、宮原氏は二編の和田移植批判論文を発表していたが、検察はその証拠価値を認めなかったのだ。

宮原氏の批判の骨子は、和田氏がレシピエント宮崎氏の僧帽弁、三尖弁それに大動脈弁が侵されていたと発表したのに対して、「宮崎氏の僧帽弁には重篤な病変があったが、三尖弁に器質的病変があったとは考えられず、ましてや大動脈弁に病変はなかったはずだ、したがって、心移植は適応ではなかった」というものだった。藤本氏のそれは、「レシピエントの摘出心標本には、たしかに僧帽弁は狭窄にともなう閉鎖不全が確認されたが、三尖弁の器質的閉鎖不全は証明できず、すでに切りとられていた大動脈弁として提出された大動脈弁は本人のものではなかった」（当時DNA鑑定はなく、石山氏の検査で血液型が異なっている結果が出ていたにもかかわらず、太田鑑定でそれは採用されなかった）[52]として、宮原説を補強する内容であった。

「捜査報告書要旨」によると、ドナー山口氏の解剖をおこなった藤本氏は、別途「意見書」を札幌地検へ提出し、ドナー山口氏には「初めから適切な治療を試みることなく、心臓移植を目指して心臓の保存をよくするような処置しかとられていない疑いがある」と陳述している。だが「報告書要旨」は「あからさまに和田氏を攻撃したもの」と、検察にうけとめられただけだった。[53]医師としての良心からでた宮原、藤本両氏の批判が、あたかも個人的確執にもとづく、個人攻撃であるかのように仄めかしたり、あろうことか学閥的対立を臭わせる表現が「捜査報告書要旨」に記載されているのに、私は目を疑った。[54]よもや前代未聞の犯罪の可能性をこんなゴシップレベルの話に還元して、証拠不採用を合理化しようとしたのじゃないだろうな、と。[55]

はなから検察当局は、まじめに事件にとり組もうとはしなかったのではないか。被疑者が二十人をこすというのに、担当検察官は、最後までただ一人だけである。それについて、なるほど言いわけはある。「複数検察官を投入した場合、捜査密度の希釈化、捜査の長期化が予想され、投入検察官の交代による医学的基礎知識吸収の不経済性を避けるのが賢明と考えられた」[56]というのであるが、いくらでも反駁できる遁辞であり、まことに釈然としないものを感じるのは、私だけだろうか。

その結果として任意捜査に終始し、人的、物的強制捜査すらしなかった。[57]証拠隠滅、口裏あわせはしたい放題。都合の悪いこと、辻褄のあわないことはすべて、たまたま急死した教室員にその責任を転嫁。こんな無法を許した検察の言いわけがふるっている。「胸部外科の二十人を超すスタッフを全員逮捕することは、当時大学紛争下で連日手術を余儀なくされていた同科の診療業務を完全に停止させることになり、到底容認されるべきでないと考えた」[58]というのである。

これらの実情をつぶさに見てきたいま、和田事件が刑事訴訟法第二四八条にいう起訴便宜主義の条件に該当しているとは、到底考えられない。

しかしたしかに、このとき、北海道の検察当局がより大きな問題に直面していたのは事実だった。「長沼ミサイル基地闘争をはじめ、公安事件が続発、本件のみに検察官を集中することが困難だった」[59]という釈明にもそれなりの根拠はあった。札幌地裁では、長沼基地、さらには自衛隊そのものについての違憲論争が、青年法律家協会所属の裁判長の指揮下で闘われていた。政府、法曹界の緊張が高まっていたのである。

折からヴェトナム戦争の悲惨は終局にむけて熾烈さを増していた。東大闘争、日大闘争からはじまった新左翼運動が、七〇年安保闘争の炎となってめらめらと燃えさかっていく。一大学の医療問題などに余力はさけないという検察の口実には、彼らなりの道理があったといえるのかも知れない。

移植に関係のある学会も、日本医学会や日本医師会という医学医療の上部団体も、和田移植についての公式コメントを出すことはなかった。和田氏が移植を発表した日本胸部外科学会は七一年の理事会で、心臓移植についての討論は学会の方針としてはとりあげないことを議決した[60]。これはもう言論の封殺であり、プロフェッショナリズムの自殺であった。学会の思考停止宣言であった。

日本胸部外科学会が初めて公式に和田移植を批判したのは、やっと八九年のことで、事件から実に二一年の歳月が流れていた[61]。秋山暢夫氏の表現をかりれば、「日本外科学会はこのように、学会としての和田移植に対する批判を初めて打ち出したが、この報告書の存在が、どれほど社会に浸透しているかはさだかでない」のであった[62]。専門家集団としての発言を国民は期待していたのだったが、それらの職能団体は、専門家としての見解表明という倫理的義務を、自ら放棄してしまったのである。

七〇年九月三日の朝日新聞は、「医学界は進んでこの問題に答えを出すべきであると考える。医師に医療行為についての自由裁量性が認められている点からみても、それは、むしろ医学界の義務であるといってよかろう」と社説で主張した。

しかし、こだまはどこからも返ってこなかった。医療界の沈黙は専門家集団としての信用度を失墜させ、医療プロフェッショナリズムは衰弱し、ひいては医療不信、移植アレルギーへのステップを準備したのであった。

こうして、最初のボタンはかけちがったまま、移植を必要とする患者はステージの外に放置され、慢性腎不全患者は透析医療に囲いこまれていくのであった。

6 イスラエルの和田事件

少し話題が変わるが、渡航移植に頼るなど、日本とイスラエルの移植事情には似たところがあるのだが、それはあまり知られていないようだ（第十章⑥273頁）。イスタンブール宣言をうけて、あわてて移植法を改めた点でも両者は酷似している（第一章① 14頁）。そのイスラエルで、和田事件をそっくりそのまま写したような移植紛糾がおきている。年も同じ六八年だった。

アヴラハム・サデガトは脳卒中発作のあと、ペター・ティクヴァの病院に入院した。その日も、あくる日も、元気だったアヴラハムだったが、三日目に妻が病院へいくと、彼は救急治療室に入れられていた。執拗に容態をたずねたが、医師は何も言わなかった。

二、三時間たって、妻と兄弟が呼ばれ、アヴラハムの死が告げられた。その時臓器が提供された、とも知らされた。兄弟が遺体を見たいと要求すると、医師は最初は拒否した。しつこく主張して、やっと遺体に対面できた彼らは、包帯でぐるぐる巻きにされた遺体と対面した。

「脳卒中で、これは、おかしいではないか」と兄弟が包帯をとらせて、胸腔の中をみて、肝をつぶした。中身はもぬけの殻で、包帯くずのようなものが、一杯詰まっていた。

「彼らは、アブラハムをどぶ猫あつかいにした。病院に入れたときから、彼らはアヴラハムを病人ではなく、移植用の材料とみていたのだ」

あわれな妻は、そう息巻くのだが、病院はサデガトの心臓は移植には使われなかったの一点ばりだった。和田移植のドナー山口さんと瓜二つの状況だったが、家族の行動は違っていた。遺族は、三人の政府閣僚に面会して、真実を知りたい、なぜ遺体に心臓がないのか？　真実を知りたいだけだ、補償が目的じゃない、とも主張したという。

メディアが大騒ぎをしたが、病院は否定し続けた。しかし、なん週間かたってから、心臓は移植にもちいられたと病院が発表した。それは、アヴラハムの遺族が訴訟をおこさないという誓約書にサインしたあとのことであった。

記者会見で、病院当局はつけ加えるのを忘れなかった。

「移植用の臓器摘出は、家族の承諾がなくても法的に許されている。厚生大臣イスラエル・バルジライが、六八年の議会にそう報告している」

がしかし、アヴラハムが心臓を取りだされたとき、彼は生きていたのか、脳死の状態だったのか、心臓も止まっていたのか、和田事件のドナーと同じ疑惑が、イスラエルでもついに晴れることはなかった。

〇八年に初めて、脳死移植を可能とする法律を制定したイスラエルなので、六八年の段階では、臓器提供ができたというのは、もちろん法的には死体すなわち心停止後の臓器提供でなければならなかった。すったもんだの騒ぎがあったものの、〇八年一一月にイスラエルはめでたく心臓移植四〇周年を祝った。イスラエルのハーレツ紙は心臓移植四〇周年の記念記事[63]をのせているが、アヴラハム・サデガトの出自については触れていない。抑圧下のパレスティナ人だったのか、ミズラヒまたはイエーメンなどの下層ユダヤ人だったのか。おそらく、イシューブとかアシュケナージやセファラディなどのエスタブリッシュメント・ジューではなかったであろう。

イスラエルとちがって、日本が和田移植を記念する日は永劫にこないだろう。法政当局も移植学会も医師会も、すべてを闇にゆだねたまま、沈黙し続けるだけである。

ペター・ティクヴァ病院事件と日本の和田事件には、共通の基盤として人間の尊厳の否定、人権意識の信じがたい欠如があった、というのが私の見解だ。それは、イスラエルの文化人類学者メイラ・ウエイスの論文を読まれれば納得していただけると思う。彼女によると、四八年のイスラエル建国の困難の中で、下層ユダヤ人たちは、エスニシティを否定され、部族の言葉をうばわれ、富国強兵の道具としてだけあつかわれた。とくに野蛮人とみなされていたイエーメンからの入国者の子供たちは、母親からきりはなされ、ナチのホロコーストを生きのびたアシュケナージの養子に売られたり（その利益はアメリカからの武器輸入に使われたという）、人体実験の材料に流用されたりしたというのだ。[64]

7 移植医たちの受難

私には和田寿郎氏と石井四郎氏、そう、あのいわゆる七三一細菌部隊の創設・指導者とが、二重写しになって見えてならない。軽躁的人格の冒険家としての野望において、人間の尊厳を蹂躙する神経の強靭さにおいて、まことに相似的に見えてしまうのだ。この一致はまた、偶然ではない気がしてならない。戦後日本の医学界が、満州などでの人体実験に目をつむったまま再出発したことが、[65]ひいては、今はＰＴＳＤとも呼ばれている戦争神経症の存在を否定して、日常的に兵隊を自殺に追いこんだり、[66]なま身の人体をつかった究極の「手術演習[67]」などを行った軍陣医学を総括しなかったことが、和田事件の温床となったと考えているからだ。

この体質はさらに、精神障害者の人権や生存権を経営者の利益と東大精神科関係者の利便のために蹂躙していた宇都宮精神病院事件[68]につながっていくのである。大日本帝国軍陣医学のメンタリティーは、札幌医大心臓外科以外にも、脈々とうけ継がれていた。

和田事件の真実に目をつぶった日本のエスタブリッシュメントと医学界、とりわけ移植学会に対しては、当然のことながら世間の眼差しがきびしさをましていく。移植関係者はガードを固め慎重にことを運んだが、相次ぐ告発に悩まされることになる。[69]

①八五年　筑波大学病院膵腎同時移植事件
②八七年　東京大学医科学研究所腎移植事件（都立広尾病院事件）
③八八年　新潟市・社会事業協会信楽園病院腎移植事件
④八九年　立川綜合病院医師八木沢隆事件
⑤九〇年　大阪大学教授事件
⑥九〇年　岡山共立病院医師事件
⑦九一年　大阪府立千里救命救急センター所長、大阪大学助教授事件
⑧九二年　益子町田中診療所事件
⑨九八年　県立那覇病院事件
⑩九八年　関西医科大学病院事件

これらの案件のうち①②③④⑧[70]で告発にあたった人々の中心には、東京大学医学部紛争を闘った同医学部出身の医師たちがいる。本田勝紀氏（東大患者の権利検討委員会）、阿部知子氏（脳死立法反対全国署名活動委員会）、近藤孝氏など、いまも各界でご活躍の方々である。榊原氏や時実、太田の両氏が守ろうとしたものを、皮肉なことに、彼らの後輩たちが完全に破壊してしまったのだ。左翼の後輩たちのうしろには、メディアのメイン・ストリームや諸政党が、保守思想・宗教界の強力な援護射撃をえて、移植反対の全国キャンペーンをはって成功を収めていた。

移植医たちは、近代的職業観では職業的義務と一体となっているプロフェッショナル・フリーダムを放棄し、沈黙するだけでなく、手術の手をも休めざるをえなかった。

九八―九九年に、ランセット特派員ジョナサン・ワッツは、法的訴追を恐れる医師たちが手術に踏みきれない日本の移植医療の惨状を、世界の医学界に報告したのであるが、もちろん和田移植後遺症を指摘するのを忘れなかった。[71]

亡国論をかざして、医療費圧搾に豪腕をふるい続けてきた医療報酬支払システムにおいても、移植インフラに膨大な投資をしなくても非難されない状況はありがたったのかも知れない。

こうして、移植を恋いこがれながら透析療養を続けなければならない慢性腎不全患者さんたちは、日本の病人であることの運命を歎きながら、諦め、ただ耐え続け、あげくの果てに死んでいくのであった。

1 ロックM著、坂川雅子訳『脳死と臓器移植の医療人類学』四四頁、みすず書房、二〇〇四年。

2 たとえばJapanese and Western Bioethics: Studies in Moral Diversity, Hoshino K ed, Kluwer Academic Publishers, 1996の星野一正、波平恵美子、山崎文男、日野原重明、赤林明、大井元諸氏の所論を参照。私は現今日本の脳死・臓器移植・終末期医療の混乱が、日本文化の特殊性に根ざしているというよりは、現行医療制度の問題だと考えている。

3 春木繁一著「序にかえて」『腎移植をめぐる兄弟姉妹―精神科医が語る生体腎移植の家族―』一―二枚目。日本医学館、二〇〇八年。

4 吉村昭『神々の沈黙　心臓移植を追って』五五頁、文春文庫、一九八四年。

5 Machado C, "Brain Death: A Reappraisal" p13, Springer, 2007.

6 Barnard CN, Human cardiac transplantation: An evaluation of the first two operations performed at the Groote Schuur Hospital, Cape Town, Am J Cardiol 22: 584-596, 1968.

7 吉村昭、前掲書、一一九頁、一九八四年。
8 Kantrowitz A et al., Transplantation of the heart in an infant and adult, American Journal of Cardiology 22:782, 1968.
9 The New York Times 2008/11/19. accessed 2011/02/10.
10 吉村昭、前掲書、一三四頁、一九八四年。
11 吉村昭、同右書、一一六—一三七頁。
12 Cooper T and Mitchell SC, Cardiac transplantation: Current status, Transplantation Proceedings 1 : 755-757, 1969.
13 Haller J and Cerrutti M, Heart transplantation in man: Compilation of cases, II, January 23, 1964 to June 22, 1969, American Journal of Cardiology 24: 554-563, 1969.
14 Nathoo A, "Hearts Exposed: Transplant and the Media in 1960s Briatin", p 6, Palgrave Macmillan, 2009.
15 Barnard CN, op.cit., 1968.
16 ロックM、前掲書、七八—七九頁、二〇〇四年 brain deathという言葉は、irreversible comaと併用して、六八年のハーバード・アドホック委員会報告で使用されている。
17 ロックM、同右書、九三頁。
18 ロックM、同右書、同頁。
19 Dowie M, "We Have A Donor, The Bold New World of Organ Transplanting", pp 159-161, ST.MARTIN'S PRESS, New York, 1988; マーガレット・ロック、前掲書書、八六頁のタッカーvローワー裁判の記述には重大な誤謬と混乱がある。
20 Dowie M, ibid., pp 159-161.
21 Recommendations for nonheartbeating organ donation: A position paper by the Ethics Committee, American College of Critical Care Medicine, Society of Critical Care Medicine, Crit Care Med 29: 1826-1831, 2001; Bernat JL et al, Report of a national conference on donation after cardiac death, Am J Transplant 6: 281-291, 2006.
22 Kennedy I M, The legal definition of death, Medico-Legal Journal, p 36, 1972
23 Kennedy I M, ibid., pp36-41; Pollock W, "Cognitive" and "Sapient": Which death is the real death? American Journal of Surgery 136: 3-7, 1978.
24 Dowie M op.ct., p160, 1988.
25 Dowie M, ibid, p160.
26 カリフォルニアで脳死法が制定されたのは、七五年(Cal Health and Safety Code 7180, 1975; President's Commission, "Defing Deth", p64, foot note 21)。
27 Gailyn W, Harvesting the dead, Harpers 52: 23-70, 1974.
28 ロックM、前掲書、九五頁、二〇〇四年。

29 Dowie M, op.cit., pp160-161, 1988.
30 秋葉悦子「人工呼吸器の取外しの死因性」別冊ジュリスト183「医事法判例百選」九二―九三頁、二〇〇六年。
31 Declaration of Sidney. The Medical Jounal of Australia. Supplement, 58, Sept 1, 1973.
32 Dawie M, op.cit., p144, 1988.
33 Dowie M, ibid., pp144-145.
34 Taylor JS, "Stakes and Kidneys: Why Markets in Human Body Parts are Morally Imperative", pp 12-13, 26, ASHGATE, 2005.
35 Goodwin M, "Black Market: The Supply and Demand of Body Parts" p112-113, Cambridge Univ. Press, 2006.
36 多田富雄「新作能　無明の井」梅原猛編著『「脳死」と臓器移植』朝日文庫、四一七―四二六頁、二〇〇〇年。
37 中島みち著『見えない死―脳死と臓器移植』増補最新版、三〇頁、文藝春秋、一九九四年。
38 町野朔・秋葉悦子編『脳死と臓器移植　第三版』二三一頁、信山社出版株式会社、一九九九年。
39 同右書、二三一頁；中島みち、前掲書三〇―三一頁、一九九四年。
40 町野朔・秋葉悦子編、前掲書三一頁、一九九九年。二〇〇四年の法改正で、二〇〇九年からは検察審査会の議決が起訴の拘束力を持つようになった。
41 共同通信社会部移植取材班編著『凍れる心臓』一五九頁、共同通信社、一九九八年。
42 同右書、二六四頁。
43 同右書、一五〇―一五二頁。
44 同右書、二四九―二八五頁。
45 一九七〇年九月一日づけ朝日新聞「心臓移植捜査を終って記者座談会」。
46 共同通信社会部移植取材班、前掲書、一五五頁、一九九八年。
47 同右書、一四二―一四四頁。
48 同右書、二七九―二八五頁。
49 「和田教授不起訴決る」朝日新聞朝刊一九七〇年九月一日。
50 「刑事責任裁定書原案」町野朔・稲葉悦子、前掲書二三二―二三五頁、一九九九年。
51 藤本輝夫「剖検所見からみた心移植」最新医学一九六九年三月号、七〇九―七二〇頁；同「病理学からみた心移植の適応」最新医学一九七〇年五月号、一一三七―一一四六頁、最新医学社；宮原光夫「心臓移植時における生死の判定」内科五月号、八五〇―八五三頁、一九六九年；宮原光夫・高橋晄正「心臓移植のカゲを診断する」朝日ジャーナル、六月一日号、八二―八七頁、一九六九年。
52 共同通信社会部移植取材班、前掲書、一五二―一五五頁、一九九八年。
53 同右書、二六二頁。
54 同右書、二五七―二五八頁。
55 藤本輝夫氏の信念と業績については、最近でも岡崎悦夫氏の言及がある。岡崎悦夫「医療安全と病理医　これからの

課題」『日本病理学会100周年記念誌』二七〇—二七一頁、二〇一一年。
56 共同通信社会部移植取材班、前掲書、二五五頁、一九九八年。
57 同右書、二五四—二五五頁。
58 同右書、二五五頁。
59 同右書、同頁。
60 小柳仁他「心臓移植の歴史と現況」、東女医大誌第六〇巻、三頁、一九九〇年。
61 秋山暢夫『臓器移植をどう考えるか　移植医が語る本音と現状』一五四—一五六頁、講談社、一九九一年。
62 同右書、一五五頁。
63 http://www.haaretz.com/print-edition/features/celebrating-40-years-since-israel-s-first-transplant-1.259077. accessed 2011/01/31.
64 Weiss M, The immigrating body and the body politic: The 'Yemenite Children Affair' and body commodification in Israel, in Scheper-Hughes N and Wacquant L eds, "Commodifying Bodies", p 93-109, SAGE Publications, 2002.
65 二〇一一年になって病理畑の学者たちから石井部隊についての貴重な発言があった。杉山武敏「731部隊への病理学者の関与」、若田泰「医学犯罪犠牲者たちの再審請求」『日本病理学会100周年記念誌』二三二頁と二三三頁、二〇一一年。
66 野田正彰『戦争と罪責』七一—七九頁、岩波書店、一九九八年。
67 同右書、一四一—四二頁。
68 大熊一夫『新ルポ・精神病棟』朝日文庫、一〇—一六一頁、朝日新聞社、一九八八年。
69 秋山暢夫『臓器移植をどう考えるか』講談社、一九九一年；町野朔・秋葉悦子編『脳死と臓器移植　第三版』、信山社出版株式会社、一九九九年；中島みち著『見えない死—脳死と臓器移植』増補最新版、文藝春秋、一九九四年；近藤孝他『私は臓器提供をしない』洋泉社新書；朝日記事「脳死でないのに呼吸器操作親族側沖縄県立那覇病院の医師らを告訴」九八年三月二四日；粟屋剛「腎臓ドナーの承諾のない心停止前のカテーテル挿入行為」ジュリスト別冊一八三頁、二〇〇六年などを参照。
70 告発は二〇〇〇年三月一括不起訴となった。
71 Watts J, One year on, Japan has yet to accept organ transplantation, Lancet 352: 1837, 1998; Lancet 354: 229, 1999.

第七章 ふたつの歴史 ―脳死と移植の―

❶ 脳死前史 ―脳圧亢進の病態観察から死としての脳仮説へ―

脳の死が人の死であるという観念は、人類の歴史のなかで、そう新しいものでもあるまい。王殺しの恐怖からマクベスが吐いたせりふ、「when the brains were out, the man would die, 脳天をぶち破れば、だれもあの世」[1]は十一世紀を設定したスコットランドのお話だったが、これをしも人の意識に潜在する脳死観念のたくまざる発露というべきか。

十八世紀末から猛威をふるったギロチンの犠牲者は、首がとんでも心臓は小一時間も動いているのだと、クリストファー・パリスは古いフランス文献[2]を引いて述べている。[3]では、ギロチン台の人はいつ死んだと仏法務省の記録にあるのだろう。首を打たれた瞬間か、心臓が止まったときか。図7-1[4]を見ていただきたい。首の断端からさかんに血を噴きだしているこの受刑者は、いま生きているのか、死んでいるのか。脳死容認派は死んでいるというし、否認派ならそうはいわないだろう。

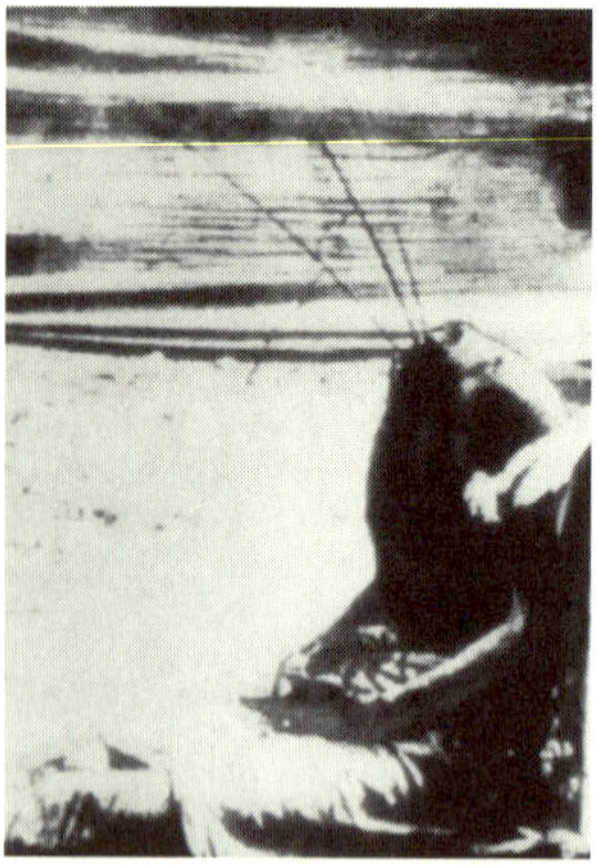

図7-1　首を切られたあとも、左右二本の総頸動脈とまんなかの椎骨動脈から血がふきでている（文献４より）

死は死でも、脳の死は人の死という一つの過程《プロセス》のはじまりにすぎず、心臓が止まって血液が回らなくなり、身体が冷たくなるのを死とする習慣に人類は染まってきたのも事実だ。日本の場合も、医者が「ご臨終です」といってから、まる一日は火葬もできない。早すぎた死の診断を避けるためだけでなく、死はプロセスだ、という考えが根底にあるのだろうか。

いや、プロセスじゃない、死はイヴェント、出来事なのだ、という反対もあって、永年学者たちは論争をやってきた。ちょっと滑稽な感じがしないでもないけれど、たしかに難しい問題にはちがいない。なるほどいまのわが国では、人がいつ死んだのか、いささかファジーな解決をしている。医師の死亡診断書で死亡時刻を決めながら、焼いていいのは二四時間後である。イヴェント説とプロセス説の双方に敬意をはらっているように見えないでもない。

シェークスピアやギロチンでなく、医学史のなかで、脳の死が人の死として認知されたのはいつのことだろうか。英国の脳幹死基準をさだめた碩学クリストファー・パリスとハバナ大学の神経学者カリスト・マチャド教授は、今でいう脳死についての医学的報告は十九世紀末にさかのぼるという点で意見が一致している。[5] もちろんレスピレーターがない時代、呼吸停止から心停止までの時間、つまり脳死の期間は短いものであっただろう。

ただ、その短い間に治療が成功すれば、呼吸が再開することが、一八九二年のランセットに報告されているという。医師ジャランドは、呼吸停止になっていた脳膿瘍の患者が、膿を出して脳圧をさげた途端に「呼吸が再開されて、居あわせた人々は驚嘆の声を発した」と記載している。[6] ヴィクター・ホースレイ医師は、一八九四年に脳出血とか脳腫瘍、頭蓋底骨折の患者たちは、心臓死するのではなく、呼吸死するという見解を示しているという。[7] 今でいう脳幹死とみられる病態である。一八九八年には高名な医師ダイス・ダックワース卿が、呼吸が何時間か完全に止まったあとに、初めて循環が停止した脳疾患の四例の報告を、モスクワの学会で発表した。記事はエディンバラ医学雑誌に掲載されているそうだが、[8] 彼は人工呼吸をおこなったとしているけれど、胸郭を圧迫したり、経口で空気を送ったりしたと想像される。[9] これらの報告は、たしかに、今でいう脳死に近い病態と考えられる。マチャドによると、そのような病態を記載している文献を、一八六六年から一八九八年の間に、六編確認できたとしている。[10]

当時すでに、頭蓋内圧（脳圧）が高くなると、突然呼吸が止まるが、心臓は打ち続けるということが、動物実験で観察されていた。[11] しかし、上に紹介した十九世紀の臨床医たちは、そのような知識を臨床経験から明確に自覚していたのだ。

脳圧と呼吸機能の関係を正確に把握して、それに対応した最初の医師は、脳神経外科の父ハーヴェイ・クッシングだった。彼は一九〇一年に、「脳内のテンションが、致命的に高まったため、死に直面している場合は、心臓より先に呼吸が止まる。（中略）できるだけ急いで、頭蓋冠を大きく切開してやれば、広範に延髄までやられた絶望的な患者でも、救命できる可能性がある」と書いている。[12]

一九二四年は、脳の臨床研究にとって、画期的な年であった。バヴァリア人ハンス・ベルゲルが脳波計を発明したのだ。昏睡患者の臨床で、呼吸とか心臓とかに頼ることなく、直接に、脳が働いているかどうかを知る手だてを、脳波によって医学は手に入れた。てんかん学にとっても、脳波計は必須の武器となった。ベルゲルが、第二次大戦で死ななかったら、ノーベル賞は間違いなかったであろうといわれた。

さっそく、脳の血管のいろいろな部分を結紮しておきる脳波の変化を、脳波計をつかって調べる動物実験がおこなわれた。血管の閉塞で脳機能が傷害される様子を、客観的に観察することができるようになったのだ。研究者のなかには、「実験動物の死とは、脳への血流途絶であり、それ以外のなにものでもない」という者まであらわれた。[13] これが、明確に述べられた、新しい死としての脳仮説の初出であろうか。一九三九年のことであった。

2 ポリオ大流行が生んだレスピレーター

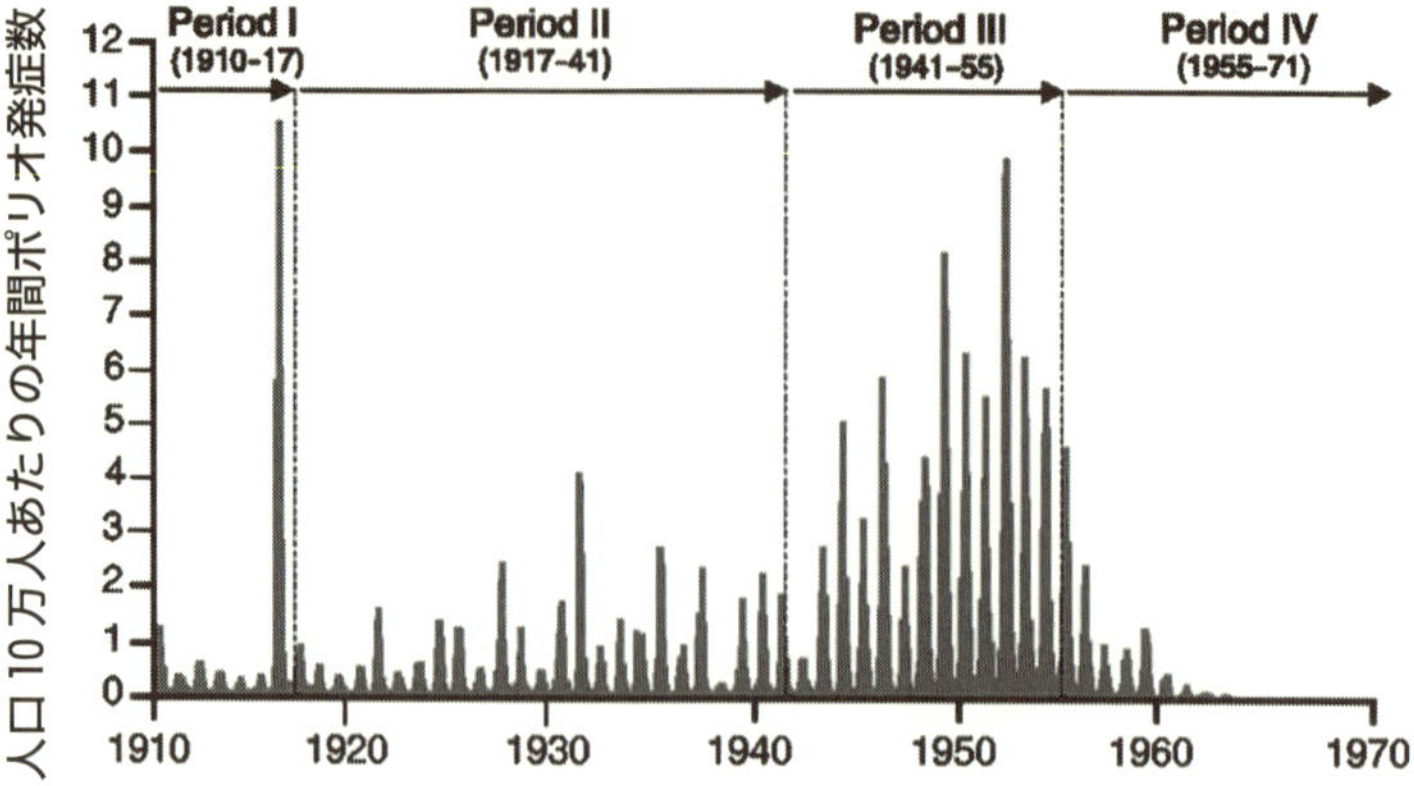

図 7-2　米国でのポリオの年間発生率。
50 年代にピークがあり、60 年初頭で消滅（文献・注 14 より）

一九五〇年代に入り、二つの医療革命によって、ネオモート（脳死体）の誕生と、それを正確に診断する道がひらかれた。一つは、人工呼吸器《レスピレーター》の発明と組みあわさった集中治療室（ICU）の普及であり、もう一つは、人の脳内血管をレントゲン写真で観察する脳血管撮影技術が開発されたことであった。

レスピレーター誕生の裏には、五〇年前後におきた流行性小児麻痺、いわゆるポリオの大流行（図7-2）があった。[14] その頃、私のような内科医でさえ、一般病院の当直でポリオの初感染の患児を何人か診断したものだ。誤診してはいけないと、けっこう緊張した。日本ではワクチン投与が遅れて、六〇年初頭までそんな状態が続いていた。

コペンハーゲンうまれのビヨルン・イブセンは、ボストンのマサチューセッツ総合病院で麻酔医としての教育をうけたあと、五二年にコペンハーゲン市立病院で、ポリオ患児の呼吸マヒと格闘する羽目になった。当時は、第二次大戦の落とし子、いわゆる鉄の肺（人工呼吸器）のなかに呼吸マヒ患者をいれて治療したが、半年間に三百人をこえる呼吸マヒ患者では、とてもまにあわない。イブセンは気管の中にチューブを挿入して酸素を送りこむ方法を考案し、二百人の医学生をあつめて、昼夜をとわず、手作業で酸素を患者の肺に送らせた。患者は大部屋にあつめられた。人工ならぬ人力レスピレーターの動員と、集中治療室の濫觴である。[15] やがて、人力レスピレーターはオートマティックなレスピレーターに進化していった。[16] こうして、気管内挿管と陽圧レスピレーターが標準設備となった集中治療室（ICU）医療が、先進国に普及していった。

もう一つの医療革命の方は、脳血管撮影の登場である。この方法で初めて、脳疾患と脳内血管障害との関係を正確に把握できるようになった。五三年に、リイシェデとエセルバーグは、急性の脳幹ヘルニアで昏睡におちいった患者に、世界で初めての脳血管撮影を試みたが、脳内血管は造影されなかった。彼らは間脳が障害されておこる血管攣縮のために、造影されなかったと考えた。[17] 三年後にレーフシュテットとフォン・ライスは、六人のレスピレーターに依存する脳死患者に血管撮影を試みたが、同様に脳内の血管は造影されなかった。彼らはその原因を、血管攣縮もあるかもしれないが、亢進した脳圧が動脈圧を上回って、動脈が潰されているのだろうと推測した。解剖してみると、はたして血管は開存していた。それにもかかわらず、全例で脳は壊死と自己融解による液状化におちいっていた。[18] 亢進した脳圧が動脈をおしつぶして、脳細胞が死亡したことが、これで証明された。[19] こうなった脳はレスピレーター・ブレインと呼ばれるようになる。[20]

❸「ル・コーマ・デパセ」脳死概念の誕生と最初の脳死移植

五九年は、脳死前史から、脳死の時代へと突入する転機となった論文が、二編あらわれた記念すべき年となった。パリのクロード・ベルナール病院のピエール・モラレとM・グーロンの両教授は、数年間色々と名前を考えたすえに、レスピレーターで生きている二十三人の不可逆性昏睡患者を、「コーマ・デパセ」と命名して報告した（図7-3）。[21] 英語流では、Beyond Coma「超昏睡」である。

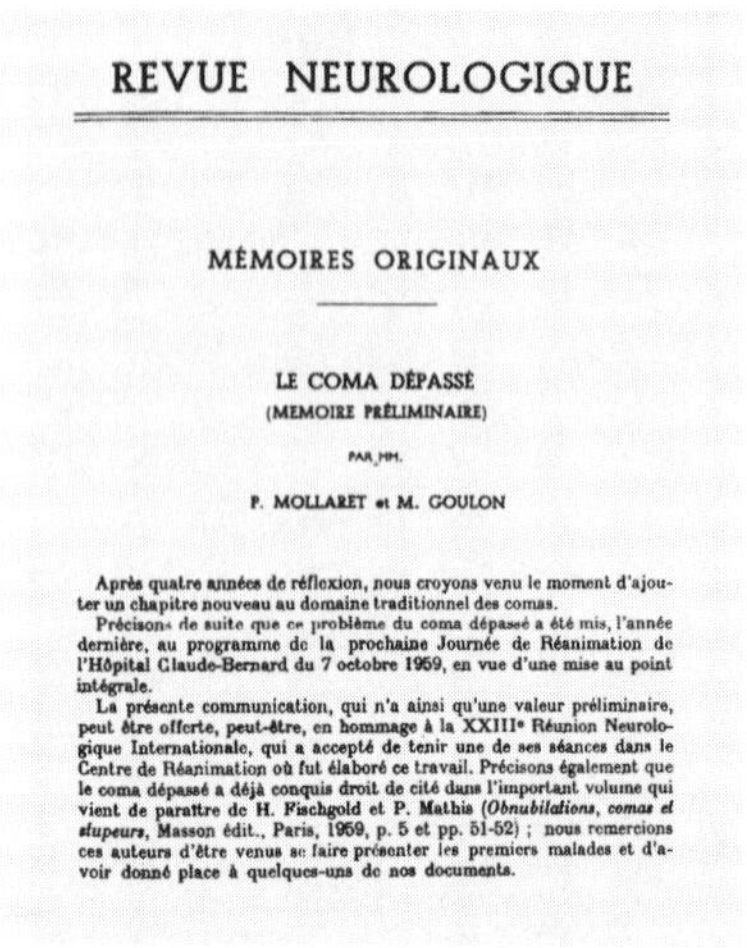
REVUE NEUROLOGIQUE

MÉMOIRES ORIGINAUX

LE COMA DÉPASSÉ
(MÉMOIRE PRÉLIMINAIRE)

PAR MM.

P. MOLLARET et M. GOULON

Après quatre années de réflexion, nous croyons venu le moment d'ajouter un chapitre nouveau au domaine traditionnel des comas.

Précisons de suite que ce problème du coma dépassé a été mis, l'année dernière, au programme de la prochaine Journée de Réanimation de l'Hôpital Claude-Bernard du 7 octobre 1959, en vue d'une mise au point intégrale.

La présente communication, qui n'a ainsi qu'une valeur préliminaire, peut être offerte, peut-être, en hommage à la XXIIIe Réunion Neurologique Internationale, qui a accepté de tenir une de ses séances dans le Centre de Réanimation où fut élaboré ce travail. Précisons également que le coma dépassé a déjà conquis droit de cité dans l'important volume qui vient de paraître de H. Fischgold et P. Mathis (*Obnubilations, comas et stupeurs*, Masson édit., Paris, 1959, p. 5 et pp. 51-52) ; nous remercions ces auteurs d'être venus se faire présenter les premiers malades et d'avoir donné place à quelques-uns de nos documents.

図 7-3 脳死についてのモラレ、グーロンの記念碑的論文（文献・注 21 より）

後日、コーマ・デパセを、グーロンは英語なら irreversible coma「不可逆性昏睡《コーマ》」と呼んでほしい、とメイヨー・クリニックのイールコ・ウイジックスあてに書いている。[22] くしくも、のちのハーバード・アドホック委員会はそのレポートのタイトルに、「不可逆性昏睡」ということばを使用したのだが、そのときには委員たちの誰一人、モラレ、グーロンの論文を読んではいなかったという。[23]

モラレ、グーロンの論文で初めて、脳死（この場合はコーマ・デパセだったが）の概念が明晰に科学的にその位置を確定された。この論文に記載された脳死診断基準はほぼ完璧なもので、科学論文としても一つの優れた見本であったのに、英米でこの論文が知られたのは、出版されてなんと一五年あとのことだった、とウィジックスが述懐している。[24]

コーマ・デパセは、気管内挿管、レスピレーター、昇圧アミン類、電解質管理、補液操作などの医療技術イノベーションが、ＩＣＵという沸騰する土台の上に建築した壊れやすい塔であった。この塔をのちの人々は、脳死と呼ぶことになるのだが、脳死批判の先鋒アラン・シューモンのような人は、それをいささかヌーベル・バーグ風ではあるものの、しっかりした建造物とみなし、カトリック生命倫理の泰斗エドモンド・ペレグリノは、神をも恐れぬバベルの塔とみたのであった。

モラレとグーロンは、塔にまつわる、深刻な倫理問題にも目をむけていた。「生死の境を勝手に決めて、蘇生治療を中止する権利があるのか」「心臓が動き、血液が循環する限り、生命維持装置を作動させなければならないのか」「宗教（バチカン）の意向はどうなのか」。

もちろん、「死の判定は医師にまかせよ」という有名なピウス十二世発言にも言及している。[25] マチャドによると、モラレとグーロンは、中枢神経の死を人の死とすることをためらい、心臓死を人の死とする保守性から離れられなかったようである。[26]

だが、そのころすでに、「臨床的に中枢神経死の診断が確定すれば、二十四時間以内にレスピレーターのスイッチを切るべきだ」と中枢神経の死を人の死とする学者たちもうまれていた。実はモラレ・グーロンの論文がでる半年ほど前の、フランスを代表する医学雑誌プレス・メディカルに「昏睡かつレスピレーターで呼吸を維持されている患者における中枢神経死の診断」という論文が載っていた。[27] その著者の第一署名者が、中枢神経死を人の死とする、ピエール・ワーテメだった。彼の論文も、モラレ、グーロンの論文におとらぬ先駆的な業績だったが、ウイジックスによると、神経学的な学問上の精緻さで前者にはおよばないという。[28] そのためか、脳死概念の事実上のプライオリティ（学問の先陣あらそい）は、ワーテメらにありながらも、コーマ・デパセにその座をうばわれる仕儀になったのである。これらの研究が移植とはまったく関係なく進められていたのはいうをまたない。

その四年後の六三年もまたエポックメーキングな年となった。心臓が動いていても脳が死んでいれば、それは人の死だとする神経学者ロバート・シュワッブが、のちのハーバード・アドホック委員会に酷似した脳死診断基準を発表した。[29] 彼の基準の特徴は、脳波所見の重視にあった。

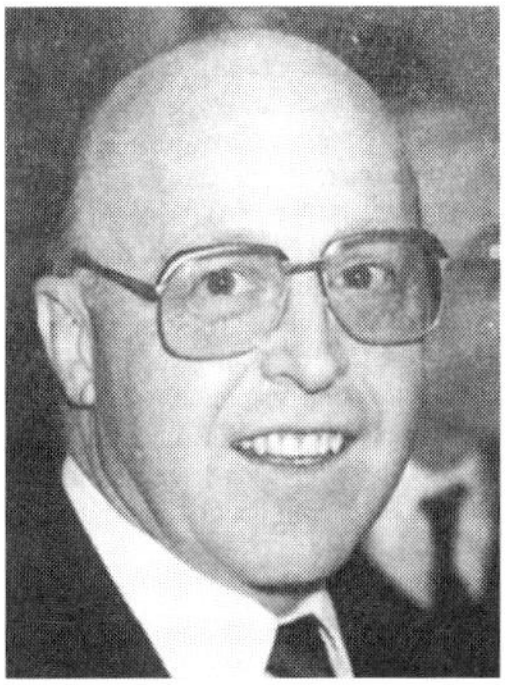
図7-4　世界で最初に脳死腎移植をしたギイ・アレクサンドル医師（文献・注63より）

何よりも特筆すべきことは、同じ六三年に、ベルギーの移植医ギイ・アレクサンドルによって、世界で初めて、心拍動のある脳死患者から腎臓が一つ摘出され移植にもちいられたことである。

ここで話を少しもどして、本章のもう一つの主役、臓器移植がどのような歴史をきざんできたのか、概観しておく必要があるだろう。臓器移植をすすめるために、脳死概念はつくられた、と誤解されていることがよくあるからである。

4 移植も透析も急性腎不全治療からはじまった

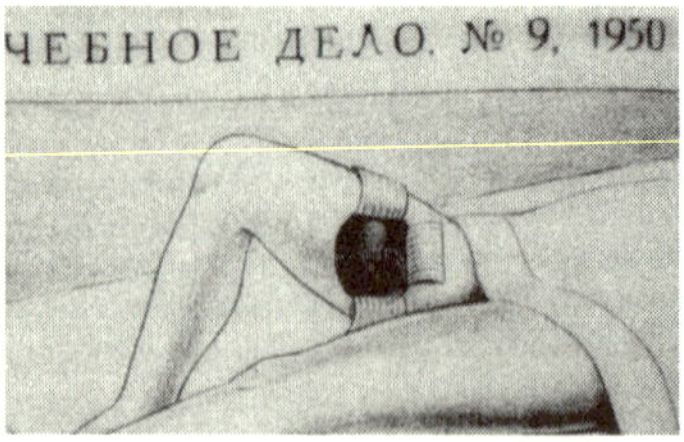

図7-5　ヴォロノイによる世界初の腎移植（文献・注30 Tilneyより）

一九〇二年に、エメリッヒ・ウルマンが、犬の腎臓を自家移植したとか、その三年後にM・ジャブーレイが、二人の腎不全患者に、それぞれ、羊と豚の腎臓を移植したとかの、神話的エピソードはともかく、臓器移植は、動静脈を縫いあわせる技術に大きく依存する手術であるから、一九一二年に、移植関係で初めてのノーベル医学生理学賞を受賞したアレクシス・カレルによる臓器移植のための血管縫合技術の研究に、まず敬意をあらわしておかなければならない。[30]

一八九四年にフランス大統領マリー・フランソワ・サディ・カルノーがリヨンで、イタリアの無政府主義者S・カセリオに刺され、門脈出血で死亡する事件がおきた。事件に衝撃をうけたリヨンの若い外科医アレクシス・カレルは、絹の集散地リヨンの絹糸をつかって血管縫合術の開発と、犬をつかった移植の研究を始めた。[31] しかし、移植で慢性の臓器不全を治そうとするのはまだ夢のような話で、せいぜい急性期を乗りきることができればよい、くらいの発想だった。

人に人の腎臓を移植した最初の医師はソヴィエト・ロシアの外科医U・U・ヴォロノイということになっている。[32] 死体血輸血を研究していた彼は、一九二九年頃すでに移植によって補体が活性化されるのを確かめていた優れた医師だったらしい。[33]

三三年に昇汞（塩化第二水銀）をのんで急性腎不全になった二六歳の女性の右下肢上部に、六〇歳の脳底骨折死した男の腎臓を移植した（図7-5）。[34] 大腿部に移植する方法は、のちにデイヴィッド・ヒュームらも一時的におこなったが、彼がヴォロノイの手術を知っていたわけではなかったとされている。[35]ドナーとレシピエントの血液型がちがっていたので、ヴォロノイはドナーの血液で交換輸血を試みたりしていたが、移植は失敗に終わった。五〇年に彼は六人の死体腎移植の報告をしているが、すべて失敗しているという。[36]スターリン生物学の帝王T・D・ルイセンコのドグマに奉仕するソヴィエトでは、スターリン賞受賞者V・P・フィロフの臓器冷凍学説に従わなければならなかったので、ヴォロノイが移植した腎臓はすべて冷凍したものであった。そのために移植腎の機能は、はなから期待できなかったのだとハーバードの移植医で移植の歴史書もかいたニコラス・ティルニーは述べているが、[37]太田和夫氏はヴォロノイの死体腎移植第一例は冷凍しなかったとしていた。[38]最近のデイヴィッド・ハミルトンの移植史でもそれが裏付けられている。ハミルトンはヴォロノイが優れた医学者であったことに最大の敬意をはらっている。

このころ、昇汞錠は消毒剤として誰の手許にもあったので、自殺や堕胎のためによく使われた。四七年にボストンのピーター・ベント・ブリガム病院のジョージ・ソーンとデイヴィッド・ヒュームのグループは、堕胎術の失敗で急性腎不全となった婦人の腕に死体腎を移植した。移植腎は数日しかもたなかったが、それで十分だった。彼女は一命をとりとめた。[40]これが記録にのこった最初の臓器移植の成功例である。

すでにウィレム・コルフの人工腎臓の効果も高く評価され始めていた。四八年、ニューヨークにすむ二十五歳の独身女性がレイプされた。妊娠をおそれた彼女は四錠の昇汞錠を膣に挿入した。骨盤臓器は化膿し尿が出なくなった。マウント・サイナイ病院に搬送された彼女は、最新鋭のコルフ人工腎臓につながれた。透析は一回に六時間おこなわれ、一週間の透析で、無事急性腎不全からは解放されたのだが、このあわれなレイプの犠牲者は気が狂って精神病院の壁のなかで残りの人生をすごしたという。[41]

一九五〇年は瓢箪から駒がでる年となった。シカゴのリチャード・ローラーが、肝不全で死んだ患者の腎臓を、嚢胞腎の患者に移植した。演出がうまかったのか、メディアが大騒ぎをした。移植腎は数ヶ月しかもたなかったが、幸いなことに、その後患者は数年間も生きたのだった。それまでは慢性腎不全を移植で治療するのは、どだい無理だと考えられていたのだが、ローラーのケースは、あたかもそれに成功したかのように、医者も含めて人々に錯覚させたのだ。内実は移植が成功したのではなく、自分の嚢胞腎の機能がまだ残っていたためと今では推測されている。[42] ケガの功名でも功名、ローラーの移植の成功？に触発されて、人を対象とする腎移植ブームが、五一から五三年にかけて大西洋の両岸でおこったのである。

今まで犬の実験で我慢していたパリの研究者たちが、犬から人へとルビコン河をわたった。ルネ・キュス、[43] シャルル・デュボス、[44] マルセル・セルヴェル、[45] L・ミションなどのフランス勢、[46] それに、ピーター・ベント・ブリガム病院のデイヴィッド・ヒュームら[47]のアメリカ勢が、海図のない荒海にふたたび漕ぎ出すのである。

5 欧米でも日本でも生体腎移植は廃棄腎や病気腎の廃物利用からスタートした

フランスでは人の臓器移植に抵抗が強く、死体腎など容易に手に入らなかった。[48] デュボスとかセルヴェル、キュスらが利用できたのは、ギロチン刑死者の腎臓くらいであった。彼らは、処刑場で待ちかまえていて腎臓を摘出したというのだから、さきのパリスの説にしたがえば、心臓は鼓動していた可能性があるので、かれらは脳死体から移植をした世界最初の外科医ということになるのかもしれない。[49] 生体腎については廃棄されたり、病気で摘出されたりした腎臓を廃物利用するしかなかった。利用できた生体腎には二種類あった。一つは、ガンや結石、結核などで尿管が閉塞されたために、水腫や炎症をおこしたりした腎臓とか、動脈奇形や動脈狭窄のために、やむなく取りだされた腎臓であり、今でいう病腎である。もう一つは、水頭症患者の脳圧を下げる目的で、脳室やくも膜下腔から髄液をビニール管で膀胱に流す手術をおこなう時に取りだされた腎臓、つまり廃棄腎である。この髄液尿管シャントは、そのころの脳外科でさかんにおこなわれていた手術だったらしい。[50] デュボス、セルヴェルらは、ギロチン腎のほかに、この二種類の生体腎をもちい、[51] キュスはギロチン腎一例、病腎四例（尿管結核、尿管結石、腎動脈狭窄、腎動脈奇形）を利用している。[52]

大西洋をへだてたアメリカの生体腎移植第一例でも、病腎が利用された。五一年に、ヒュームグループと関係のあるマサチューセッツ・スプリングフィールドの外科医ジェームス・スコラは、下部尿管ガンで摘出した腎臓を慢性腎不全患者に移植した。[53] 要するにかれらは、まずだれでも思いつくように、棄てられる腎臓を実験的に利用したのだった。五六年におこなわれたわが国最初の腎移植でも、病腎である特発性腎出血患者の腎臓を、これも昇汞をあおった急性腎不全の青年に移植している。[54]

米国腎移植のメッカ、ピーター・ベント・ブリガム病院では、ヒュームが五一年から五三年の間に九例の腎移植を執刀した。当時は心臓外科の揺籃期で、心臓弁膜の初期的な手術がさかんに試みられていて、術後死亡率が高かった。心臓外科からの死体腎と、水頭症の脳室膀胱シャント術からでた生体廃棄腎を主にヒュームは利用していた。[55]

カナダのトロントでは、ゴードン・マレーが四例の腎移植を報告し、一人は数年間生存したが、これも今では、自分の腎機能が回復したのではないかと疑われている。[56]

廃物利用でない生体腎移植の第一号は、一九五二年十二月にパリのネッカー病院の高名なネフロロジスト（腎臓病医、この呼び名はアンブルジェの発明によるという）[57] ジャン・アンブルジェらによって試みられた。転落事故で腎臓からの出血がとまらない若い大工さんの腎臓を摘出したところ、かれは無尿になってしまった。腎臓が一つしかなかったのだ。母親の強い希望で彼女の腎臓が息子に移植された。この患者も予想どおり、急性拒絶反応で移植二二日目に死亡している。[58] ヒト白血球抗原（ＨＬＡ）の知識がなく、免疫抑制の方法も知らなかった彼らの企ては、すべて無惨な結果に終わった。ヒュームたちはコルフの人工腎臓でレシピエントの体調をととのえたあとで、移植をおこなったので、当時としては良好な成績をおさめていたが、それでも「現時点では、腎移植は人間に対する治療としての妥当性を欠く」と悲痛な結論を下さなければならなかった。[59] 海のかなたのキュスもまた「仏米の経験から移植は外科医療とはならない」と悲観論を述べた。[60] 拒絶反応の山を踏破できなかったからである。最初の登攀は、るいるいと遭難者の死体を積みあげただけで終わった。移植医療はこのまま自然消滅するかと思われた。

ところが一九五四年に、ピーター・ベント・ブリガム病院でヒュームのあとをついだジョセフ・E・マレーが、一卵性双生児の間で生体腎移植をおこない、完璧な成功をおさめた。七〇年代の半ばまでに世界中で三五例の一卵性双生児腎移植が施行された。止まっていた身長がのび、完全に健康をとりもどしただけでなく、妊娠して子供さえもうけることができるのだ。

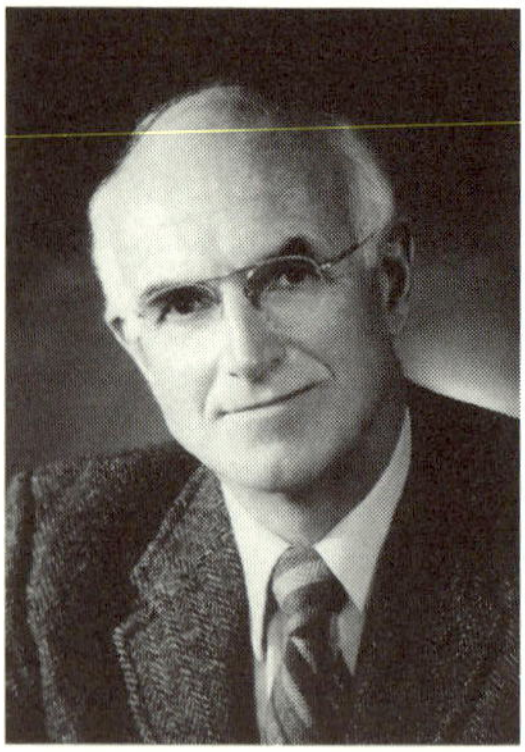

図7-6　ジョセフ・E・マレー

こうして移植への再挑戦がはじまるのである。[61] 拒絶反応の壁をのりこえさえすれば未来は明るい。しだいに悲観論は声をひそめていったが、開拓者たちはなお、いばらの道をきり拓かなければならなかった。

六十年代に入ると、HLAによる移植適性の検査が可能になった。くわえて、放射線を照射したり、メルファランとかアザチオプリンとプレドニゾロンを併用することで、拒絶反応の抑制にある程度は成功するようになって、少しずつ移植成績が好転していった。腎臓から肝臓、肺、膵臓、心臓と対象臓器がひろがっていく(だが、固形臓器の移植が、慢性臓器不全の治療法としての地位を確立するには、八十年代からのサイクロスポリンの登場をまたなければならなかった)。

そうなると、いかにして活きのよい臓器を手にいれるかが切実な問題となった。これまでの移植も、六二年のジョセフ・E・マレーの非血縁腎移植も、六三年のトーマス・スターズルの肝移植も、同年にジェイムズ・ハーディがおこなった肺移植も、六六年の膵腎同時移植も、例外的な生体腎移植と兄弟間移植をのぞいて、臓器はすべて死体からの摘出か、脳死ではいったん患者を手術室に入れてレスピレーターを切ったあと、心臓が止まるまで臓器を摘出しなかったのだ。[62] 六七年のクリスチャン・バーナードとエイドリアン・カントロウイッツの心移植も例外ではなかった（第六章② 163頁）。心停止後の臓器が、停止前の臓器におとるのは明瞭だった。

ところが、一九六三年のギイ・アレクサンドルはちがっていた。先にもふれたように、彼は心臓がまだ動いている脳死患者の腎臓を取りだしたのだ。その行為は彼の医学的信念にもとづいていたが、同僚のなかには、異議をとなえる医師もいた。アレクサンドルの要請を承認したルーヴァンのカトリック大学、サン・ピエール病院の外科主任だったジャン・モレル教授は、そのときをふり返って、「医師としての一生で最も重い決断をしました」と述べている。[63] 二つある腎臓の一つしか摘出されていないことをみれば、モレルが許可したのは、一つだけだったかもしれない。もちろん、殺人の告発を逃れるために。

さて、ここで一つの国際会議について述べる時がきたようだ。

それは非公開だったのであまり知られていないのだが、一九六六年三月に、ロンドンで脳死概念の歴史にとって重要な国際会議、チバ財団シンポジウム『医学の進歩と倫理』が開催されたのだ。移植専門家、法律家などが参集して、移植医療の倫理的、法的問題について意見を交換するのが目的だった。[64]

❻ チバ財団シンポまでは脳死概念は臓器移植とはべつに、しかし並行して発達してきた

この会議は、指導的な移植医たちがまだ脳死での、心搏動下《ハートビーティング》での臓器摘出について真剣には考えていなかった、いや、否定的ですらあったことを示していた。イールコ・ウイジックスの解説によると、彼らの念頭にあったドナー候補者は、親戚、囚人、屍体などであった。親戚は、数がかぎられているし、囚人の臓器をつかうには、重大な倫理問題をはらんでいる。屍体からの臓器は、移植適性《ヴァイアビリティ》におとる。脳機能が全廃した人の、心搏動下の臓器がベストであるが、それには非常に手ごわい反発感情がある。法的に死の定義をかえさせる絶対確実な根拠などないだろう、と主張する人もいた。[65]

デンバーの著名な移植医トーマス・スターズルが、この会議に招待されていなかったベルギーの若い移植外科医、ギイ・アレクサンドルに白羽の矢をたて、ギイが出席できるように斡旋していた。そのギイ・アレクサンドルが、コーマ・デパセ患者からの心搏動下の臓器摘出を主張したのだ。激論の渦がまきおこり、活発かつ深刻な討議がなされた。[66]

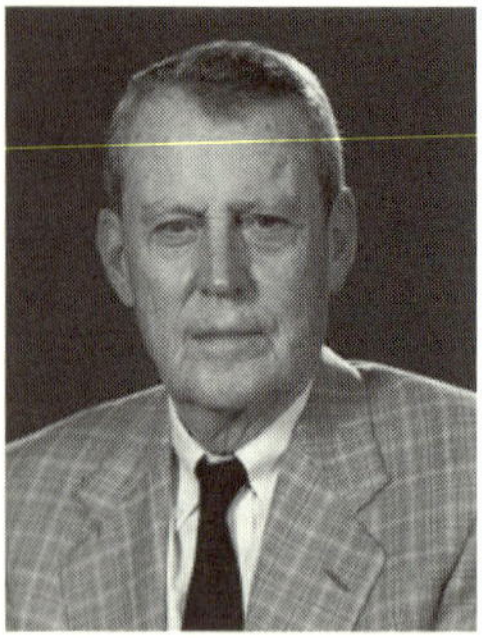
図 7-7　腎・肝移植の開拓者トーマス・スターズル

アレクサンドルは、①重症の頭部外傷があり、②両眼は開大固定して、対光反射がなく、③すべての反射が消失し、強い刺激にも反応がない、④レスピレーターをとめて五分たっても、呼吸がもどらない、⑤昇圧アミンを絶えず使わなければ、血圧を維持できない、⑥脳波がフラットである、の六点をみたしていれば患者は死亡しているのであって、六時間は経過をみても、それ以上の治療は無用であり、コーマ・デパセでは心搏動下の臓器摘出も許されると主張した。

ギイの提案に、移植界の重鎮たちから、質問やら反対意見が述べられた。アレクサンドルを招待したスターズル自身が、「われわれの仲間のだれ一人として、ハートビートのある人を死者とはみなさないだろう。間違えてこの生きた屍体から、二つある腎臓の一つをとっても、殺すことにはならないが、肝臓や心臓の場合はどうなる？　そんなことをする医師はいないだろう」と反駁した。もう一人の移植界の重鎮、ケンブリッジ大学外科教授ロイ・カーンも、「アレクサンドル博士の意見は、医学的には説得性にとんでいるが、今までの常識からすれば、あなたは生きた人から腎臓を摘出したことになる。私は心搏動のある人が死んでいるとは思わない」と痛烈に批判したのであった。

ただ、のちにハーバード・アドホック委員会の委員にもなり、ノーベル賞をもらうジョセフ・E・マレーは、アレクサンドルを熱心に擁護したし、[67]レヴィアールは、アレクサンドルの基準に、脳血管写での血流の途絶と、アトロピン静脈注射の無効性を追加したらよいと示唆したのだから、アレクサンドルが全く孤立無援だったわけではなかった。[68]

しかし、大物たちから集中砲火をあびたアレクサンドルの姿が、六〇年代中葉の移植界での脳死概念が位置していた座標をよくあらわしている。神経医学と移植医学がさし示す座標点は、まだとおく離れて交差していなかった。脳死概念と移植医療は、この頃までは、疑いようもなく互いに他者であり続けていたのだった。

ここで、後日談について触れておく。ロイ・カーンは、最近、次のような手紙をマチャドあてに書いている。日付が正確にはわからないが、手紙が紹介されているマチャドの『脳死の再評価』は〇七年出版である。

「六六年のチバ財団シンポのことは、はっきりと憶えていますよ。私にとっては、ギイ・アレクサンドルのコーマ・デパセが、最大の収穫でした。彼の基準は、もうこれ以上蘇生術や、レスピレーターを使っても、無駄なことなのだと、家族に話をし、蘇生医療を中止するのが、最も親切な行いだと多くの神経学者は考えている、ということを示したのでした。彼はこの考えと、移植外科の要請とを結びつけた最初の人でした」[69]（強調ドットは近藤）。

また、果敢に肝臓と腎臓の移植に挑戦してきたスターズルでさえも、六六年の時点ではギイ・アレクサンドルの提案を耳にして、「恐ろしくて、ゾッとした」と言っているのである。九二年の回想的自叙伝をみてみよう。

「この考えに、最初はぞっとした。重い外傷をうけた犠牲者の治療が、ドナーの候補者にされたことで、おろそかになるのではと思ったからだ。この恐怖は根拠のないものだった。重傷を負った人が、適切な治療をうける機会は、心臓と循環停止を死の基準とするよりも、脳死基準によるほうが、ずっと高いからである」[70]

このような紆余曲折をへて、脳死を死とする考えが、神経学者から指導的移植外科医へとひろがっていって、心搏動中の移植臓器摘出がうけ入れられていったのである。

もう一つ注目しておきたいのは、アレクサンドルが「ドナーになりうるかもしれない患者を、騙したりするようなことをなくするには、蘇生術を担当する医師と移植担当チームとを分けておく必要がある」と発言していることだ。[71]いわゆる利害の衝突（ＣＯＩ）を避けるためである。

のちにハーバード・アドホック委員会もこの点を強調し、世界医学会のシドニー宣言でも提案され、[72]のちのちゴールデン・スタンダード、鉄則となる倫理原則である。ギイ・アレクサンドル自身は、後年、マチャドにあてた手紙にこう書いている。

「当時幾つかの移植センターで行われていた死体腎移植は、偽善以外の何物でもないと考えていました。コーマ・デパセのドナー患者を手術室につれこみ、まずレスピレーターのスイッチを切って、心臓が止まるのを待つのです。私の意見はこうでした。もしドナーがすでに死んでいるのなら、心臓が停止するのを待つことによって、臓器を劣化させるのは愚かなことである。もし患者が死んでいないのなら、スイッチを切ることは、患者の最後の生きるチャンスを奪うことになる[73]」

マチャドは、その著『脳死の再評価』の「脳死概念は移植を有利にするために発展したのではない」と題する一章を、次のように要約して終えている。

「歴史的に回顧すれば、前世紀の終わりから、脳死概念と臓器移植は異なった起源を持ちながら、並行して発達してきた。一九六三年になって、それがあっという間に連結して、しまいにはハーバード委員会レポートにそって、一緒になって行動をするようになったのである[74]」

先にみたように、六三年とは、ロバート・シュワッブの基準が発表され、ギイ・アレクサンドルが、世界最初の脳死移植を敢行した年である。

チバ財団シンポジウムの翌六七年、勇敢にもバーナードとカントロウイッツは心臓移植のルビコン河をこえた。心はやる移植外科医たちがそれに続いた。そして、さまざまな困難が押しよせ、心臓移植はモラトリアムのやむなきにいたった（第六章③167頁）。

7 ハーバード・アドホック委員会レポートと世界医師会シドニー宣言

チバ財団シンポで議論の俎上にあがっていた倫理、法律問題はまだ放置されたままだったし、コーマ・デパセというヨーロッパの概念をアングロ・サクソンの世界に紹介するのも、まったなしの要請だった。医学界はこれらの問題にけじめをつける必要にせまられていた。

まず、二つの団体が動き始めた。

六八年八月の第二二回世界医師会シドニー大会で、①新しい死（脳死のこと）の診断には二人以上の医師があたらなければならない、②死亡が確認されれば治療を中止することが倫理的に許される、③少しでも移植に関係のある医師は死の判定に関与できない、の三点をシドニー宣言として採択した。[75]

同じ八月に、ハーバード大学医学部麻酔学教授ヘンリー・ビーチャーが座長をつとめるハーバード・アドホック委員会レポート「不可逆性昏睡の定義」が、アメリカ医師会雑誌の八月五日号に掲載された。[76]

医学論説としては比類のないほど頻回に引用され、二十世紀医学の進路を定めた歴史的な文書であったのに、メディアの関心はひくかったという。[77] ときあたかも米国内では共和党のコンヴェンションと重なり、海外ではチェコにソヴィエットの戦車が突入していた。

ビーチャーなどとは別に、強い危機感にかられた元アメリカ医師会長ジェームズ・アッペルは、ハーバート・レポートが掲載されたアメリカ医師会雑誌の一週間あとの論説欄に一文をよせた。[78] 倫理的、哲学的、社会政策的視野にたって、変貌する医学がもたらしている、また、将来もたらすであろう問題について訴えている。あい次ぐ心臓移植とそれをとりまく騒動（第六章②③ 163・167頁）、人工心臓の安全性についての不安、足りない人工腎臓器械、ふえる心臓弁膜手術、動物心臓弁の採用、二、〇〇〇例をこえた腎移植、成功例の少ない肝移植、さらには人工ＤＮＡによる生命創造の試み、などなど、医学は驀進してやまない、とジェームズ・アッペルは指摘する。アッペルの論文はハーバート・レポートには言及していないが、ほとんどハーバート基準と同一の「新しい死亡判定基準」（かれは脳死ということばも、コーマ・デパセという用語も用いていない）を提示している。移植医療は将来医療として定着するであろうが、ドナー不足がかならずおきると指摘しているのも先見の明である。心臓移植医たちが功をあせって逸脱しないように警告するとともに、ドナーとレシピエントの主治医を別々にすることで利害の衝突をふせぐように強く勧告した。多くの医学者が同じ思いにかられていたのである。

ハーバード・レポートは、しかし、臓器不全で死んでいく患者を目の前にして、いたずらに手をこまねいていた医師たちにとって、きわめて重要な意味を持っていた。日本の田舎医師の私でも、これで数知れぬ患者さんが救える時代がくると、若い心を踊らせていた。一方では危機感を募らせた人々もいた。アメリカのユダヤ系ドイツ人哲学者ハンス・ヨーナスも、その一人だったが、この問題は第八章でくわしくとりあげてある。

「アドホック」には、二つの意味がある。一つは、「特定の問題(のみ)についての」という意味であり、もうひとつは、「にわか仕立ての」というものである。ハーバード・アドホック委員会は、ふつう前者の意味で「特別委員会」などと訳されているが、私は後者の意味も、暗示的にもたされていると感じてきた。というのは、イールコ・ウイジックスが指摘していることだが、アドホック委員会レポートの脳死を定義する基準は、組織的な研究にうら打ちされた科学的なデータにもとづくというよりは、委員それぞれの臨床経験をよせ集めたものに依存していた。論文内容も、脳死を定義する短い論文と法的な見解と、くわえて例の教皇ピウス十二世の挨拶の貼りあわせだった。

最後にアドホック委員会の意図について、いまいちど触れておきたい。ウィジックスはアドホック委員会の所期の目的が、無効医療《フユーティリティ》中止に論拠を与えることにあったとしているが[80](無効医療の中止は非常に重大な倫理問題であり、第八、九章などであらためてとりあげる)、それを全否定することはもちろんできないけれど、ハーバード・レポートが移植のために脳死概念の導入をはかった、と主張する医学史家マーチン・パーニックによる執拗な追求の結果と読みあわせると[81]、それはウイジックスの韜晦か、あるいは勉強不足であったともいえそうである。しかし、パーニックが立証したのは、ハーバード委員会の委員長格のヘンリー・ビーチャー麻酔科教授個人としての脳死移植への強い意思だけであり、無効医療中止を重要視していた委員がいたのも、また、間違いない。

といっても、ハーバードの脳死診断基準が、脳死移植を前提として準備されていたのは否定しがたい事実である。ここで、七〇年代に移植外科医たちが、殺人臓器泥棒として次々に訴追されたことを思いだしていただきたい（第六章③167頁）。たしかに、これらの移植外科医たちの確信であった死の再定義は、まだ法的な裏づけを持っていなかったけれど、殺人臓器泥棒たちはみな無罪になってしまっていた。欧米ではこの時点で脳死移植が法的な許容範囲の医療として、事実上の社会的認知をえていたことは疑いようもなく、その既成事実の上にハーバード・レポートが一つの結論をまとめあげた、としてよい。

ハーバード・レポートがだされる一年前に、すでにニューイングランドでは、あとあと移植のゴールデンルールとなるギフト・オブ・ライフを訴える臓器バンクが誕生していることでもわかるように（第三章①55頁）、ハーバードを中心とした医師たちは、それが自分たちの職業的使命だと考えて、移植医療の育成に情熱をそそいでいたのである。

脳死が死の概念を変更してひきおこした問題は、移植医の受難だけでなく、哲学、神学、倫理学から、社会科学、法制、社会政策、政治、経済のひろい分野にわたっていた。アメリカ社会は、死の再定義とそれにあわせた衣装をつくりなおす必要にせまられていた。

こうした事情を背景にして、カーター大統領生命倫理委員会は、そのレポート『死を定義する』を大統領と議長と政府に提出するのである[82]（第九章①239頁）。

1　市河三喜・嶺卓二注『The Kenkyusha Shakespeare MACBETH』、五六頁、研究社出版、一九六三年。

2　Dujardin-Beaumetz et Evrard, Notre historique et physiologique sur le supplice de la guillotine, Bulletin de la Societe de Medcine Legale de France 5: 49-74, 1870. (Pallis C and Harley DH, "ABC of Brainstem Death", p4, 1996 からの引用)。

3　Pallis C and Harley DH, ibid., p 4.

4　Pallis C and Harley DH, ibid., p 4.

5　Pallis C and Harley DH, From brain death to brainstem

death, in "ABC of Brain Death", p8, 1996; Machado C, The concetp of brain death did not evolve to benefit organ transplants, in Machado C ed, "Brain Death: A Reappraisal", p 5, Springer, 2007.

6 Machado C, ibid., p 5.

7 Pallis C and Harley DH, op.cit., p 8, 1996.

8 Machado C, op.cit., p17, 2007.

9 Pallis ibid., p8.

10 Machado C, ibid,, p 17 に記載のある文献 47-52 までの六編である。

11 Machado C, ibid,, p 6.

12 Machado C, ibid., p 5.

13 Machado C, ibid., p 6.

14 Trevelyan B et al., The spatial dynamics of poliomyelitis in the United States: From epidemic emergence to vaccine-induced retreat, 1910-1971, Ann Assoc Am Geogr 95:269-293, 2005.

15 Caroline Richmond, BMJ 335:674, 2007.

16 Diringer MN and Wijdicks EFM, Brain Death in Historical Perspective, in Wijdicks EFM ed, "Brain Death", p 5, Lippincott Williams & Wilkins, 2001.

17 Machado C, op.cit., p 7, 2007.

18 Diringer MN and Wijdicks EFM, op.cit., p 6, 2001.

19 Machado C, op.cit., p 7-8, 2007. 原語論文は Lofstedt S, von Reis G, Intrakraniella lesioner med bilateralt upphavd kontrstpassage ia.carotis interna, Opusc Med 1:199-202, 1956 で英語訳は Lofstedt S and von Reis G, Intracranial lesions wirh abolished passage of x-ray contrast through the internal carotid arteries. となっている。

20 President's Commission, "Defining Death", p 23, 1981.

21 Mollaret P, Goulon M, Le Coma Dépassé, Rev Neurol 101:3-15, 1959.

22 Wijdicks EFM, op.cit., p 1, 2001.

23 Wijdicks EFM, ibid., p 1.

24 Wijdicks EFM, ibid., p 4.

25 Wijdicks EFM, ibid., p 1.

26 Machado C, op.cit., p8, 2007.

27 Wertheimer P et al., A propos du diagnostic de la mort du system nerveux dans les comas avec arret respiratoire traites par respiration artificielle, Presse Med 67: 87-88, 1959.

28 Wijdicks EFM, op.cit., p 6, 2001.

29 Schwab RS et al., EEG as an aid in determing death in the presence of cardiac activity (ethical, legal, and medical aspects), Electroencephalogr Clin Neurophysiol 15: 147-148, 1963.

30 Carrel A, La technique operatoire des anastomoses vasculaires et la transplantation des visceres, Lyon Med 98: 859, 1902; Carrel A and Guthrie CC, Anastomoses of blood vessels by the patching method

and transplantation of the kidney, JAMA 47: 1648, 1906; Tilney NL "Transplantation: From Myth to Reality", pp 36-42, Yale University Press, 2003.

31 Tilney NL, ibid., p 36.

32 Tilney NL, ibid., pp 43-44; Peitzman SJ, "Dropsy, Dialysis, Transplant: A Short History of Failing Kidneys" p 145, The Johns Hopkins Univ. Press, 2007 では「UU」または「YuYu」となっている。

33 Tilney NL, ibid., p 44.

34 Tilney NL, ibid., p 44.

35 Tilney,NL, ibid., pp 56-57.

36 Machado, op.cit., p10, 2007.

37 Tilney NL, op.cit., pp 44-45, 2003.

38 太田和夫「最初の同種腎移植—ボロノイの経験—」。http://www.medi-net.or.jp/tenet/history/hstr_003.html., accessed 2011/09/15

39 Hamilton D, "A History of Organ Transplantation-Ancient Legends to Modarn Practice", pp161-168, Univ.Pittsburg Press, 2012.

40 Peitzman SJ, op.cit., pp 146-147, 2007; Tilney op.cit., pp 53-55, 2003; Dowie M, "We Have A Donor: The Bold New World of Organ Transplanting", pp 60-61, St Martin's Press, 1988.

41 Peitzman SJ, ibid., pp 82-85.

42 Peitzman SJ, ibid., p147.

43 Kuss R et al., Quelques essais de greffe rein chez l'homme, Mem Acad Chir 77: 755-764,1951.

44 Dubost C et al., Resultats d'une tentative de greffe renale, Bull Soc Med Hop Paris. 67:1372, 1951.

45 Servelle M et al., Greffe d'une rein de supplicie a une malade avec rein unique congenital, atteinte de nephrite chronique hypertensive azotemique, Bull Soc Med Hop Paris 67: 99, 1951.

46 Michon L et al., Une tentative de transplantation renale chez l'homme: aspects medicaux et biologiques, Presse Med 61: 1419, 1953.

47 Hume DM et al., Experiences with renal homotransplantation in the human: Report of nine cases, J Cllin Invest 34: 327-382, 1955.

48 Tilney NL, op.cit., p48, 2003.

49 Dubost C et al., op.cit., 1951; Servell M et al., op.cit., 1951; Kuss R et al., op.cit., 1951.

50 Tilney NL, op.cit., p 56, 2003.

51 Tilney NL, ibid., pp 48-49.

52 Kuss R et al., op.cit., pp 755-764, 1951.

53 Hume DM et al.,op.cit., pp 334-337, 1955.

54 Inoue H et al., Renal transplantation: experimental study and clinical experience, Urol Int 5:253-273, 1957.

55 Hume DM op.cit., pp 327-382, 1955; Tilney op.cit., pp

56-57, 2003.
56 Peitzman SJ op.cit., p147, 2007.
57 Dowie M, op.cit., p 61, 1988.
58 Tilney NL, op.cit., pp 49-50, 2003; Dowie M, ibid., pp 61-62.
59 Hume DM et al., op.cit., 1955.
60 Kuss R et al., op.cit., 1951 ; Tilney op.cit., p 59, 2003.
61 Peitzman SJ, op.cit., p 148, 2007.
62 Machado C op.cit., p 21, 2007.
63 Machado C, ibid., p 22.
64 Wölstenholme GEW and O'Connor M eds,"Ethics in Medical Progress: with special refernce to transplantation",Little,Brown and Co., 1966., Machado C, ibid., pp 23-25.
65 Wijdicks FEM, op.cit., pp 6-7, 2001.
66 Machado C, op.cit., pp 23-29, 2007; Wijdicks E, ibid., pp 6-7.
67 Widjicks FEM, ibid., pp 6-7.
68 Wijdicks FEM, ibid., p 7.
69 Machado C, op.cit., p 28, 2007.
70 Starzl TE, "The Puzzle People-Memoirs of a Transplant Surgeon", University of Pittsburgh Press, 1992.
71 Machado C, op.cit., p 27; 2007; Wijdicks E, op.cit., p 7, 2001.
72 Declaration of Sidney, The Medical Jounal of Australia, Supplement, p 58, Sept 1, 1973.
73 Machado C, op.cit., p 28, 2007.
74 Machado C, ibid., p 15.
75 Declaration of Sidney, op.cit., 1973.
76 A definition of irreversible coma: Report of the Ad Hoc Committee of the Harvard Medical School to examine the definition of brain death, JAMA 205: 337-340, 1968.
77 Wijdicks EFM, op.cit., p 13, 2001.
78 Appel JZ, Ethical and legal questions posed by recent advances in medicine, JAMA 205:513-517, 1968.
79 たとえば、下の論文をその論拠としてウイジックスはあげている。Beecher HK et al.,Procedures for the appropriate management of patients who may have supportive measures withdrawn, JAMA 209: 405, 1969.
80 Wijdicks FEM, op.cit., p 13, 2001.
81 Pernick MS, Brain death in a cultural context: The reconstruction of death, 1967-1981, in Youngner SJ et al. eds, "The Definition of Death : Contemporary Controversies", pp 3-33, The Johns Hopkins University Press, 1999.
82 President's Commission for the Study of Ethical Problems in Medicine and Biomedical and Behavioral Research, "Defining Death: Medical, Legal and Ethical Issues in the Determination of Death",1981.

第八章 それでも脳死は人の死である
―ブッシュ・ジュニア大統領生命倫理委員会白書『死の定義についての論争』―

❶これまでの脳死批判を総括した大統領白書

いまわのきわに、すでに止まっている脳幹の呼吸中枢にとって代わるレスピレーターが登場して（第七章②188頁）、「脳死」というもう一つの死に人々は直面することになった。脳死体を見た人たちは思った。皮膚はあたたかく、色艶もよく、呼吸をし、脈があり、排泄し、子供をうみ、成長さえする人間が、はたして死人といえるのか、とても本物の死人ではないだろうと。いわゆる、素朴脳死否認論である。

アメリカで長年活躍したユダヤ系ドイツ人哲学者ハンス・ヨーナスは、[1]生きている屍体を「擬生命《シミュレイテッド・ライフ》」[2]と呼び、精神科医で、生命倫理学者のウィラード・ゲイリンは、「新死体」[3]と名づけて、臓器や組織や生物製剤の製造工場になるのではという、前者は深刻な危機感を、後者は楽観的な功利論を表明していた。

かえりみれば、六八年のハーバード・アドホック委員会の医学的定義から四〇年を超える歳月がすぎ、医学界には膨大な脳死診療の経験が積まれていた。当初には予想もしなかった新しい臨床知見も蓄積されていた。さまざま

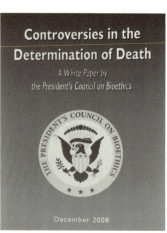

図8-1　2008年の米大統領生命倫理委員会白書『死の定義についての論争』（文献・注8より）

な医学的見解が交錯し、関係者はそろそろ問題点を再整理する必要を感じていた。

一九八一年に制定された脳死法、統一死亡決定法の理論的根拠となったカーター大統領生命倫理委員会（以後旧委員会と略称）のレポート『死を定義する―医学的、法律的、倫理的諸問題』[4]（以後『死を定義する』と略記、第九章①239頁）については、はなから倫理学的、哲学的批判が絶えなかった。移植という特殊な目的のために、哲学や宗教が管轄する「死」の領域に唯物論もどきを強要する不遜さが、まずは非難の対象となった。

「脳だけを特殊な存在として身体のほかの部分から切りはなすことは、人の全体としてのアイデンティティを否定して不当であること、それに死はプロセスであって、生と死の間に境界線をひくことは実際上できないこと」などが、ハンス・ヨーナスのハーバード・レポートに反対して表明された哲学的脳死批判の骨子である。[5] 旧委員会が提議した「脳が身体を統合調節しているので、全脳の死が人の死である」という医学的、還元論的なテーゼに対して、脳をトップにいただく人体臓器のヒエラルヒー化は容認できない、というのがヨーナスらの哲学的意見であり、脳死否認の医学者として知られ、大統領白書の批判を一手にひき受けているアラン・シューモンも同じ哲学的立場にたつ。[6]

このような事情を背景に〇八年一二月、生命倫理に関する大統領委員会[7]（新委員会と略称）が『死の定義についての論争』という白書（図8-1[8]）を任期をまさに終えようとするブッシュ・ジュニア大統領に提出した。新旧二つの大統領倫理委員会報告書は、脳死や移植問題の基礎文献として必見のものであるので詳細にみておきたい。そして、新委員会には、もう一つ検討しなければならなかった重要なテーマがあった。第三章⑪（80頁）でとりあげた心停止後臓器提供（第一章の表1-1に記載された「B心停止後ドナー」23頁）の是非である。

ここで、米国の脳死移植関連諸法成立の流れを一瞥しておく。ハーバード・アドホック委員会レポートが出た六八年に、統一臓器贈与法（UAGA、第六章③167頁）が制定された。八一年には旧委員会報告書『死を定義する』[9]（第九章① 239頁）が提出され、それを受けて同年米議会は統一州法委員全国会議が起草した統一死亡決定法（UDDA、第九章① 239頁）を可決した。呼吸と循環と脳機能が停止する死（いわゆる三徴候死）と、全脳機能だけが停止する脳死の二つをともに人の死とする画期的な法律だった。八四年の全米臓器移植法（NOTA、第四章②103頁）、八六年の包括財政調整法（OBRA、第三章④ 60頁）などをへて、現行の米国移植医療制度の法的基本骨格が構築された。その根底にあった基本概念が、旧委員会の答申『死を定義する』だったのである。

❷ さっそく白書のページを繰ってみよう

新委員会白書の冒頭の大統領への要約書簡では、まず、旧委員会が八一年に規定した全脳死基準[10]が今でも有効であると明確に述べられている。同時に一部の委員はもっとすぐれた哲学的論拠を検討すべきであるとし、二、三の委員は根拠のあやふやな全脳死概念での臓器獲得に反対したと並記されている。最後にペレグリノは人間の尊厳に配慮することで、医療テクノロジー導入の倫理性は担保されうると尊厳原理に言及して手紙をとじる。

白書本文「一章」の序論では、まず脳死概念と、その受容の歴史を回顧し、旧委員会報告の理論であった脳幹を含めた全脳死基準に対する諸批判を紹介する。それらは、①六八年のハーバード基準に対する哲学や倫理学サイドからの批判、②〇八年代までに蓄積された脳死臨床の知見にもとづいた医学的批判の二つに大別され、さらに議論は、(a)脳死が人の死なのかという死の概念についての哲学的議論と、全脳死基準で移植臓器をとりだすことは正しいのか、という倫理学的批判の二点にしぼられ、(b)人間の生存の基盤である統合機能[11]は全脳に還元されるので、その廃絶がからだ全体の統合を不可能にして死をもたらすとするハーバード・アドホック委員会レポートや旧大統領委員会の『死の定義』をささえる論理が、過去四〇年の間に蓄積された臨床経験に照らしあわせると、もはや成りたたないのではないか、とする医学的批判へと発展する。

ここで注目されるのは、本文冒頭から無効医療《フューティリティ》の問題に触れ、回復可能性のない患者にレスピレーターを使い続けることの非妥当性を明確にしていることで、それは全編に通奏低音として流れる「無効医療は中止しなければならない」という倫理命題となる。

ついで、脳死基準の設定が臓器獲得を目的になされたという前提を排除することからスタートするべきだ、としているのも注目に値する。大切なのは、レスピレーターに依存する意識のない重症頭部外傷患者は生きているのか、死んでいるのか、死んでいるとして、明白な根拠をもってそう断定できるのか、という本質的な問題を検討しなければならないと強調する。臓器移植の問題は本白書の姉妹編にゆずるとしているのだが、その本はついに未刊に終わってしまった。[12]

さらに白書は二つの移植原則の無視、すなわち①死の定義の恣意的拡大解釈と②死者提供原則《デッドドナー・ルール》（ＤＤＲ）の廃棄による移植医療の逸脱について警告する。①の例として、遷延性植物状態（ＰＶＳ）と無脳児からの移植、②の例として、まだ脳死にはいたっていないが、自発呼吸のない患者からの心停止後臓器提供の問題点を指摘する。

白書「二章」は用語の解説と、死の概念についての解説からはじまる。死は全人の死であって、けっして全脳の死ではない。その証拠の一つとして、脳死患者の下垂体後葉ホルモン（抗利尿ホルモン、このホルモンがないと尿崩症になる）の残存分泌現象が指摘されてきた。しかし、そのような現象があっても、脳死の診断を廃棄する必要はない。たしかに、統一死亡決定法では、脳死の定義を「全脳のすべての機能の永久喪失」としているが、現在の医療への法適応で脳死の定義を変更する必要はない。なぜなら自発呼吸の喪失という本質的な問題にくらべれば、抗利尿ホルモンが短期間分泌し続けても、それはいずれ全脳死にいたる一時的現象であって、重要性におとる二義的な問題にすぎないからである。ここで全脳死にかえて全脳不全《トータル・ブレイン・フェイリュア》という用語を提唱している。
白書「三章」は全脳不全（全脳死）の病態生理を解説しているが、脳死概念の一義的重要性をになう呼吸についてくわしく解説する。全脳不全への進行過程は、頭部外傷・脳卒中・心停止に起因する脳浮腫からはじまって、頭蓋内圧亢進↓虚血↓脳細胞死のはじまり↓脳ヘルニア（硬膜の隙間から脳髄が脱出すること：脳幹嵌頓）↓さらなる血流途絶↓脳細胞死の進行（細胞融解）↓脳内圧のさらなる亢進↓ヘルニアの進行↓ポイント・オブ・ノーリターン[13]という、全脳死にいたる悪循環のカスケード（つらなる滝のように、段階的に生起する下降経過で、しだいに病気が進行する過程）にしたがって、脳幹を含む全脳不全が成立する。ここで問題がおきる。全脳不全が文字どおりの「全」ではないというのだ。抗利尿ホルモンの残存分泌問題である。

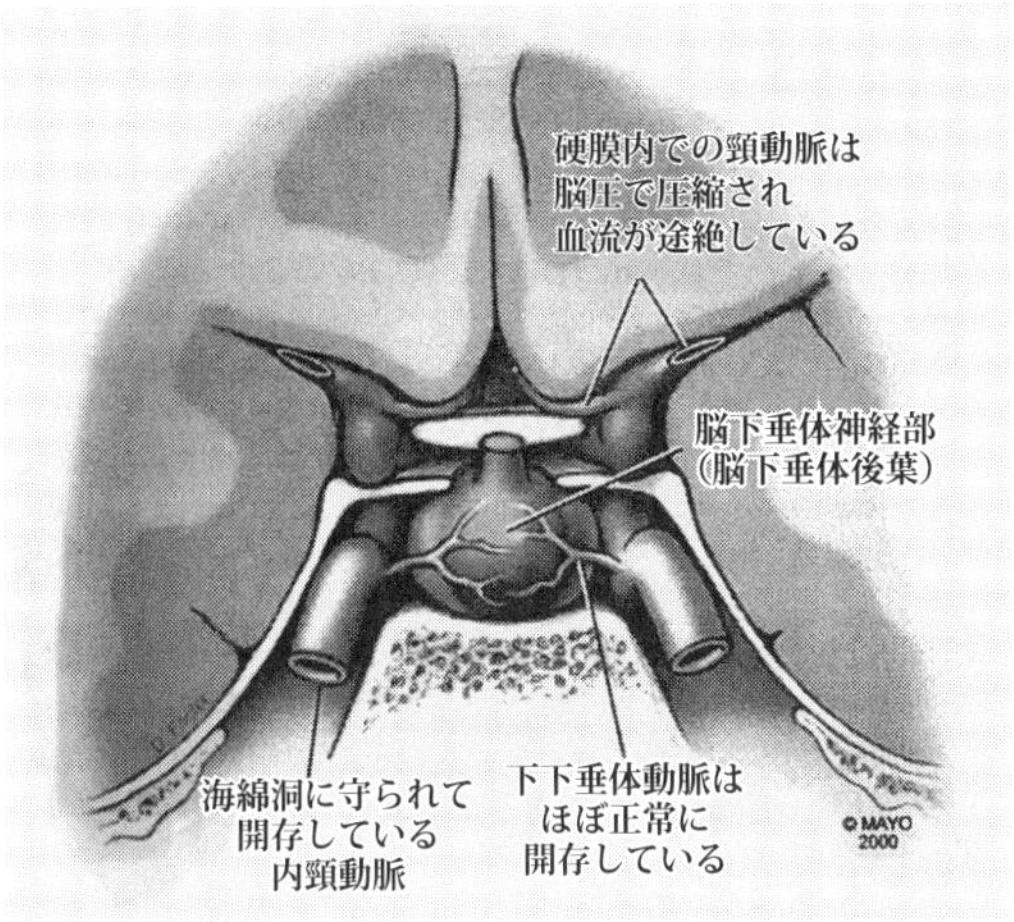

図 8-2　硬膜内の動脈は、高い脳圧でつぶれているが、内頸動脈海綿洞枝は開存していて、そこからでている下下垂体動脈は血流を保っている。
（文献・注 14 より文字を改変）

この種あかしは簡単で、メイヨー・クリニックのイールコ・ウイジックスの説明を紹介しよう。このホルモンを分泌する下垂体後葉は、内頸動脈海綿洞枝からわかれた下下垂体動脈で栄養されていて、まだ硬膜の外にある内頸動脈が下下垂体動脈を分岐するまでは硬い骨組織の海綿洞のなかに保護されているので、脳ヘルニアの影響を受けにくく、脳死の初期では、約四分の一の患者でこの部分の血流が残っているという（図8-2）[14]。だからこの問題を白書は二義的なものとして、重要視しないのである。

❸脳死体の「からだ」の「健康度」と「予後」

ところで、旧委員会の『死を定義する』では、「全脳のすべての機能の永久喪失」を脳死としているが、全脳細胞の破壊を前提とはしていない。個々の細胞群の代謝や、電気活動が残存する可能性を否定していないのである。それは心臓死の場合、非可逆性の心停止の段階を人の死としても、全心筋細胞の全壊死を前提とはしないのと同断である。[15] そうはいっても、一つの脳機能が保存されているわけで、「全脳のすべての機能の消失が脳死だ」と一九八一年の統一死亡決定法で謳われている論理は破綻しているといわれてもしかたがない。

いったい、どちらが正しいのか。「この患者は生きているのか、死んでいるのか」、「脳は死んでいて、身体は生きているのか」。これを解決するために、白書は脳死体の脳をのぞいた「からだ」の「健康度」と「予後」について考える。まず脳死「体」の「健康度」である。そもそも屍体である脳死体が生きた移植臓器を提供できるのは、身体のホメオスターシス（生体としての調節能力）が維持されているからだ。ホメオスターシスが維持されていることは、生命体としての統合能力が機能しているからではないか、つまり脳死体はまだ死んでいない証拠ではないか（全体論的《ホリスティック》身体統合論）、脳死批判派はそう主張する。

八一年に死を定義した神経学者たちは、「脳は総体としての生命体の機能に必須であり、脳が身体の複雑な機能を統御するのだから、レスピレーターで生きている脳死患者は、総体としての生命体ではなく、人工的に維持されたサブシステムの集合にすぎない（全脳統合論）[16]」と解釈し、脳の統合機能喪失を、脳死の理論的根拠としていた。

それに対して、二〇〇一年にアラン・シューモンは、脳死患者の体温維持、血行動態の安定性、感染の防御力、臓器摘出のときにみられるストレス反応などを根拠として、脳を失った患者の「からだ」自体の統合能力が、下位レベルとはいえ身体の諸機能を維持する、つまり「健康度」を良好に保有しているのだから、脳死は人の死ではないと反論した。[17]

続いて脳死体の「予後」である。旧委員会の死の定義には、八〇年前後のJ・コーレイン論文[18]「全脳の機能を永久に喪失し、機械的に生かされている成人は、通常二日から十日の間に心停止がおきる。(幼児や子供では、数週間くらいのことが多いが、もっと長くもつこともある)」[19]を下敷きにした「予後」が記載されていた。それから三〇年をへた現在、脳死体のからだの予後は、医療技術の進歩によって、いちじるしく改善していることが推測される。しかし、それを証明することはできない。欧米の社会常識として、無効医療の継続は困難だし、脳死体の半分ちかくは、早々に移植されてしまうからである。そこで注目されたのが、胎児の出産までは治療が継続される妊娠脳死体である。[20]〇三年までに一一例の脳死出産報告があって、脳死から出産までの期間は、三六時間から一〇七日の間だったという。これらのことから、全脳不全でも、ケースによっては八〇年代に考えられたほど短時間で心停止になることはないのではないか、とみられるようになった。極端な例であるが、脳硬膜が石灰の袋になって、それにつつまれた脳組織はミイラ化し、液状化していても、首から下の身体は二〇年以上も生きられることが証明されている(後述のTK氏[21])。無脳人間の長期培養すら可能になったのである。

白書「三章」の最後は、哲学的議論が展開される白書「四章」へのつなぎである。

脳幹が死ねば身体はバラバラの臓器の集合体になる、とした旧委員会時代の極端に単純化された解釈は、そののちの臨床経験にもとづいて、深刻な批判をうけることになったが、そのことは一つの医学的解釈が批判に晒されているにすぎず、全脳不全という、人間存在にとってまことに深刻な現実は、あらがいようもなく存在している。全脳不全は、ハーバード基準にしたがって確認される特徴的な病態で、失われた自発呼吸機能と意識は絶対にもどることがない、と強調する一方で、この冷厳な医学的現実は「それだけで、ほんとうに死んでいるといえるのか」という、根元的で哲学的な死の定義にからむ疑問に逢着することになるとして、白書は「四章」の哲学論に読者を導く。

その前に白書は、遷延性植物状態についての意見を挿入する。いわゆる植物人間にも睡眠/覚醒のサイクルがあることが知られているが、人間の内部意識は多面的で主観的な一人称経験であるので、それを客観的に証明することはきわめて困難である。しかし、遷延性植物状態のように睡眠／覚醒が認められるときには、意識活動の存在を否定することに慎重でなければならないとする。脳幹が生きていても、大脳皮質が破壊されれば、それを人の死とする人格死概念に対する警戒からでた警告と考えられる。

4 脳死を哲学するには

全脳不全という深刻な医学的現実の哲学的意味をさぐるために、白書「四章」は、仮に二つの立場を想定する。第一は脳死否認論で、第二が擁護論である。

はじめに、立場をこえた前提条件が提示される。一つは「死は単に法的構成概念でもなければ社会的合意事項でもない。生物学的かつ哲学的基盤にたつ現実であって、テクノロジーの進歩がいかに生と死の境界を不鮮明にしても、それにまどわされない生物学的現実である。死んでいない者は生きているのである」。もう一つは「臨床的・病態生理学的基準から逸脱し、死の基準を緩和する人格死概念などを排除する」というものである。人格死概念は遷延性植物状態や無脳児などを死とする可能性があり、白書の断固拒否する思想である。目にとめておきたいのは、すかさずここで、無効医療中止の倫理性が強調されることだ。「無効医療を中止するのに死亡の認定は不必要である」とまで極言する。遷延性植物状態や無脳児は死者ではないが、無効な医療を彼らにほどこす倫理的義務はない、とするのである。[22] 末期医療の中断、不開始については、旧委員会の浩瀚な報告『生命維持装置回避の決断[23]』があり、これについては第九章⑤（245頁）を参照していただきたい。

5 まず脳死否認論から

脳死否認論は素朴脳死否認論からはじまる。「死体ならすぐに埋葬できるはずだ。心臓が動き、血液も酸素も栄養も循環する肉体は埋葬できないだろう」と。ついで、少し哲学的な議論となる。ハーバード基準を批判する哲学者ハンス・ヨーナスの「死と生の境界は画然としていないし、定義したってそれを知ったことにはならない。人工的に生かされている意識のない人も一つの生命であり、脳機能が失われても死んだことにはならない。生と死が判然としない現在は、生にかけるのが唯一の道だ」[24]という託宣が紹介され、一般の死もそうであるが、全脳死患者がどの時点で死ぬのかは、医学や人知のおよばないことであるとヨーナスは論断する。

ついで医学的脳死否認論で有名なアラン・シューモンが再登場する。九八年の脳死患者のメタ分析論文[25]で、脳死になっても心臓はかならずしも、そしてすぐさま停止するのではない。一週間以上生きた脳死患者の報告は、百例以上あり、なかには（九八年の時点で）一四年も生きた例がある（後で登場するＴＫ君で最終的には二〇年生きた）。[26]脳死患者の予後は、患者の病因、年齢、身体機能の調整能力（身体の可塑性、身体の健康度）などによって左右されるのであって、脳の状態によるのではないと主張した。

この論文に対しては、多くの医学的批判が表明されたが、[27]それらは①症例のすべてがはたして脳死であったかどうか、②長期生存例は幼児子供であり、また妊娠などの例外的な条件下で起こりうることで、それを一般化するのは現実的でない、の二点に大別された。それに対して脳死否認論者は、脳死患者を精力的に治療することはないので、その長期予後は検証されていない。十分に治療すれば、長期生存例は実際にはもっとあるのじゃないかと反論する。

次に白書は、〇一年のシューモン論文[28]にのっとって、脳死患者の身体機能の統合性を証明する十一の機能を表にして掲載する。脳死患者のからだは決してバラバラの臓器の集合体ではなく、全体として統合されているという事実（ホリスティックな思考）を無視して、脳死を死と断定できるのか、また、ヨーナスが提起した死と生の境界の不分明さは、脳死でかえって強まったのではないのかと主張する。

ここでまたまた、無効医療中止原則が言及される。それも七〇年のヨーナスの言葉で、「治療の中断は患者の生死で決めるのではない。脳のない人間を機械で生かすのは、非人間的で正当化できない。・・・呼吸器のスイッチをきって、あとは自然にまかせるのだ」と。彼の原著を読むと[29]、ヨーナスは素朴脳死否認論ではない。ただ屍体を本人の利益でなく、他人のために利用する功利主義に我慢がならないようである。

最後に脳死反対論を要約して、「医学や科学で、すべてまたは一部の全脳不全患者を理解することは不可能である。脳死を疑う根拠が十分あるのだから、彼らを生きているとするほうがより倫理的である。」と、脳死論への懐疑で論を結ぶ。

6 脳死賛成派による脳死の哲学的再定義

ここで現行の脳死基準擁護論が登場する。旧委員会の代表幹事アレクサンダー・キャプロンなどは、「全体性原理（principle of wholenss）と統合性原理（principle of integration）が両立することで生命体が存立し、諸臓器のヒエラルヒーのトップに、統合者としての脳が位地する」という生命論にたっていた。生命体は諸機能が脳によって統合されて、一つの全体として存在する。だから、脳が損傷をうけて、身体の統合性が損なわれると（その最も重要な機能としての自発呼吸が失われると）、生命体としての全体性を喪失し、それが死である（実際にレスピレーターがなければ死んでしまう）。

ところが、この統合性原理にはおとし穴があった。レスピレーターさえつけていれば、たとえ脳が死んでいても、いくつかの下位レベルの統合性が維持されていて、もし、それが「生きている生命体の全体性（living organism as a whole）」をも意味するのであれば[30]、脳死は生命体の死の基準とはなりえない、ということになる。

そこで白書は、全脳を中心においた統合性原理を捨てて、全体性原理だけで脳死擁護の立場が成立する道をさぐる。生命体が全体性を保っている（生きている）かどうかは、生命体の必要性に駆動された環界との交渉という自己保存能（work of self-preservation）が、根元的生命能（fundamental vital work）として維持されているか、否かにかかっている、と考える。根元的生命能とは、①外に開かれていて、環界からの刺激やシグナルをうけ入れる能力、②生命体に必要なもの（そのうち最も重要な意味を持つのが酸素）を摂取するために、環界に働きかける能力、③必要なものを感知・獲得する必要性を自覚している能力、である。外に開かれていて、環界と交流し、必要なものを摂取し、その必要性を自覚しているためには、意識（consciousness）と気づき（awarenes）を前提とする。また、生存に最も必須である酸素を環界にはたらきかけて獲得する能力は、自発呼吸にほかならない。[31] 自発呼吸を駆動するものは酸素必要性の内的体験であり、その必要性は自覚されることもあるが、必ずしも意識にのぼるとはかぎらない。だが、脳死患者ではまったくこの内的必要性体験を欠いているのは、無呼吸テストでわかる。

意識や気づきがなくても、この内的体験が残存していれば、その人は生きている。たとえば、遷延性植物状態や無脳児の一部である。この能力を白書は、内発性の応需的開外性（internally driven needful opennes）とも名づけるが、全脳不全ではこれが失われているから、かれは死んでいるのである、と説明する。

最後に白書はクリストファー・パリスの英国脳死基準に言及する。英国基準では、経験論のお国柄、なまじっかな理論をもてあそばない。頭部外傷などから、非可逆的意識障害におちいり、呼吸器につながれている患者の脳幹機能が廃絶していたら、その人は脳幹死、つまり死んでいる。カナダも英国基準を採用している。[32] 白書は脳波や血管撮影の必要性を、原則として認めない英国方式よりも、それらを重視する旧委員会の全脳不全基準のほうが、全脳の破壊へとすすむカスケードの正確な診断が可能である、と指摘して白書「四章」を終える。

7 脳死否定で社会政策はどう変わるか

白書「五章」は、脳死否認と是認のそれぞれが、移植医療の社会政策にどのような影響を与えるかを検討する。

脳死否認論にたてば、現行の脳死体からの臓器提供は、生体からの提供となってしまうので、いまの移植医療を継続しようとするのなら、死者提供原則《デッドドナールール》（ＤＤＲ）を廃棄するか、少なくとも、弛緩せざるをえない。そのためには、死に関する州法（統一死亡決定法に対応する州法）の脳死条項を廃棄して、伝統的な心肺停止死だけに帰らなければならないし、各州の臓器贈与法（統一臓器贈与法に対応する州法）も、「死または死後に」というのを「臓器提供の適格性（eligibility）が生じたときに」臓器を提供する、と変更する必要がある。臓器提供適格性のときとは、「妥当な医学根拠から、患者が不可逆的に脳幹を含む全脳死になったと判断されたとき」となる。この場合、患者はまだ生きていることになるのである。

こうすれば解決するようにみえるが、これは他人の目的のために、生きている人をたんなる手段として利用してはならない、とするカント的道徳律に違背することになる。また、デッド・ドナー・ルールを捨てることは、社会の倫理基盤の崩壊をまねく恐れがある。遷延性植物状態や無脳児が臓器提供者にされかねないし、臓器提供の医学的適格性も拡大されかねない。このようなことは、四七年のニュルンベルグ宣言にてらしても正しくない。

では心停止後の臓器提供はどうか。心停止後の温阻血が臓器を損傷するので、その時間をできるだけ短くコントロールする心停止後臓器提供がひろく推奨されてきた。しかし、この方法は腎臓をのぞいては臓器の移植適性《バイアビリティ》が低下するために、移植成績が、臓器生着率も患者生存率も脳死臓器よりはるかに劣る。その上に倫理・哲学的問題がある。瀕死の患者をみとる医療従事者に臓器提供義務感を強要して、患者の利益が侵害されたり、虐待がおきるおそれさえある。

一方、脳死是認論にたてば、現行の移植制度に手を加える必要がない。先に述べた新しい哲学的アプローチは、過去四〇年以上にわたる医学的新知見を考慮に入れて、脳死説を補強したものである。生と死の一線をこえた脳死体に尊敬と追悼の念をはらうとともに、無効医療を続けるのは虐待にあたるから中止して、本人と家族の希望があれば臓器提供をするのがよいと結論している。

白書「六章」は、心停止後移植の問題にあてられているが、それは本書の第三章で触れているので省略する。

以上で本論が終わり、付属文書として、脳死反対論のアルフォンソ・ゴメス＝ロボ[33]と賛成論のギルバート・メーレンダー[34]の見解が述べられたあと、ペレグリノ議長の総括が掲載される。

8 白書主文をまとめてみると

白書「七章」は、全脳死基準についての要約にあてられる。

新委員会のなかで、大勢は全脳死を基準とする脳死診断を医学的にも哲学的にも妥当としたが、脳死は確実性に欠け、心肺死しか認めない意見もあったことを述べている。[35]そして、また無効医療中止の倫理性が強調されたあとに、尊厳原理にのっとった言葉で本文を終えている。「これからも、新知見にもとづいて、誠意（good faith）を持って、我々の説を再検討することは、人間の尊厳（human dignity）を核におこうとする人々すべてに課せられた（incumbent）責任なのだ、ことに、ときに混乱する現代医学においては」という最後の言説は、あとで触れるように、スティーヴン・ピンカーが主張する新委員会のテオコン的宗教基盤を思いおこさせる。human dignityはそのままテオコンの核倫理であり、good faithはよい信仰、incumbentは聖職者を連想させる。ペレグリノの優れた文彩ともいえそうである。

この白書が出たとき、これは心停止後臓器提供を推進する趣旨であるから、ますます臓器提供を強行する社会が到来するという危惧が語られたが、[36]ペレグリノ自身は心停止後の臓器提供が、臓器提供数を減らすであろうと心配しているのである。[37]イスタンブール宣言からマドリッド決議への経緯を見れば、心停止後臓器提供の倫理的裏づけをペレグリノの言説が主導していると考えるのは、的はずれではなさそうである。

白書の欠陥は、委員間のコンセンサスが形成できなかったので、説得性に欠けた混乱した印象をうけることである。移植医療については姉妹編が予告されていたにもかかわらず、ついに姿をあらわすこともなく新委員会は解散した。それはブッシュ・ジュニア大統領の政治的な思惑にひきずられた結果ではないかと想像しても、大きな過ちはなさそうである。

それでも最後に、この白書の功績について触れておかなければならないだろう。それは、脳死誕生以来、半世紀をこえる期間に蓄積された臨床経験をうけて、旧委員会理論で批判攻撃のまととなっていた統合性原理を捨て、全体性原理の中だけで脳死を支える哲学的理由づけを新しく構築したことである。

⑨白書の移植三原則とペレグリノ議長の個人見解

白書主文の概要は以上のとおりだが、エドモンド・ペレグリノその人の総括的見解が最後に展開されているので、それをご紹介しなければならない。

ペレグリノは、議長総括の前に新委員会として三つの勧告を示す。

一、死者提供原則(dead donor rule)が倫理的鉄則であること

一、死の神経学的基準(全脳不全・脳死)は心肺基準同様に倫理的に容認できること

一、遷延性植物状態の患者をドナーにしてはならないこと

である。ペレグリノも原則的にはこの結論に賛成であるが、これだけではもの足りないとして個条書きに追加意見を述べる。

①死の定義

死の定義には、死と生の本質的差異を考える哲学的定義と、臨床症状や検査結果や診断基準による論理的定義の二種類がある。哲学的定義の困難さについては、ハーバード・アドホック委員会の定義を批判して、「生死の境界

そのものが判然としないのだから、それについての知識も不正確で、死の正確な定義はありえない」[38]とするヨーナスの言葉を引用して、死の定義の不完全さを指摘する。死の哲学的概念としては、a 生命体総体としての統合性の喪失、b 自発呼吸で環界にはたらきかける能力の喪失、c 意識や知覚力の喪失、d 生命力の身体からの離脱、などの概念を列挙して、これらの哲学的概念のそれぞれと、完全に合致する臨床的リアリティーを見つけるのは困難であるとする。臓器提供の際に、哲学的な死と臨床的な死の定義にずれがおこっているというのだ。これは、一例をあげれば、心停止後の心臓移植で、移植適性を高めるために心停止から摘出までの観察時間を短縮する問題、すなわち温疎血時間問題を指している。そして、白書「四章」で展開した死の哲学的再定義の基礎となる三つの根源的生命能の中核にある自発呼吸喪失の重要性を強調したあとで、哲学的概念と臨床的リアリティーのギャップをうめる努力をしなければならないと要請する。心停止後移植での温疎血時間の問題は、姉妹編である移植についての報告書（まぼろしに終わった）であらためて論じるとしている。

②死者提供原則の遵守

脳死診断や心停止後臓器提供に問題があるのなら、それを回避するために 死者提供原則そのものを廃棄か改変して、患者や家族の臓器提供の自立的意思にまかせればよいとする一部の倫理学者の意見は、[39] 功利主義的小細工として断固排除すべきで、「死者提供原則の改変は、脳死後にしろ心停止後にしろ、ドナーを殺すことであって、それを隠していたベニヤ板を剥いだことに倫理的意義がある」と激越な言葉を吐いている。続いて、死者提供原則の弛緩は移植のための自殺をまねいたり、遷延性植物患者や無脳児を利用するのを合法化したり、さらには「みなし同意《プリジュームド・コンセント》（第三章⑥64頁）」にいたりかねないと心配して、「死の定義を

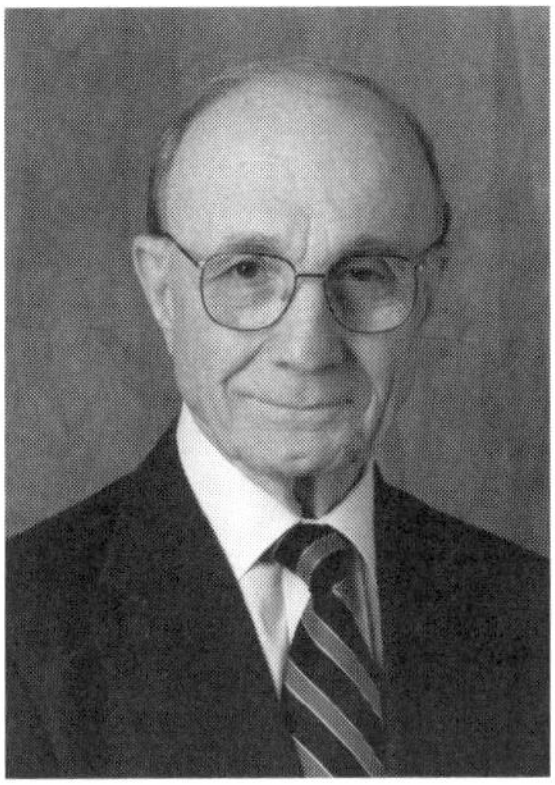

図8-3 ジョージタウン生命倫理学名誉教授、元ケネディ生命倫理学研究所長、元アメリカン・カトリック大学長、エドマンド・ベレグリノ

患者や家族にまかせたりすれば、移植する臓器が欲しい、もっと長生きしたい、さらにいいことがあるのではないか、などの欲求をコントロールするのが困難となる道徳的規制のない個人的自立性《パーソナル・オートノミー》がばらばらの道徳的無統制《モラル・アトミズム》に終わることは経験が示している」と述べる。

③脳死基準と心肺死基準とどちらがのぞましいのか

　脳死基準も心肺死基準（わが国の三徴候死）も、死の定義と臨床の現実の間にギャップがあって、ともに疑わしい。しかし心停止後臓器提供の場合には、停止した心臓が自然蘇生する例はほとんどない上に、心停止後観察時間を五分以上とれば自然蘇生する可能性はない。不可逆的に止まった心臓が、他人のからだの中でふたたび動きだすのを、ドナーがまだ死んでいなかった証拠だとするロバート・ヴィーチら[40]の批判をしりぞけて、自己融解する時間は臓器によって異なり、心臓はドナーの体内では融解を避けられないが、レシピエントに移植されれば蘇生されうる、とペレグリノは心停止後移植に軍配をあげる。彼は脳死を疑うヨーナスの判断にここでもしたがっているのである。

④慎重さの臨床移植倫理学

　いろいろ問題のある移植臨床では、医師には慎重な対応が求められる。「そもそも医学は不確定性の科学であり、確率のアートである」といったウイリアム・オスラー[41]を引用する。相対知である医学を正当化するのは、臨床的決断を行うときの思慮分別・慎重さにある。疑わしいときには、最悪の危険をさける予防原則と、治療の効果と負担を比較検討するバランス原則に依拠する「慎重さの臨床倫理学」をペレグリノは提唱する。そうすれば、レシピエントから、彼が必要としている臓器を奪うという不作為と、拙速な判断によってドナーの命を奪うという過誤をまぬがれると主張する。

⑤無効医療と心停止後臓器提供（判断過程における治療無効性）

　心停止後臓器提供での倫理性の保持は、無効医療中止原則にのっとって死者提供原則を遵守することで担保されるとペレグリノは考えている。無効を理由とする治療の中止とは、ａ 疾病の自然史にしたがって、確実に死に向かっている状態を人為的に変えない、b 治療が患者および家族にとっての恩恵、すなわち善になっていない、c 治療が患者にとって肉体的にも精神的にも、経済的にも重い負担になっている、などの場合である。この三条件を慎重にバランスよく判断する。その上で、患者と家族と担当医師の三者が合意できれば、救命治療は倫理的に中止できるし、患者の心停止後には臓器提供が開始されてよいとする。

移植病院の心停止後臓器提供プロトコールは、次のような原則を守らなければならない。aレシピエントもドナーも、彼自身の権利にもとづいて処置され、移植センターのプロトコールには従属しない、b主治医・患者・家族は、治療が無効であるかどうか慎重に判断する、c生命の質は重要な要素でありえる、d緩和治療は必要な医療である、e倫理的、法的に有効な同意は尊重される、f死の宣言は早すぎても、遅すぎてもならない。ドナーもレシピエントも、善行原則(principle of beneficence)にのっとって扱われれば、彼らの尊厳と移植の恩恵は保たれる。

⑥その他の倫理的な問題

呼吸器を外して五分たったあとで、心電図に電気的変化があらわれるかもしれないが、それは心臓のポンプ機能がもどったことを意味しない。心肺蘇生がおこなわれれば、ポンプ機能がもどるかもしれないけれど、有効な蘇生拒否要請[42]があれば、死を目の前にした不治で治療無効の患者は、病気の自然なコースにまかせるべきである。だが治療中止の決断を急いではならない。ましてその決定が特定の患者の臓器のためであってはならない。とはいえ、脳死提供から心停止後臓器提供へ移行する際の社会的コストは無視できない。心停止後臓器提供は、ドナーの利益をレシピエントのそれより重視するわけだから、臓器獲得の遅延、その手続きの煩雑性、臓器の移植適性の低下、臓器獲得数の減少をまねくおそれがある。

ペレグリノは、ドナーの利益が最優先課題だとする。よしんばそれが善行であろうとも、患者の害になってはならない。だれも他人の善のための犠牲になってはならない。これはすべての人の内的価値を尊重する倫理原則である。大切な移植倫理の眼目は、他人の命をとることなく命の贈りものを人に与えることである。生と死のスペクトルが判然としないいま、白書「四章」で紹介した「生に賭ける」ヨーナスの立場にたつことが賢明である、としてペレグリノは個人意見を終えている。

以上、ペレグリノの言説を紹介したが、白書主文とは少し論点がずれていて、まさしくかれ個人の総括見解というべきである。それは、かれが哲学的、倫理学的根拠から、脳死移植には批判的であっても、現実の待機患者の要請にこたえる必要から、その代替として心停止後移植に賭けているのである。この選択肢には批判も多く、心移植には疑問符がついている。だからかれは心停止後移植の倫理性を保証するために、「慎重さの臨床倫理学」や「コントロールされた心停止後移植の倫理原則」を強調する必要があった。

以上章をおって、ほとんど逐語的に白書の解説的要約をしてきた。以下には少し私見もまじえて、やや広い視野で問題の俯瞰を試みてみよう。

⑩新旧大統領委員会の比較

まず、新委員会と旧委員会の比較から始めたい。新旧二つの委員会は同じ大統領委員会ではあるが、性格が随分異なっている。ともに法律にもとづいて[43]設置された委員会であっても、旧委員会は大統領・議会・政府関係機関の三者に報告の義務があったのに、新委員会はただ大統領にだけその義務を負っていた。つまり新委員会はブッシュ・ジュニア大統領の個人的諮問機関の性格が強く、実際にその設置は、〇一年にブッシュ・ジュニアが新大統領に就任したとき、カトリック保守派と目されている生命倫理学者レオン・カスを指名して、組織させたものであった。新委員会は一貫して、胚性幹細胞、治療的クローニング、生殖操作、妊娠中絶などに批判的であり、カスは大統領をうごかして胚性幹細胞ラインをもちいた研究への政府資金の提供を停止させた。[44]彼は〇五年に新委員会の議長の席を元アメリカン・カトリック大学長で、[45]米国生命倫理学会の碩学エドモンド・ペレグリノに譲った。

ブッシュ・ジュニア大統領は、対テロ戦争を政策の中心にすえて、新保守主義いわゆるネオコン（neoconservatives）[46]派を重用し、それと共軛する倫理・思想的根拠をプロテスタントの福音主義[47]に求めたことは有名だが、ハーバードのスティーヴン・ピンカーは、大統領がテキサス州知事だったときに、より強固な思想的地盤としてリチャード・J・ニューハウスらの新カトリック運動と連携し、戦闘的カトリック、テオコン（theoconservatives）[48]と深く結びついているのだという。[49] この思想的土壌のうえに誕生した新委員会は、倫理学の基礎にテオコン倫理の「尊厳原理」をおいているというわけである。

白書がいう死は法的構成概念でもなく社会的合意事項でもなく、死の哲学的生物学的基盤に基づく現実《リアリティ》だとする前提は、旧委員会答申との差異を示唆しているのであろう。白書では本格的な法制度にかかわる結論は出さないということである。

一方、旧委員会はイデオロギー的にはずっとニュートラルで、大統領府、議会、行政機関に報告責任があったことでわかるように、社会政策上、行政上の必要から要請されたテーマについて回答する義務があった。だから旧委員会は実務的、実利的な視点にたって、八一年の『死を定義する』報告書を手がたくまとめたのである。神学者や倫理・哲学者からの功利主義的だとする批判は、予想されたものであった。だが三十年の歳月が過ぎさっていても、この報告書の用意周到で理路整然とした論理構成の卓越さは、さきに触れた統合性原理の問題をのぞけば、本来の価値を失っていない。脳死テーマに関心のある人に必読の書である。[50]

⑪白書の過剰な含意

新委員会白書を一読して思いだされるのが、少数意見を並記してそのあとの混乱のもとになった九二年のわが国のいわゆる脳死臨調答申である。新大統領委員会の構成委員をみても、議論が百出してコンセンサスにいたらなかったのが容易に想像される。結果的に議長のペレグリノは、脳死に批判的であるのに、白書としての多数意見は脳死を人の死として是認するねじれを示してしまった。

議長といっても、その倫理観で脳死移植を排除することは不可能な社会的現実があった。移植医療はすでに医療のナショナル・ミニマムとしての地歩を固めているのは本書第一章④(21頁)でみたとおりだ。そのためにペレグリノは、コントロールされた心停止後移植に力点を移さざるをえなくなったのである。しかし、この選択で移植のチャンスが減少して、移植ギャップをひろげることを彼自身心配してのことだった。医学の論理と生命倫理と現実的要請との狭間で、ゆれ動いた委員会であったであろう。

もっとも、彼はもともと移植医療には、あまり同情的ではなかったのかも知れない。なぜなら、本章でもみたように、またあとでもう一度少しくわしく触れるけれど、世俗的な倫理観、たとえば旧委員会が答申した『生命維持医療回避の決断[51]』などとくらべると、格段に徹底した無効医療、過剰医療拒否論を展開しているからである。

ハンス・ヨーナスの、「治療の中断は患者が生きているか、死んでいるかで決めるのではない。脳のない人間を機械で生かすのは、非人間的で正当化できない。呼吸器のスイッチをきって、後は自然にまかせるのだ[52]」という言葉をかりてまで、無効/過剰医療拒否論を述べる。それは白書の過剰な通奏低音となっていた。

この白書が要請された最大の理由は、八一年の旧委員会の死の定義から三〇年(ハーバード委員会からは四〇年)をへて、脳死患者の病態生理に新しい知見が集積されてきたことにあった。それらは、それぞれ専門家ならびに学会によって、考究と解説がなされてきたが、一般の人々の誤解をうみ、哲学的、倫理学的批判の対象となり、自然な流れとして、移植臓器摘出の是非の議論へとつながっていった。この傾向はわが国でとくに顕著であった。

⓬アラン・シューモンの脳死批判を批判する

この問題については少しばかり具体的に、私見を述べておく必要を感じている。

さて、白書「四章」で詳説されている医学的な脳死批判の根拠となったのは、アラン・シューモンの論文（十一の項目が表にまとめられている）[53]であった。彼の脳死否認の骨子は、脳幹を含む全脳がけっして身体の統合機能を持つのではなく、全脳を欠く身体そのものに、ホメオスターシスによる可塑的な調整力（かれはこれを身体統合能力と呼ぶ）、いうなれば内在的な全体論的諸特性（immanent holistic properties）がそなわっているので、長期の生存も可能なのであるとするホーリズムにある。[54]

よく引用されるのが、例の抗利尿ホルモンの残存分泌で、[55]脳死反対論の一根拠になってきた。それに対して白書は、二義的なホルモン機能の一過性残存よりも、より脳死に本質的である自発呼吸の停止（内発性の応需的開外性needful opennes の喪失）の方を重視することで、具体的な議論を避けている。しかし抗利尿ホルモンの問題は本章②（209頁）で紹介したイールコ・ウイジックスらの説明でわかるように、脳死を否定する根拠にならないのは医学界では広く合意されている。

かさねていえば、白書は脳死を是認するという結論をだしながら、脳死患者の身体レベルでの統合性の根拠とされるシューモンの十一の機能について、いちいち反論しているわけではない。生命体の根元的生命能としての三原理が、脳死患者で充足されていなければ、患者は死んでいるわけであり、それ以上の論断は無用であるということなのであろう。

それでも、白書はシューモンの呼吸論だけには詳細に反駁している。もともと、脳死の医学的キーポイントは、脳幹損傷による自発呼吸の永久喪失にある。死の哲学的表現である「根元的生命能の不可逆的喪失」がもたらす過程を、医学の言葉でパラフレーズすれば、酸素依存性の動物では、呼吸中枢のある脳幹が不可逆的な損傷をうけると、呼吸中枢からの呼吸ドライヴ（低酸素ドライヴ・hypoxic drive といって、動脈血中の酸素分圧の低下が呼吸中枢を刺激して、息苦しさと同時に呼吸運動を引きおこすメカニズム）が失われる（内発性の応需的開外性の喪失）ために、呼吸運動が停止して、ある時間が経過すると脳細胞をはじめとして、ほとんどの細胞が死んでしまい、その個体は死をむかえる(無酸素死)。それに対応できるのは、ただレスピレーターだけである。脳死を否認するために、中枢神経系の根元的生命能、この場合は脳幹の呼吸ドライヴを意図的に排除してきたシューモンには、脳死のキーポイントがうまく説明できない。

「もし、呼吸(breathing 息づかい)が、肺の空気の出し入れをするふいごの意味ならば、たしかにそれは脳が仲介していて、脳死ではレスピレーターがそれを代用している。しかし息づかいは、脳だけでなく横隔膜神経、横隔膜、肋間筋なども関与している機能で、その機能は身体統合機能ではなく、重要な機能でもない……。それはただ単に身体統合性の一条件にしかすぎない。そうでなくて、もし呼吸(breathing)を酸素と炭酸ガスの交換という厳密な意味での呼吸(respiration)と理解すれば、呼吸のおこなわれる場所は、①肺の肺胞細胞層でのガス交換(肺胞ガス交換)と、②細胞のミトコンドリア内の電子伝達系という生化学レベルの細胞内呼吸となる」[56]とシューモンはいうのだが、これは気の毒になるくらいへたな詭弁で、論点のすり替えにすぎない。大きな森の中の小さな木を指さして、これが森だ、といっている類いである。

白書の反批判の要約はこうである。[57] シューモン論文のいう呼吸(breathing)は、正しくは、次のように表現できる。広義の呼吸とは、脳幹の呼吸ドライヴ→ふいごの膨張と収縮→肺胞でのガス交換→細胞内呼吸であり、呼吸現象はこの順で生起して、どの機能が停止しても死が避けられない。だがシューモンは、決定的に重要な呼吸のトリガー、すなわち全体性を保つ生命体(organism as a whole)が示す根源的生命能のうち最も核心的な呼吸ドライヴを意図的に捨象している。その目的は脳幹の呼吸中枢としての重要性を認めたくないからである。その代償として彼はより下位のガス交換とか細胞内呼吸に議論を逸らせ、問題の本質から逃避する。木を見て森を見ず、と評したゆえんである。生きている個体としての根源的生命能の特性である内発性の応需的開外性を構成する重要な一つが脳幹の呼吸ドライヴであるという事実に目をつぶるのである。

運動や、発熱や、不安や、ケガのときには、代謝需要がたかまって、内発的に多くの空気が取りこまれる。このときには、呼吸運動シェーマの矢印を細胞内呼吸から逆に上方へと遡行して、最終的には脳幹の呼吸中枢の低酸素ドライヴを誘発することで、下位レベルの酸素需要を満たすのである。ふいごとか肺胞ガス交換とか細胞内呼吸は、欲求存在態（mode of being as a needy thing）としての生命体の総合機能の下流なのである。

⓭脳死者として二〇年生きた（死んだ）青年の脳は異物として排除されていた

ここで、シューモンが長期生存例として紹介してきた[58]脳死患者T・K君についても一言しておく必要がある。この可哀想な幼児は、四歳半のとき劇症型インフルエンザ菌脳膜炎にかかり、そのまま脳死になってしまった。ひとりっ子で難産のすえに授かった子どもだったので、なげき悲しんだ両親はできるかぎりのことはしたいと希望したという。幼児はレスピレーターにつながれたまま、二〇年も生き（あるいは死に）続けて、身長一メートル四センチ、体重七〇キロの青年に成長した。二四歳のとき、母親の決断でレスピレーターがはずされて、やっと死ぬことができた。ネオモート（脳死体）としての生涯を閉じたのである。

青年の頭はちいさく、手足はほそく、筋肉は未発達だったが、皮下脂肪は厚かった。睾丸は下がっていたが、恥毛はほとんどなかった。頭蓋骨の中には厚い石灰層でおおわれた重量七五〇グラムの球状の構造物があった。解剖用の鋸《のこぎり》で石灰層を切ったあと、メスを入れると、ミイラ化した壊死物質・凝血塊のようなものと、いくつかの液体を入れた嚢胞を認めた。肉眼的にも、顕微鏡検査でも、神経細胞などの細胞成分をまったく認めなかった。小脳、脳幹、ウイリス輪血管、脳神経などは痕跡もなかった（図8-4）。[59]

人の体内で病的な組織の一部や異物が、石灰の膜につつまれることはよくある。病的部分を正常組織から排除する一種の生体防御反応である。T・K君のからだは、二〇年間自分の脳を異物として排除し続けてきたことになる。

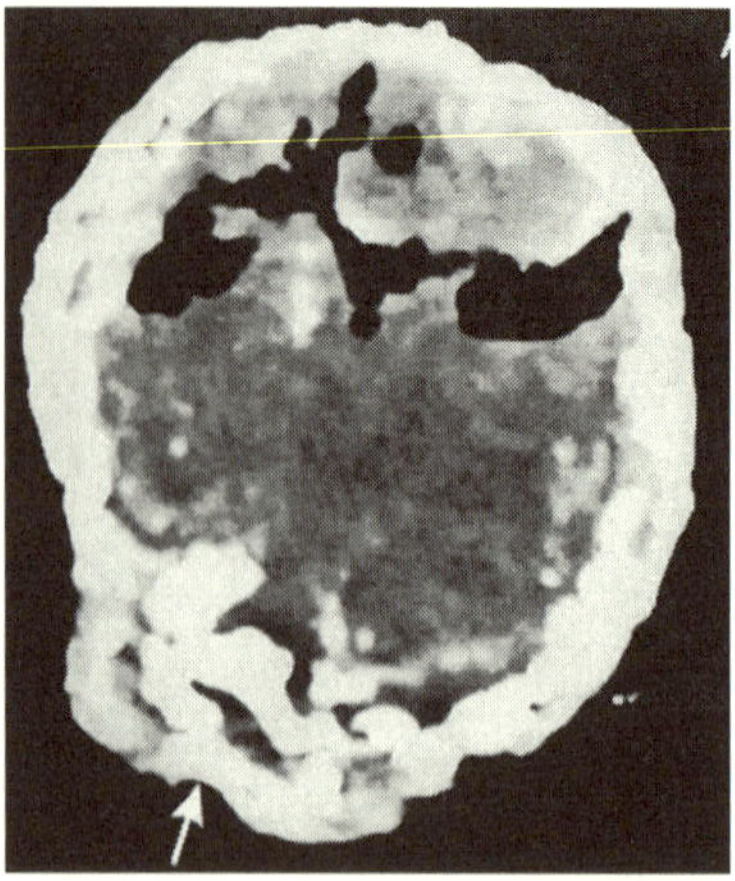

図8-4　TKの解剖脳のCT写真。外周および内部の硬膜を中心に厚い石灰化層（白色の輪状構造）におおわれている。矢印　は中空になっている後頭窩（文献・注59より）

脳死では、内径動脈と脳底動脈はすでに途絶しているから、硬膜やその周辺に栄養を送り続けて、石灰化を完遂させたのは、脳死でも途絶しなかった外頚動脈の分枝であった。

　脳死問題を長年手がけてきたハバナ大学の神経学者カリスト・マチャドはこれは屍体を生かす技術であり、この上に心臓が止まっても人工心臓や心臓にとってかわる体外循環装置で、まだまだ生かし続ける時代になるのかと警告した。[60] シューモンによって人格死論者に分類されたマチャドだが、[61]「人間の複合臓器培養時代」、「ネオ新死体の世紀」の幕あけを心配している。ハンス・ヨーナスなら、T・K君の残酷物語をはげしく非難することだろうし、だれもこれを生きた人間への治療だとはいわないと思う。一人シューモンを除いては。

　脳死是認の本白書をよんだシューモンは、〇九年に機知にとんだ饒舌なエッセー「脳死、それは再生できるのか」[62]を発表して反論を試みた。基本的には全体性原理と根元的生命能の解釈について、両者の間で食いちがいがあり、私には多くはシューモンの誤解と思われるが、折角の批判が的を射ていない。荒っぽいプロパガンダのような文言を弄し、こまかく見れば牽強付会としかいいようのない部分も目につくが、詳細は別にゆずりたい。

　脳死移植に対する哲学的批判は、七四年のヨーナスが起点であり、かつまた終着点でもある。ヨーナスの死生観では、生から死への過程はいまなお神秘であり、厳格な一線などは引きがたいというものであった。白書「四章」の脳死否認派も、ペレグリノの追記も、ともにヨーナスの哲学とシューモンの主張を根拠として、脳死基準の正当性に疑問を呈する。ヨーナスの「時流にあらがって」を読むと、「人の臓器には上下の階層があるので、・・・脳が死ねばレスピレーターは止めてよく、治療をするのが間違いである」[63]としていて、この文言に関するかぎり、彼が人格死概念にたっていることは明白である。

⑭尊厳かオートノミーか倫理規範の相克

大統領白書にもどって、新旧委員会の倫理原則についてみておきたい。

脳死移植に対する倫理学的批判は、たとえ脳死患者であっても善のためとはいえ、人間を他者の手段としてあつかうことへのカント的批判に収斂する（白書「五章」第一節）。それは人間の尊厳への冒涜とみなされる。脳死患者を死とみない立場にたてば、なおさらのことである。

移植にまつわるこの種の議論では、カント的批判を克服する概念として、人間性にそなわる利他主義《アルトゥルーイズム》がもちいられるのが普通である。臓器提供は自分の意志で利他精神にもとづいてなされるのであるから、ドナーの尊厳が損なわれることはない、という理屈である。ところが、白書では皆目利他主義の言葉がみあたらない。これはこのたぐいの論文としては、とても異例のことである。

しかし、社会人類学者マルセル・モースの贈与論（第三章⑤ 62頁）を下じきにして、利他的な「命の贈りもの」作戦を批判するローラ・シミノフとかカータ・チラグのような、積極的、主体的な利他主義批判[64]ではなさそうである。反カトリック運動でもあったフランス革命からうまれたオーギュスト・コントの造語にかかわるというアルトゥルーイズム（利他主義）は[65]、新委員会メンバーにとっては抵抗がある言葉なのかもしれない。そのかわりに「尊厳」が究極的倫理概念として白書には登場する。白書の、とくにペレグリノ議長のいう尊厳はおそらく、ハンス・ヨーナスの「神と人間の間の法によって至聖不可侵な存在である人間は、単なる手段として利用されてはならない[66]」という言説にその根拠があるのであろう。

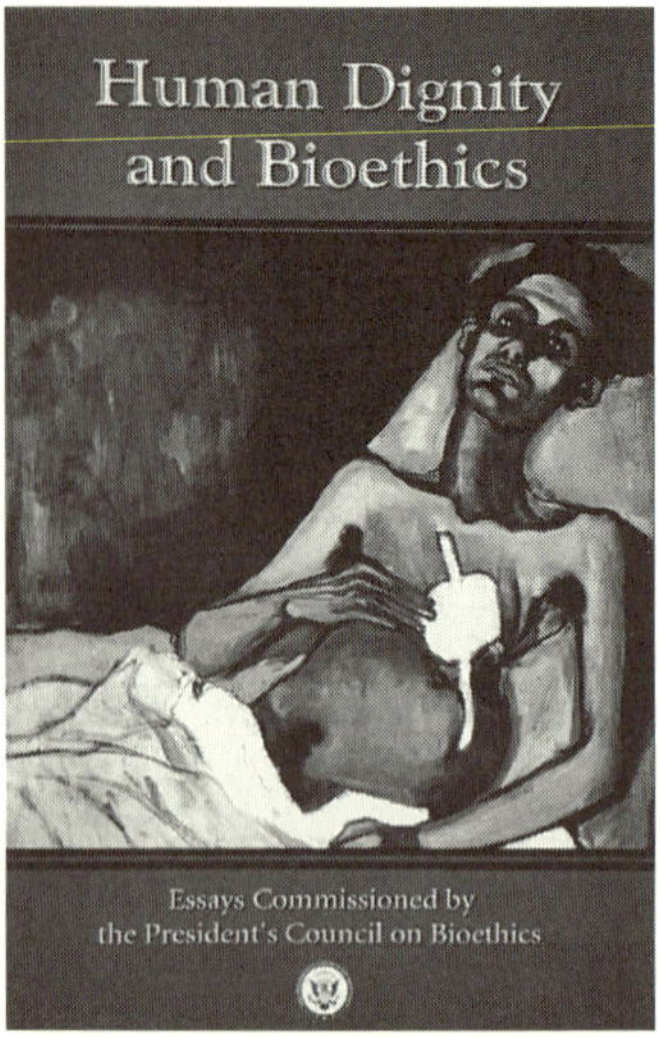

図 8-5 『人間の尊厳と生命倫理』
（文献・注 67 より）

本白書とは大幅に構成員がちがっているけれど、ペレグリノ委員会は、〇八年に『人間の尊厳と生命倫理』[67]と題するエッセー集を、ブッシュ・ジュニア大統領に提出している。この論文集がスティーヴン・ピンカーによって批判されたもので（本章⑧⑩219・224頁）、そのなかの最終論文を議長のペレグリノが、「人間の尊厳をなまに体験すること」と題して担当している。本白書のよってたつ倫理的根拠を確認するために、この論文の骨格のみを簡単に紹介する。[68]

論文は、「人類が投げこまれた技術化《テクニカリゼーション》の過程でひとの尊厳になにがおきるのか」というガブリエル・マルセルのエピグラフで始まる。まさにこの言葉こそ、ペレグリノの議論の核心である。胚性幹細胞研究、着床前遺伝子診断、精神的・肉体的能力強化技術、再生医療、ナノテクノロジー、ヒト種の改造などの技術が人類の尊厳をおびやかしている。二十世紀に人間の尊厳を蹂躙したナチ、スターリニズム、毛沢東主義を「なまに体験した」人類は、四八年に国連の世界人権宣言、〇五年にユネスコの生命倫理と人権に関する世界宣言を採択したではないか。つまり生命科学技術は、人間の尊厳にとって、政治的専制と迫害などと同列に論じられるべき危険性を秘めていると断定するのである。この飛躍には、しばし絶句させられた。

この倫理観の宗教性を批判したルース・マックリン[69]に対する反論で、ペレグリノは「多くの人々にとって、信仰は人間であることの一部である」と断定し、尊厳のかわりに自律性《オートノミー》でいいのではないか、というマックリンの功利主義的主張に対しては、「人が自律性を持ちうるのは、内在的尊厳性があるためで、自律性があるがゆえに尊厳であるのではない。幼児も意識のない人も、重度脳障害者にも尊厳がある」と反駁する。

自由な理性と自律性が尊厳の根拠であるとするピーコ・デッラ・ミランドラ[70]（「人間の尊厳をなまに体験するこ

と」の冒頭にペレグリノによって紹介されている）やカントの世俗的な立論とちがって、内在的尊厳のアプリオリな絶対性にペレグリノは立脚しているのであり、それは、たぶんに宗教的超越体験にねざす性質のものと考えられる。そしてペレグリノは、ポスト世俗社会《ポスト・セキュラー・ソサイアティ》である現在とは、ヨーゼフ・ラッツインガー枢機卿（先の教皇ベネディクト十六世）と無神論の社会哲学者ユルゲン・ハーバーマスとの間の会話[71]にみられるような、宗教と科学が相補的に補完しあう歴史的ステージにあるのだ、として論文を終えている。

白書のなかを一本の糸のようにつらぬいている通奏低音、七度にわたって言及される無効医療中止の原則については、旧委員会にも八一年に答申した『生命維持装置回避の決断』[72]がある（第九章⑤245頁）。この報告書は、五〇〇頁をこえる詳細な内容を誇り、ほとんどの関連命題を網羅しているのだが、白書はこの報告書には言及しない。

無効医療中止についての、本白書と旧委員会報告書との理念上の差は、白書がその根拠を宗教的ヒューマニズムに置いて、死を前にした人の尊厳のために執拗で過剰な医療[73]を中止すべきであるとしているのに対し、旧報告書は医療中止の根拠を、憲法上のプライバシー権に由来する自己決定権《オートノミー》に置いている点である。たとえば、ペレグリノは、「生命維持装置中断の決定―一つのモラル・アルゴリズム」[74]という論文で、ある聖職者のペースメーカーを切る根拠として、人間の尊厳を最高原理とする人格主義生命倫理に依拠している。それに対して、カレン・アン・クインランの呼吸器のスイッチを切るニュージャージー州最高裁判所の許可は、アメリカ憲法のプライバシー権にもとづく自己決定権を根拠としている。[75]人格主義生命倫理はどちらかといえばヨーロッパ的、プライバシー権重視は新大陸的な倫理観を土台とする。

ちょっと脱線するが、このところわが国では、川崎共同病院、羽幌病院、射水市民病院その他の事件が相次いで、社会も医師たちも混乱している印象がある。この問題に道筋をつけるには、事前意思表示、オートノミー一点ばりでは解決のしようがない。秋葉悦子氏が主張されるように、[76]ペレグリノと同じ人格主義的生命倫理にのっとって、医師の科学的良心と自然道徳法へ回帰するのも、また、一つの選択であることを指摘しておきたい。私も旧著でそのスタンスでの終末期医療を論じておいた。[77]

二〇一〇年四月にはペレグリノが議長である倫理委員会のホームページは閉じられ、新しいオバマ大統領の倫理委員会が誕生した。[78]

命の根源である「生気《アニマ・ヴィタ・気》」が身体のすみずみまで遍在するという全体論的《ホリスティック》な認識は、東洋思想やインド思想では顕著なものだ。脳死臨調のいわゆる少数意見は、この立場に近いと思われる。マーガレット・ロックが面接した病院のICU勤務医師たちのなかで、ただ一人、「人格は脳だけではなく九フィートの体全体に宿っているのだ」と生気論《ヴィタリズム》を述べたのは、インド系のカリブ人医師だけだったという。[79] 生死をめぐるこの二つの思潮の断絶に白書は挑戦して、その哲学的回答を示しているが、哲学者の児玉聡氏が指摘されたように、[80] 脳死の哲学的再検討の時期がきていることが、しだいに共通の認識となっている。

1 ドイツ生まれのユダヤ人哲学者。大戦後アメリカに移住。『有機体と自由―哲学的生物学の端緒』などで生命についての自然哲学（形而上学）を説いた。

2 Jonas H, Against the stream: Comments on the definition and redefinition of death, in "Philosophycal Essays: From Ancient Creed to Technological Man", p139, Atropos Press, 2010. 論攷の初発表は一九七〇年(Jonas H, ibid, p 134, in foot note)。

3 Gaylin W, Harvesting the dead, Harpers 52: 23-30, 1974.

4 President's Commission for the Study of Ethical Problems in Medicine and Biomedical and Behavioral Research; "Defining Death: Medical, Legal and Ethical Issues in the Determination of Death", 1981.

5 President's Council on Bioethics, "Controversies in the Determination of Death - A WhitePaper , pp 53, 108, 2008; Jonas H, op.cit., pp 140, 136, 2010.

6 Shewmon DA, Brain dath: Can it be resuscitated? Hastings Center Report March-April, 20, 2009.

7 The President's Council on Bioethics. 生命倫理に関する米大統領委員会、新委員会とも略して表記している。

8 "Controversies in the Determination of Death - A

"White Paper by the President's Council on Bioethics", Dec., 2008.

9 "Defining Death: Medical, Legal and Ethical Issues in the Determination of Death", 1981.

10 total brain death standard しばしば neurologically determined death standard とも呼ばれる。

11 integrating function of the organism as a whole の意訳.

12 二〇一一年四月の時点で、ブッシュの生命倫理に関する大統領委員会は解散していて、オバマの倫理委員会とＰｕｂＭｅｄやアマゾンのＨＰを調べても、この文書が出版された形跡はない。

13 竹内和夫『脳死とは何か』一二二頁の図8.1、講談社、二〇〇四年。

14 Wijdicks, EFM and Atkinson, JLD, Pathophysiologic responses to brain death, p 30-31, in Wijdicks EFM ed, "Brain Death" Lippincott Williams & Wilkins, 2001.

15 President's Commission, op.cit., pp 75-76, 1981.

16 Bernat, JL et al., On the definition and criterion on death, Ann Intern Med 94,391,1981.

17 Shewmon, DA, The brain and somatic integration: Insights into the standard biological rationale for equating 'Brain Death' with death, J Med Philos 26, 457-478, 2001.

18 Korein, J. The problem of brain death: developement and history, Ann NY Acad Sci315, pp 19-38, 1978; Korein, J, Brain Death, in Cottrell J and Turndorf H eds, "Anesthesia and Neurosurgery", pp 282, 284, 292-293, C.V.Mosby & Co., 1980.

19 President's Commission, op.cit., p 17, 1981.

20 Powner DJ and Bernstein IM, Extended somatic support for pregnant women after brain death, Crit Care Med 31: 1241-1249, 2003.

21 Repertinger, S. et al., Long survival following bacterial meningitis-associated brain destruction, J Child Neurology 21, 591-595, 2006; Machado C ed, "Brain Death: AReappraisal", p 103, Springer, 2007.

22 法的にも一九七六年のカレン・アン・クインラン裁判で無効医療中止は認められた。

23 President's Commission for the Study of Ethical Problems in Medicine and Biomedical and Behavioral Research, "Deciding to Forego Life-Sustaining Treatment", 1983.

24 Jonas H, op.citl, p 140, 2010.

25 Shewmon, DA, Chronic brain death: meta-analysis and conceptual consequencies, Neurology 51, 1538-1545, 1998.

26 Repertinger et al, op.,cit., pp.591-595, 2006 シューモンは生きているというが、この患者の六年後の解剖では脳は一部はミイラ化し、一部は液状化していた（本章⑬）。この治療？実験？に対して、医学界は非難の声をあげた。

27 Lopes-Navidad A et al., Correspondence, Neurology 53: 1369-1372, 1999; Wijdicks EFM andAtkinson JLD, op.cit., pp 29-43, 2001; Bernat JL, Philosophycal and ethical aspects of brain death, in Wijdicks EFM ed, "Brain Death", pp 171-187, 2001; Bernat JL, The concept and practice of brain death, in Laureys S ed, "Progress in Brain Research" pp 150, 369-379, 2005;Bernat JL, The whole-brain concept of death remains optimum public policy, Journal of Law, Medicine & Ethics 34: 35-43, 2006; Machado C, Conceptual approach to human death on neurological ground, in Machado C ed, "Brain Death", p 50, 2007; Machado C, Braindeath and organ transplantation: Ethical issues, in Machado C ed, "Brain Death", p 203, 2007.

28 Shewmon, op.cit., 457--478, 2001.

29 Hans Jonas, op. cit., p138, 2010.

30 シューモンは脳死でも全体性原理が成立していると考えるのだが、統合性機能の進化論的ヒエラルヒーを考慮すれば、脳死である程度全体性原理が成立するのは、より幼い個体に限られるのではないかと思われる。個体発生は系統発生をくり返すからである。

31 この議論の対象は哺乳類である、とペルグリノは欄外の注記でことわっている。また、シューモンの還元主義的な呼吸論の誤謬を、完膚なきまでに論破している(President's Council, op.cit., p 61, 2008 本章⑫)。

32 President's Council, ibid., p65.

33 ジョージタウン大学形而上学・道徳哲学教授。バティカン教皇アカデミーメンバー。

34 ヴァルパライソ大学（シカゴのルーテル派大学）キリスト教倫理学・神学教授。

35 Shewmon, op.cit., 20, 2009によるとペルグリノの他にフロイド・ブルームが反対だったというが、補足意見のゴメス＝ロボも反対だった。

36 朝日新聞など。

37 The President's Council, op.cit., pp 118-119, 2009.

38 Jonas H, op.cit, p140, 2010.

39 たとえば、ミラー・FGやトルゥオグ・RDの見解。Miller FG and Truog RD, Rethinking the ethics of vital organ donations, Hastings Center Report, Nov.-Dec., 38-46, 2008.

40 Veatch, RM, Donating hearts after cardiac death - Reversing the irreversible, N Engl J Med 359, 672-673, 2008.

41 カナダ生まれの内科医、カナダ、英国、米国の近代内科学の創始者といわれている。本書の引用は、William Osler, "Sir William Osler Aphorisms" から。

42 DRO(Don't Resuscitate Order).

43 ブッシュ大統領の場合は、 Executive Order no.13,237, "Creation of the President's Council on Bioethics",

Nov. 28 ,2001.

44 Steven Pinker, The stupidity of dignity - Conservative bioethics' latest, most dangerous ploy, The New Republic, May 28, p 3, 2008. ピンカーの論文ではペレグリノの言う intrinsic dignity と extrinsic dignity との弁別を無視している欠陥が指摘できよう。(http://www.tnr.com/article/the-stupidity-dignity?page=1, accessed on Feb 24, 2010)

レオン・カスは大統領付き哲学者とも呼ばれた (Nell Boyce, "The President's Philosopher", U.S .News and World Report, Feb. 11, 2002)。

45 Pinker S, ibid., p 3, 2008. ペレグリノはアメリカカトリック大学の第十一代学長であった。(http://en.wikipedia.org/wiki/Edmund_D._Pellegrino, accessed on March 6, 2010でも確認）現職はジョージタウン大学医学部名誉教授で、ケネディ倫理学研究所上級研究員。http;//explore.georgetown.edu/news/?ID=44732, accessed 2010/03/21

46 デービッド・マーゴリック「砂漠の墓場からネオコンの逆襲」ニューズウイーク日本版、二月一〇日号、四三―四八頁、二〇一〇。

47 evangelicals.

48 Damon Linker "The Theocons: Secular America Under Siege " ANCHOR BOOKS, 2007

49 Pinker S, op.cit., p 3, 2008.

50 新旧大統領倫理委員会の報告書と白書は、グーグルでbioethics.gov と入れて、サイトをひらけば、Former Bioethics Commissions のなかで読むことができる。accessed　2011/02/16

51 President's Commission for the Study of Ethical Problems in Medicine and Biomedical and Behavioral Research, "Deciding to Forego Life-Sustaining Treatment: Ethical, Medical, and Legal Issues in Treatment Decisions", 1983.

52 Jonas H, op.cit., p 138, 2010.

53 The President's Council, op.cit., p56, 2008.

54 Shewmon DA,op.cit. 20, 2009.

55 脳死で二十年生存?した患者で、脳死直後の尿崩症が消失したり、再発したりした例がある。抗利尿ホルモンがなくても尿崩症が起きない病態もありうるのかも知れない(注21 Repertinger 参照)。

56 Sewmon AD. The brain and somatic integration: Insights into the standard biological rationale for equating 'Brain Death' with death, J Med Philos 26: 457-478, 2001.

57 The President's Council, op.cit., p 62-63, 2008.

58 Shewmon DA, op.cit, 1538-1545, 1998.

59 Repertinger, S. et al., Long survival following bacterial meningitis-associated brain destruction, J Child Neurology 21, 591-595, 2006.

60 Machado C, "Brain Deth: A Reappraisal", p103, Springer, 2007.
61 Shewmon DA, op.,cit., 19, 2009.
62 Shewmon DA, ibid.
63 Jonas H, opcit., p138, 2010.
64 Siminof LA & Chillag K. The Fallacy of the "Gift of Life, The Hastings Center Report 29, 34-41, 1999.
65 『岩波哲学事典』一六八〇頁、一九九八年。
66 Jonas H., op. cit., p141, 2010.
67 President's Council on Bioethics, "Human Dignity and Bioethics", 2008.
68 最近邦訳が出た（秋葉悦子訳・解説「人間の尊厳の実体験」、生命倫理委研究資料集IV、三七—五八頁、二〇一〇年）。
69 Macklin R., Dignity is a useuless concept, BMJ 327: 1419-1420, 2003.
70 Pico Della Mirandola, Oration on the dignity of man, translated by Richard Hooker.(http://www.wsu.edu:8080/~wldciv/world/_civ_reader/world_civ_reader_1/pico.html)
71 ユルゲン・ハーバーマス、ヨーゼフ・ラッツインガー共著、フロリアン・シュラー編、三島憲一訳『ポスト世俗化時代の哲学と宗教』岩波書店、二〇〇七年。
72 President's Commission for the Study of Ethical Problems in Medicine and Biomedical and Behavioral Research, "Deciding to Forego Life-Sustaining Treatment", 1983.
73 執拗な医療の概念についてはホセ・ヨンパルト、秋葉悦子著『人間の尊厳と生命倫理・生命法』成分堂、八一—九六頁、二〇〇六年を参照のこと。
74 Pellegrino ED, Decision to withdraw life-sustaining treatment: A moral algorithm, JAMA 282,: 1065-1067, 2000.
75 President's Commission, op.cit., p31, 1983.
76 秋葉悦子『延命治療の中止をめぐる倫理と法—科学と良心に基づいた医療の促進と自然道徳法の回復に向けて』カトリック社会福祉研究（長崎純心大学）第一〇号、五一—八一頁、二〇一〇年。
77 近藤俊文『カルテの余白』六三—八九頁、岩波書店、二〇〇七年。
78 http://www.bioethics.gov, accessed 2010/04/05
79 ロック・M、坂川雅子訳『脳死と臓器移植の医療人類学』二〇六頁、みすず書房、二〇〇四年。
80 児玉聡「近年の米国における死の定義をめぐる論争」生命倫理 一八（一）、三九— 四六、二〇〇八年。

第九章 生命倫理のなかの死と尊厳

❶死を法律で定義するには

ホモ・サピエンスとしての我々の先祖は、何万年も前から、死後の世界をあれこれと表象してきたにちがいない。ミルチア・エリアーデによると、埋葬儀礼は死後の世界を信じていた証拠で、いまからおよそ七万年から五万年前のホモ・ネアンデルターレンシスにまで遡れるという。[1] 少し下って、後期旧石器時代の洞穴にはシャーマンやメディシン・マンが埋葬されていたというから、[2] 彼らなりに、いろいろと神の似姿を表象していたはずである。

第八章⑧⑩で登場したブッシュ的尊厳倫理の批判者スティーヴン・ピンカーの同志的友人であるリチャード・ドーキンスは、「表象」とはいわず過激に「妄想」と表現する。[3] ドーキンスがそんな刺激的な言葉をつかったのには訳があった。進化論について述べたドーキンスの著作『盲目の時計職人』[4] は、旧約創世記を根拠にして反ダーウィン主義を唱道するテオコンの天地創造説や、その巧妙なデリヴァティブであるインテリジェント・デザイナー論によって、攻撃され続けてきた。[5] 過剰な宗教保守主義を基軸とする9・11以後の、アメリカの政治的土壌に強い危機感をおぼえたドーキンスは、『神は妄想である』を上梓したのだ。

それはそれとしてつい百年ほど前のモンゴロイドにとって、あの世は常世《とこよ》のニラヤカナヤであったり、[6]この世と瓜二つの鏡像世界であったりして、[7]おおむね理想郷と観念されていたようなので、そのころの人々の死はフィリップ・アリエスの「飼いならされた死」[8]であったのだろう。死はもう一つの世界への安らかな通過だったようだ。[9]ただその通過は多くの場合、殺人や放棄死によって達成された、と民法の生みの親として知られる法理学者穂積陳重は、日本嚆矢のジェロントロジー(老人学)著作『隠居論』で述べている。[10]穂積の社会進化論的老人処遇論では、このステージが社会進化の第一・第二ステップで、これを殺老俗・棄老俗と彼は名づけた。殺され、棄てられる人々にとっては、それがほかならぬ飼いならされた死であって、殺老・棄老は社会慣行としての倫理性を持っていたはずだ。

そのうちに、ゾロアスター教の善悪二元論などから地獄・極楽がうまれて、[11]最後の審判などという、仰々しく脅迫まがいの大舞台がしつらえられ、やがて我々モンゴロイドをも緊縛してしまったが、それでもこの世に死ほど自明なものはなかったし、だれもそれを「定義」する必要など感じなかった。和尚や、神職や、巫女《みこ》や、牧師や、神父や、ラビや、イマームや、シャーマンたちが、あの世や神代《かみよ》について饒舌に語ってきたが、この古い教堂に法律学者の出番はたえてなかった。わが国でも九七年に臓器移植法が制定されるまで、人の死を法律で定義したことはかつてなかった。それほど死は普遍的で解説のいらない日常だった。

というのに八一年のアメリカでは、第七章⑦(200頁)でみた事情にせまられて、死を法律的に再定義しようとしているのだ。英米では、死はおおむね慣習法(普通法《コモン・ロー》)であつかわれてきたが、それを成文法《スタチュート・ロウ》に変える方針から、統一州法としての統一死亡決定法(UDDA)が要請された。それを前提としてカーター大統領生命倫理委員会が組織され、その答申が『死を定義する』[12](図9-1)となって実を結んだ。

ホモ・サピエンスがこれまであまり企てたことのない、死を定義する法律をつくるために、委員会は各界の参考人の意見を聞くことから作業を始めている。

まず、二人の哲学者による死についての議論があり、続いて五人の医系参考人によって死の再定義の功利主義的必要性が数えあげられる。

①医学上の必要性。

②心臓死基準が適用できない場合に、脳死基準を適用することで間違った変則的な死の宣告が避けられる。

③脳死を法的に認定することは、脳死者からの移植に疑問を持っているいくつかの州でその疑問が解消される。

④死の宣言基準を法的に統一することは、遺産相続、課税、犯罪裁判、治療方針などに必要である。[13]

⑤死体をレスピレーターなどで生かし続けるのは、不足がちの医療資源の浪費であり、患者家族の心理的、経済的負担になる。

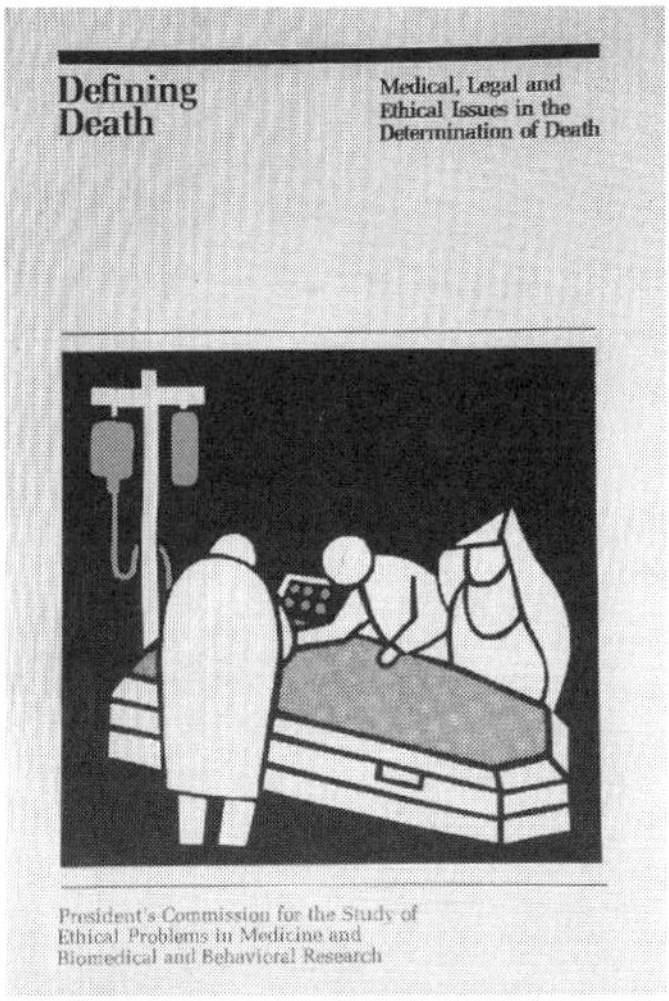

図 9-1　1981 年の米大統領生命倫理委員会報告書『死を定義する』
（文献・注 12 より）

そのあとで、宗教界の代表的意見が紹介される。ユダヤ教の二人のラビのうち、一人はユダヤ教のオーソドクシー（正統教義）に忠実に、血液循環の停止のみが死であるとしたのに、もう一人のラビは断首が死であるから、脳死を生理的断首とみなせば、脳死を是認できる、とシェークスピアまがいの断定をくだした（第七章① 185頁）。キリスト教では、カトリック神学者は教皇ピウス十二世の、昏睡におちいった患者が死んでいるかどうかを正確に決めるのは医師の仕事である[14]という言葉をひき、それよりも大切なのは意味のある治療は、十分におこなわれなければならないけれど、無駄で不必要な治療はやらないように、それが死者に対する尊厳の尊重であると述べた。プロテスタントの参考人は脳死を法文化することで、まだ死んでいない人を、脳死としてあつかうことがないようにと警告した。生きる権利《ライト・トゥ・リヴ》運動の指導者もまた、「脳幹を含む全脳死を立法化することで、生と死の一線を明確にすることは意義があることだ。われわれの運動をそこなうことにはならない」と賛意をあらわした。[15]

2 生きて埋められる恐怖

ついで、死の再定義を理解するには、死の診断テクニックの歴史をふり返る必要があると報告書はいう。[16]

十八世紀中葉、ジャン＝ジャック・ウインスローは、「死の徴候の不確実さと早期埋葬の危険性」という論文で、「腐敗が死の唯一の確実な証拠だ」と主張した。多くの医師たちが賛成論文を書いたという。[17]まぎれもなく死はプロセス、腐敗へのプロセスであった。当時の人々は、生き埋めの恐怖から、図9-2のような棺桶（デス・ウオッチと呼んだ）を使っていた。もし息をふき返したら、ハンドルをまわす。墓場に雇われたガードマンが、ハンドルが動いたかどうかを定期的に調べてまわるのである。[18]エドガー・アラン・ポーはそんな例を七つあつめて『はやすぎた埋葬』を書いたし、[19]バルザックにも同趣旨の短編がある。脈で心拍をさぐり、鼻の下にかざした鏡のくもりで、呼吸をたしかめていたのだから、誤診はさぞ多かったことだろう。蘇生用棺桶の需要は結構あったと思われる。

ところが、一八一九年に画期的な発明がなされた。聴診器の出現である。図9-3を見ていただきたい。発明者のルネ・レンネックは、ほとんど患者の胸に耳をくっつけんばかりである。心音か呼吸音を聴診しているのだ。患者の胸部とレンネッ

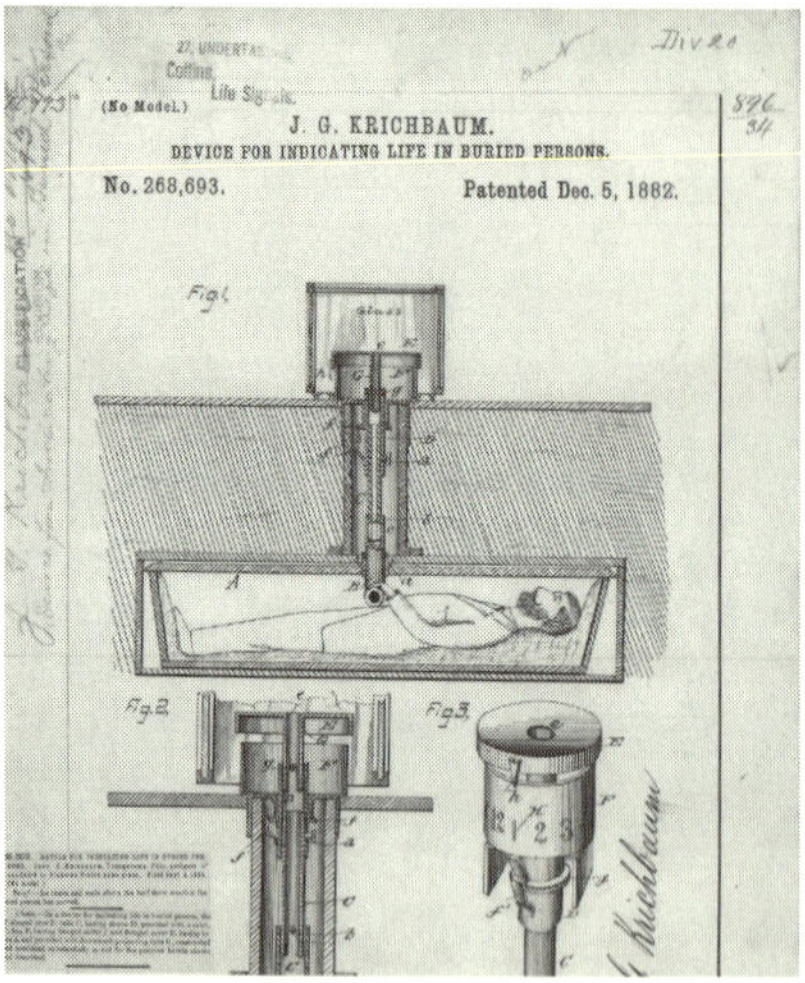

図 9-2　生きたまま埋められても脱出可能な棺桶（文献・注 18 より）

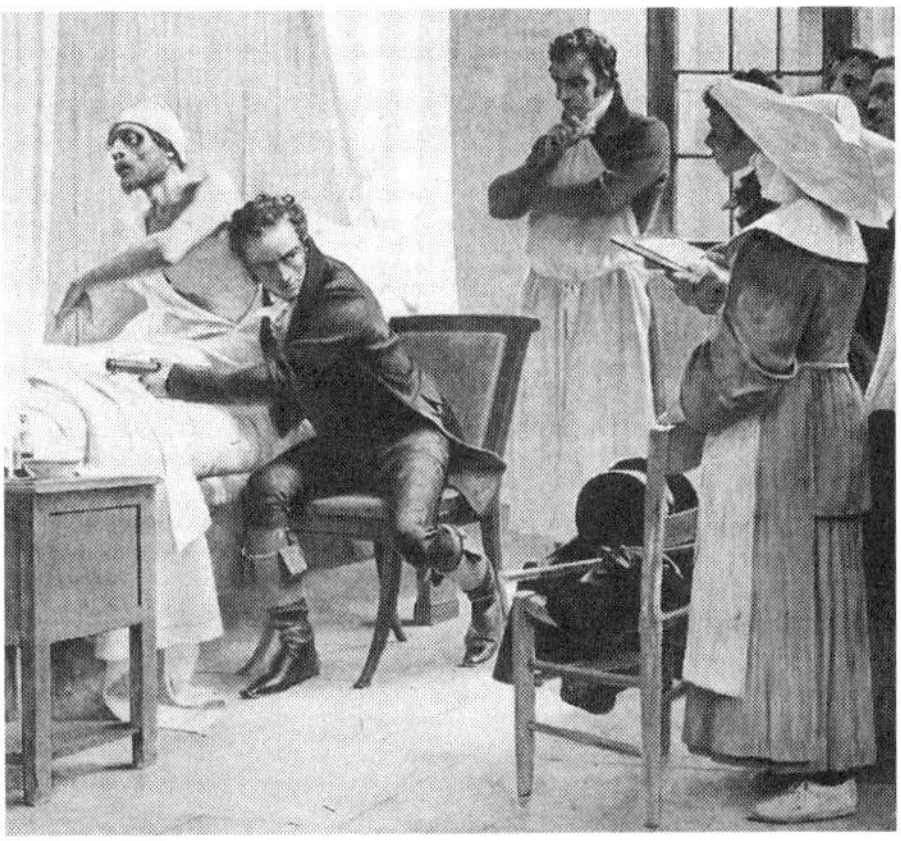

図 9-3　レンネックが聴診器を発明
（文献・注 20 より）

クの耳の間には、小さな木管（または金属管）がある。[20] 私の見た初期の聴診器は、木片を小さな鼓状にくりぬいて、両端がラッパのようにひろがった筒であった。産婦人科医たちは、それで胎児の心音を聞いていた。聴診器の発明で、死の診断の確実性はずいぶんと向上したはずだ。やがて、さらに決定的な発明があった。心電図の登場である。先駆者がほかにもいたようだったが、一九〇三年にライデンのウィレム・アイントーヘンが試作した心電計が嚆矢とされて、かれは二四年のノーベル賞に輝いた。こうして、腐敗死が心肺停止死に置きかわっていった。死の心・循環基準（心臓死）の確立である。

このあとに続く死の診断学の歴史は、第七章で述べたように、心臓死と脳死が並存する新時代に入っていく。

3 プラグをぬく（pull the plug）という意味

心臓死基準による死は、聴診器と心電計のおかげで、数分で生か死かの決着がつくようになったが、脳死やその前段階では、いつ、レスピレーターのスイッチを切るのか、という倫理上の大問題に逢着することとなった。

脳死で二十年も「生きていた」、気の毒で残酷な実験の被害者T・K君を思いだしていただきたい（第八章⑬229頁）。彼の場合は、ほとんど自宅療養だったために長期間「生存」したようだが、レスピレーター不足に悩む病院のICUでは、とても許されないことだった。

レスピレーターのスイッチを切ることを、アメリカ俗語で「プラグをぬく」という。スラングになるほど、この言葉は人口に膾炙している。ということはつまり、日常的にそのことが行われているということになる。アメリカの大学病院関連のＩＣＵでは、収容患者の六五－九〇％が、延命治療をしない（withhold「プラグをいれない＝治療不開始」）か、延命治療を中止する（withdraw「プラグをぬく＝中止」）かのどちらかによって死亡しているという。[21] 超重篤患者の治療不開始、治療中止は、八七－八八年には五一％だったのが、五年後の九二－九三年では九〇％になったとする報告もある。[22] 射水市事件を騒いだ日本的感性からすれば、まるで犯罪行為の日常化と指弾されかねない状況だ。

さて、ヨーロッパではどうなのだろう。[23] ジャン・ルイ・ヴァンサンによるヨーロッパ一六ヶ国のＩＣＵ勤務医師五〇四人のアンケート調査では、九三％の医師が延命治療不開始の、七七％が治療中止の経験を持つと回答している。[24] カトリック、プロテスタント、無神論者の順で、また、五〇歳以上は四〇歳以下よりも、不開始／中止の傾向が、推計学的に有意に強かった。国別では、スイス、英国、ベルギー、オランダが、ギリシャ、イタリア、ポルトガルよりも不開始／中止傾向が顕著だった。治療を中断された患者さんの苦悶をやわらげる、つまり安楽のために、四〇％の医師が大量の鎮静剤や麻薬を慎重に投与しているという。この場合、フランスと北欧勢（オランダとベルギー）が、南欧系（イタリアとポルトガル）よりも、その傾向が強い。しかし、治療不開始／中止と薬物投与をうけ入れられない医師が二八％もいて、宗教的な医師ほどその傾向にあるという。

フランスの一一三のＩＣＵを二ヶ月間前向き調査したエドゥアール・フェランらの報告では、[25] 七、三〇九人の総患者の一一・〇％（不開始四・六％、中止六・四％）が不開始／中止に該当した。だが、入院中に死亡した、より重症な患者さんだけでみると、その五三・五％に不開始／中止が執行されている。このフランスからの観察を先のアメリカの報告と比較すると、アメリカのＩＣＵの方が、フランスよりも不開始／中止の頻度が高い。これはアメリカのＩＣＵが重傷者を収容しているためかとも推測されるが、外科系ＩＣＵ、内科系ＩＣＵ、大学病院ＩＣＵ、市中病院ＩＣＵなどの組みあわせによる偏差も避けられないと思われる。

❹脳死発生率

ところで、アメリカの大病院のＩＣＵでの脳死患者の発生率は八・四％である。[26] また、アメリカの年間総死亡約二〇〇万人での脳死発生数は、ＩＯＭの推計では、一〇、五〇〇から一六、八〇〇人、[27] カサーマンらによると、一三、〇〇〇から二九、〇〇〇人としている。[28] これらをおしなべてみると、脳死発生率は、総死亡の〇・八％前後ということになる。わが国では、およそ〇・四[29]から一・〇％[30]位かとみられている。

ＩＣＵの脳死患者の発生率が八・四％にすぎないのに、ＩＣＵ収容患者の六五から九〇％で延命治療の不開始／中止がおこなわれているということは、重傷者とはいえ、脳死でもなく心臓も鼓動している患者の治療をしないか、中止しているわけで、日本ではへたすると不作為の殺人として訴えられかねない。脳死法が制定されていなかった時代には、スイッチを切って心臓を取りだした移植医が殺人罪で訴えられる訴訟事件が、アメリカで相次いだし、法廷の中で本物の殺人犯たちから、殺人を犯したのはプラグをぬいた医者であると指弾される事件が、移植との関係があろうとなかろうと、アメリカでも日本でもおきていた（第六章③167頁）。脳死が人の死として社会的に、法的に合意されていれば、脳死患者のプラグをぬくことに何のためらいも言いぐさも要らないのはあたり前だ。では、脳死になる前の人の、つまりまだ法的には生きている人のレスピレーターのスイッチを切る、またはスイッチを入れないのがなぜ許されるのだろう。つまりここでは、現代の殺老俗、棄老俗が問われているわけである。

❺脳死でない人のプラグをぬく根拠は

そこに介在するのは、実は法律などではなくて倫理的・宗教的通念なのだ。ここで第八章のブッシュ・ジュニア

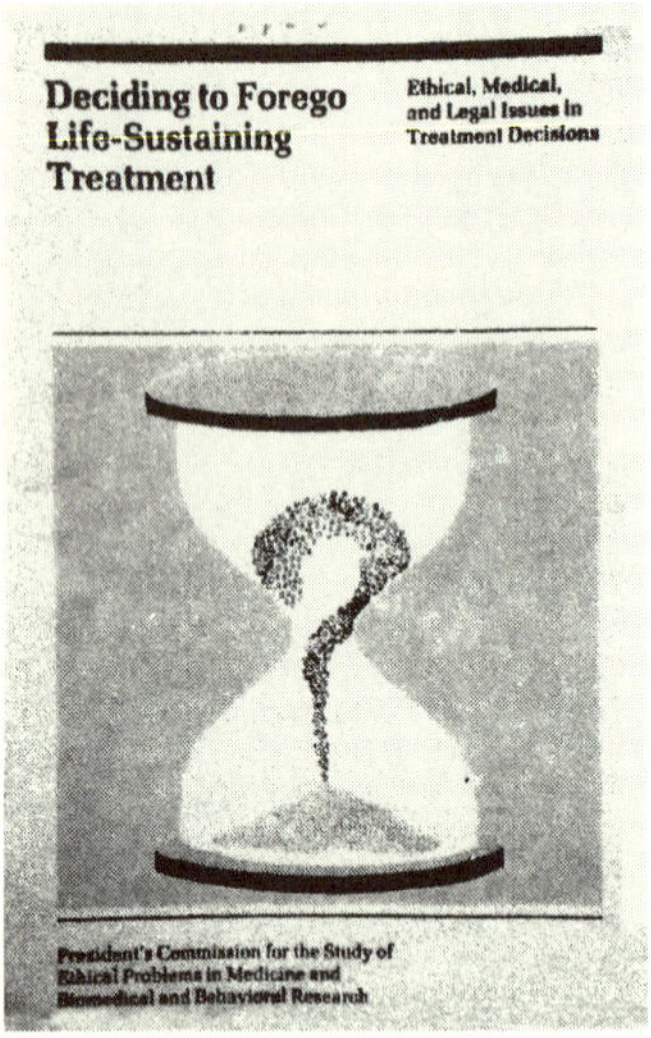

図 9-4 旧委員会答申『生命維持装置回避の決断』（文献・注 32 より）

大統領生命倫理委員会白書を思いおこしていただきたい。無効医療の中止が、強固なイデオロギー的通奏低音として、それも、時として声高なトーンをおびて全編に流れていたことを。

ペレグリノの「無効医療と心停止後臓器提供」（第八章⑨の⑤222頁）では、無効医療中止の要件は、a治療に効果がない、b患者にとって益にならない、c家族にとって肉体的に、精神的に、経済的に重荷になっている、の三つだった。「患者は死んでいる」という要件さえ必要でなかったのは、その章の「白書の過剰な含意」に引用されたハンス・ヨーナスの言葉どおりなのである。レスピレーターが登場して、古代の殺老俗、棄老俗、飼いならされた死が復活したのだ。

ペレグリノ議長がアメリカ医師会雑誌に投稿した（第八章⑭231頁）、「生命維持装置中断の決定―一つのモラル・アルゴリズム」[31]では、無効医療中止の前提として、d患者またはその代理者が希望した場合を先の三条件に追加している。

無効医療中止の哲学的根拠として、ペレグリノは、無効医療の継続がその人にそなわっている超越的な絶対的内在価値（absolute intrinsic value of human life）の尊厳を傷つけるからであるとした。この尊厳原理重視が、ルース・マックリンの功利主義的自律性《オートノミー》論からの批判をうけたことは先に紹介した（第八章⑭231頁）。

旧委員会の八三年答申、『生命維持装置回避の決断』[32]（図9-4）の中心テーマは、たすかる見こみのない患者にレスピレーター、人工腎臓、経管栄養などの生命維持装置を漫然と使い続けることの是非についてであり、つまるところ無効医療中止問題だった。貴重な文献であるので、少しくわしく見ておく。この答申は五五四頁におよぶ浩瀚なレポートで、多くの実際的テーマに言及し、法律が過去にどう対応してきたか、また将来の方針はいかにあるべきか、など詳細をきわめている。生命倫理、移植医療について考えるときには『死を定義する』の姉妹編として、共に必見の文献であるが、管見ではわが国の文献書物に両著ともあまり登場しない。

八一年の『死を定義する』はその使命としてこう述べている。「死を定義する法律が、レスピレーターによって生かされている患者の処置決定について、医師やその他の人々の指針とならなければならない。と同時に、法律策定や政策決定にかかわる専門職への基準をも示さなければならない」[33]。その基準を『生命維持装置回避の決断』で提示したのである。このレポートでは無効医療中止問題が、脳死を導入したために必要となった死の再定義に関連した純粋な法律論として、非常に実務的に処理されているだけである。ペレグリノの白書のように、宗教的倫理に重点を置くようなことはしていない。両委員会の性格の差については、第八章⑩（224頁）に述べてある。

延命拒否例だけでなく、安楽死や自殺幇助の歴史と裁判所の判決、カリフォルニアの自然死法に代表される関連法、自己決定権を法的に認めたカレン裁判の意義、さらに、もろもろの法律理論、倫理問題、社会政策的視点など、エンサイクロペディックな記載には、圧倒される。当然のことながら、蘇生拒否要請（DRO）とか事前指示（AD）などについても、丁寧な記述があって参考になる。

生命維持治療を拒否する合法的根拠を、八三年の答申は社会政策上の三つの法倫理的基盤、①自己決定権、②患者利益、③公平性におくのだが、原則論として次のようにいう。「生命維持治療を回避するにあたっては、法律は自己決定権と患者利益という価値を容認すると同時に、一方では、患者利益を守るために自己決定権の行使を制限して、公平性維持・患者利益推進・自己決定権擁護などの調整をはかり、社会制度と政府施策を形成する」[34]と。ここで要請されているのは、まさに神業のようなバランス感覚である。だがそれだけ、その真剣さが伝わってこようというものである。

問題の核心である自己決定権《オートノミー》については、カレン・アン・クインラン判決をひきながら、米国憲法のプライバシー権を根拠としている点に注目しておきたい[35]。といっても旧委員会の思想にまるきり尊厳概念がないわけでは、もちろんない。そもそも不毛な延命治療を拒否する要求は、人間一般が尊厳を保って死にのぞみたいという想いを時代や民族をこえて、一種の本能的情動として持っているためではないだろうか。羞恥心を欠く民族はないと思われるが、尊厳要求は羞恥心と近縁の情動性要求と考えられるからである。

6 なぜひとは尊厳なのか ―多種多様な尊厳原理―

先の穂積陳重だけでなく、民族誌を繰れば、殺老俗、棄老俗のお話には、古くからこと欠かない、とシモーヌ・ド・ボーボワールも書いている。[36] それらは、飼いならされた死としての尊厳死のプロトタイプといえそうである。だから当然のことながら、現代アメリカ大統領の新旧報告書のいずれもが、つまるところは、尊厳原理を基盤にしているということになる。だが両報告書では、比重のおきかたが違うということが一つある。それに、尊厳概念の底にある哲学的根拠がいささ異なる、という問題もある。欧米流の生命倫理の根元に君臨する尊厳原理は、強固で盤石な一枚岩であるかのように、我々は錯覚してしまう。しかし子細にみると、様々な顔をもった尊厳概念があって、相克するイデオロギーの波に洗われ、おたがいに矛盾撞着しているのが、現実の姿なのである。

たとえば、米国憲法の基幹にあるプライバシー権は、民族、宗教、文化の多様性の上になりたってきた新大陸の大衆社会が育んだアングロサクソン系法思想であろう。この法権によって、旧委員会リポートの尊厳原理は保障されている。一方新委員会の白書ならびにエッセー集『人間の尊厳と生命倫理』[37]の根拠となったア・プリオリな超越論的尊厳原理は、それだけで自己完結的な概念であって、他のメタ論理による擁護を必要としない。その出自を旧大陸のキリスト教、とりわけカトリック思想にたずねることができるのは、第八章⑭（231頁）「尊厳かオートノミーか倫理規範の相克」で検証したペレグリノの言説で了解されるであろう。新旧二つの委員会リポートは、同じ米国の大統領倫理委員会で、しかも同じジャンルのテーマをあつかっていながら、大きな乖離を示しているのだ。

キリスト教会にあらがって、最初に人の「自由と尊厳」という言説を明確に述べたのは、『人間の尊厳と生命倫理』でペレグリノも引用しているルネッサンスを代表する一五世紀末の人文主義者ジョバンニ・ピコ・デッラ・ミランドラということになっている。[38] ミランドラの「人間の尊厳についての論説」[39]では、人間は霊的能力や理性的判断力によって、自律的に、その希望する地位を自由に獲得することができる唯一の被造物であり、このことが人の尊厳性の根拠とされている。しかし、フィレンツェのプラトン・アカデミーで、ゲオルギオス・ゲミストス（いわゆるプレトン）思想の洗礼をうけ、[40] ユダヤ教の秘儀やゾロアスター教などの古代オリエント神秘思想に耽溺したらしいミランドラの場合、彼にそのような自律性と尊厳を賦与したのは、あくまでも、まだ世界を支配していた全能なる神であった。ピコ・デッラ・ミランドラの系譜からは、しかし、十八世紀の世俗（脱神学）啓蒙主義倫理哲学を代表するイマヌエル・カントという巨峰を望むことになる。

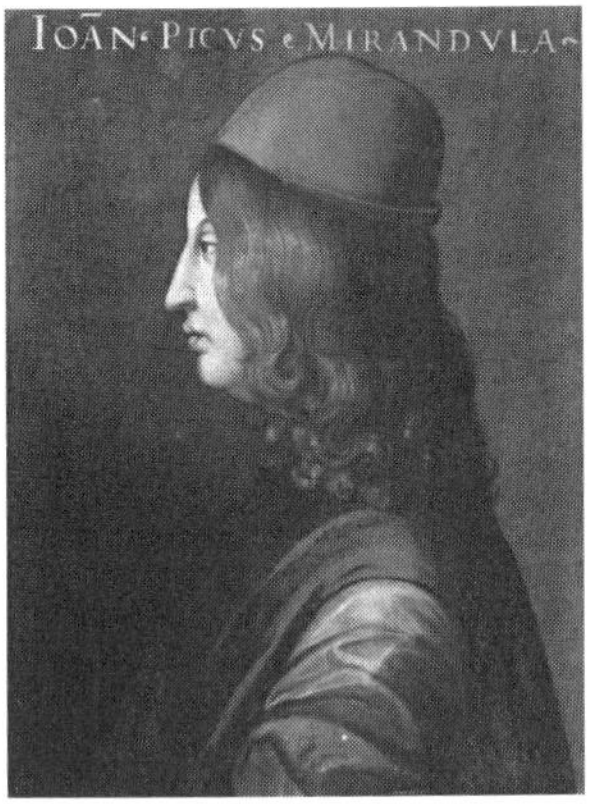

図 9-5　ジョバンニ・ピコ・デッラ・ミランドラ

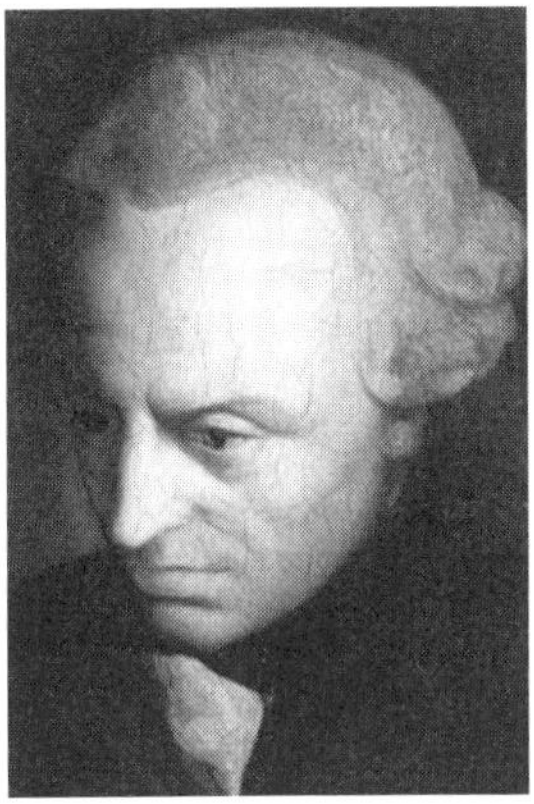
図 9-6　イマヌエル・カント

そのカントに自律性《アウトノミー》と尊厳《ヴュルデ》を与えたのは、もはや神ではなく、彼の内なる自由で高貴な意思《ヴィッレ》、純粋実践理性が与えるア・プリオリな定言的命法にのみ忠実な、よき道徳的意思であり、そうした意思の自律が維持されているかぎり、人間は道徳的存在としてその尊厳が保障される。だからこそ、人間は手段として利用されてはならず、目的自体なのである。[41]

自律性《アウトノミー》については、意外に見すごされているのだが、カント倫理のリゴリズムが規定するアウトノミーと、現代生命倫理のポピュリズムが含意するオートノミー、たとえばアメリカ憲法のプライバシー権にもとづく自己決定権《オートノミー》とは、正反対の概念なのだ。現代生命倫理の主流概念として君臨するオートノミーは、カントからみれば、偶発的で気まぐれな個人的欲望や動機に根ざす、非理性的自己決定、まさしく「ごたまぜ道徳学」[42]として忌み嫌うべきヘテロノミー（反オートノミー）そのものということになる。[43]

欧米流の生命倫理の議論を読んでいると、尊厳概念の衝突が争論の根底にあることに気づく。多数派である世俗的倫理学者のなかでさえも、さまざまな主義や立場があって、倫理的単一性《モラル・モニズム》は保証されていない。

アメリカ的プラグマティズムのひとつの典型として、法哲学者ロナルド・ドゥオーキンの尊厳論[44]が興味深い。人間には本来的な内在的価値が賦与《インヴェスト》されていて、それが人の神聖性・不可侵性を要請する。その内在的価値は、自然によって賦与されるものと、人間存在の形成にかかわる文化的・歴史的賦与の二者に由来する。自然は（そのなかには、宇宙や受精卵も含まれる）、ある人にとっては神が創造したものであり、べつの人にとっては自然科学的認識やダーウィン進化で理解されたりする。有神論や無神論（または理神論）にかたよらないドゥオーキンの論法は、法理学者の面目躍如である。自然賦与と文化賦与のどちらを重視するかによって、倫理判断が保守（より宗教的）か自由（より無神論的、または理神論的）に振れる。自然賦与を重視すれば、レイプによってさずかった胎児を堕胎することは許されないが、文化賦与に立脚すれば、恥辱という文化的社会賦与で育ってきた母親の心情をくんで、堕胎は許されるだろう。

生命の尊厳とか神聖性とかの議論の多様性については、マーク・チェリーの「道徳的他者―一つになることはない人類」が、西洋と日本との比較論にもふれていて興味深い。[45]

7 日本に尊厳概念はあったか

最後に残された最重要テーマ、我々日本人にとって人間の尊厳とはなんだったのか、について触れておかなければならない。

明治維新以後にかぎってみると、明治初年のキリスト教の解禁、西洋思想の流入とともに、欧米流の尊厳概念が紹介されたのはいうまでもないだろう。だがそのあとの、第二次大戦が終了するまでの日本の過酷な近現代史に身をゆだねた人々にとって、人間の神聖性・尊厳性・不可侵性が尊重されたのを、身をもって実感できた人はまれだったにちがいない。私の年齢では、―神聖、不可侵―という言葉でまず連想されるのが、大日本帝国憲法第三条「天皇ハ神聖ニシテ侵スヘカラス」である。[46] 上御一人《かみごいちにん》はたしかに神聖かつ不可侵であった。

石井細菌部隊などの人体実験[47]がナチの場合とちがって、白日下に曝されることもなく、左右の政治的プロパガンダに翻弄されただけで終わってしまったことが、日本医学界が自己総括をするチャンスを逃すことにつながり、そのあとの医学界が父権的権威主義によりかかるという結果をうんだ。このことが、和田移植事件の伏線としてあった(第六章⑦179頁)。日本医学界が尊厳概念を明確に意識するようになるのは、ずっと下って九〇年初頭の脳死臨調あたりからであろうし、アメリカで六〇年代にうまれたインフォームド・コンセントが日本に根づくのも、そのころのことである。[48]

しかし、日本人に尊厳概念が欠如していたとは考えにくい。尊厳要求はホモ・サピエンスの本能的情動の一種だからであり、それは、ロナルド・ドゥオーキンのいう直覚的な内在的聖性に近縁なア・プリオリなものであろうからである。[49]

日本史のなかの尊厳思想ということになれば、精神生活の軌範だった儒・仏・神三教のなかでも儒・仏にかぎってよいだろう。人間の尊厳など「神道」からは流出しそうにないのだから。そこで儒教であるが、身近にある貝原益軒の『養生訓』を手にとると、「人身は至りて貴くおもくして、天下四海にもかへがたき物にあらずや」[50] と養生をする理由に人間の尊厳性に近い概念をあげている。ではなぜ、人身が「至りて貴くおもくして」なのか。「人の身は父母を本とし、天地を初とす」[51] るからであると、儒教論理のお手本のような答が返ってくる。日本人としては、これでひと安心であるが、残念ながら今の日本人に最も遠い思想が儒教ではないか。

現代日本人に最も身近な宗教は、なんといっても仏教だが、広漠とした仏教世界は俯瞰することさえ大事業であるから、ここでは広く知られている「一切衆生悉有仏性（大般涅槃経《だいはつねはんぎょう》）」とか「草木国土悉皆成仏（天台本覚《てんだいほんがく》）」という有名なフレーズから始めてみたい。絶対一元主義の生死即涅槃・煩悩即菩提・凡聖不二・生死一如などは、われわれ日本人の耳になじんだ言葉である。マーク・チェリーが、日本仏教の尊厳論に関連して、「all of life is inherently sacred」と表現しているのは、[52]まさに「悉有仏性、悉皆成仏」をパラフレーズしているのだと思う。

あらゆる人に、あらゆるものに、仏性（至尊存在）が隠されているという、このアニミスティックな相即不二の本覚《ほんがく》思想一つとっても、最澄、空海の昔から、仏教をこえて、修験道や吉田神道へ影響を与え、さらには俊成の和歌、世阿弥の能・謡曲、はては生け花の世界にまで、つまり、われわれ日本人の精神文化世界に広範に、浸透していったといわれている。[53]

相即不二観念を現代バイオエシックス風に翻案すれば、すべての存在には、したがって人間にも、本来的に至尊性が内在するがゆえに人は尊厳なのである、ということになるのかも知れないけれど、[54]この思想は仏教の空観《くうがん》を土台として、[55]瞑想によって超越的に確信されうる悟りのようなものであって、論理的に帰結されたのではない。

カントの理づめの倫理学とはまったく異なった地平にある思想だし、人は神の似姿[56]であるから尊厳なのである、とするカトリックの平明なテーゼからもほど遠い。もちろん、アメリカ流の功利主義的倫理観とは、共通の土俵を持っていない。

8 仏教と脳死　仏教と臓器移植

いわゆる東洋思想・仏教的立場からの脳死・臓器移植論議は、汗牛充棟もただならぬ文献があるが、ここではとりあえず、生死一如思想から、脳死を明確に否定されている仏教学者藤井正雄氏のご意見を拝聴してみよう。[57]「なぜなら、脳死説は、脳だけが重要で、身体はただ単に臓器の集合にすぎないとみる。かくして、もし脳が死ねば、他の臓器はまだ機能しているのを無視して、総ての体と全人格の死を宣言しなければならない。こうして、脳が死んでいる身体から、生きている臓器を外植《ママ》するわけで、生と死のサイクルが破壊されてしまう。こういう考えは、生死一如の仏教思想とは両立しないのである。それに、臓器願望に潜む心の執着は、移ろいやすく、つかの間の生死であるという仏教思想を否定してしまう」

ところが、藤井氏はこと臓器提供については、また仏教からの容認解釈もありうるとされ、『賢愚経』の快目王の物語などは、役目を果し終た身体の一部を執着することなしに、役立つ人に分ち与える捨身行の思想は、脳死者の臓器移植に対する仏教教義の裏付けにもなるといえよう。この論理をすすめていけば臓器移植に対する仏教の肯定・推進論の論拠となり得るものとなる」[58]と述べておられる。もっとも、そのあとでは、「他人の臓器を受けとってまで延命をはかる仏教論理は見出し難い」ともつけ加えておられるが。

仏教の慈悲にみちた布施・喜捨の教えを突きつめていくと、チベット仏教の聖者たちの思想[59]につきあたる。「死後の臓器移植を許すべきか？　死のプロセスが終わる前に、血液がまだ体内をめぐっている間に、臓器を取り出すのはどうだろうか？　またそういう処置を行った場合、死の瞬間にある意識を害したり、(輪廻転生を)[60]妨げたりしないだろうか？　この疑問に対して、チベット仏教の師たちは口をそろえて、臓器提供は善の行為そのものであると述べている。他人を救いたいという純粋な慈悲の心から生じた行為だからだ。それが死にゆく人間の真の希望なら、臓器を取り出しても、肉体から離れつつある意識になんら害を与えるどころか、人生の最後を布施行でしめくくったがゆえに、善なるカルマをつむことになる。臓器を提供する際に受けた苦しみや痛み、心をかき乱された一瞬一瞬が善きカルマへと変じると主張する師もいる。ディンゴ・キェンツェ・リンポチはこう述べている。「数分以内に死が訪れることが確実であり、死にゆく者が前々から臓器提供を望んでいるならば、またその心が慈悲の気持ちで満ちているならば、心臓の鼓動が停止する前に、臓器を取り出してもかまわない」[61]

これはもう、大般涅槃経にある法を聞くために命をなげだした雪山《せっせん》童子や、[62]前世の釈迦牟尼が飢えた虎に身をあたえる金光明最勝王経の捨身飼虎の説話[63]（ともに法隆寺の御物玉虫厨子の絵柄で有名）の世界に近いが、今日的な思惑に左右されないチベット僧たちの純な菩薩行的求道心に心がうたれる。哲学者梅原猛氏も、「Ｔｈｉｓ ｉｓ読売」の八九年一〇月号で、菩薩行としての臓器提供を呼びかけられたことがあった。[64]そのために、菩薩協会を作るべし、とのご趣意であった。このことを朝日新聞地方版のコラムで紹介したところ、さっそく入会をしたいという問いあわせを、何人かの人からいただいたりした。あらためて日本人の利他精神を心強く感じたことであった。

九〇年には、日本印度学仏教学会の臓器移植問題検討委員会が、脳死、臓器移植についての意見を公表した。その委員長を勤められた前田惠學《あがく》氏によれば、[65]その骨子は、

①仏教者は、脳死・臓器移植問題を考えるに当たり、受け難くして受けるを得た人間の尊厳を、常に基本的視座に置いて各人が状況に応じて判断し、決断していくべきである。

②脳死が必ず個体死となるのか、さらなる検討とコンセンサスを医学界に求めたい。

③臓器を無償で提供するのは崇高な精神であり、臓器を受ける側に、他者の臓器によって延命をはかるという心の傷みと感謝の念がなければならない。医師も医療の限界を知る謙虚な心と人間的配慮が要求せられる。

④臓器移植は、生命の尊厳をそこなう問題をはらみ、医学の進歩の一過程であり、不自然な手段である。人工臓器の開発などが望まれよう。

⑤臓器を機会の部分のように考えることなく、人間としての尊厳性を重んずべきである。

布施の精神が生かされるような、臓器の売買、提供の強制が起こらないような合意と法的規制が必要である。

⑥医療の有効性の限界を見究め、益のない末期施療を縮小し、自然の生命力に任せるべきである。仏教者には、ビハーラ（仏教ホスピス）などへの貢献が望まれる。

となっている。

注目していただきたいのは、この中に三回も尊厳という文字があらわれることである。ちなみに、藤井正雄氏は、①の「人間の尊厳」を「principle of respect for life」と英訳されているが、[66] いままで本書でもちいてきた「尊厳 dignity, Würde」に近い概念と考えてよいと思われる。

およそ空観《くうがん》の上になりたつ大乗仏教の教義からは、西欧流の尊厳概念が流出する可能性はない、と思っていた私には、正直驚きであった。

①の「受け難くして受けるを得た人間の尊厳」という解説的な言説を逐語的に解釈して、それが「いのちの誕生とその維持の確率的困難さ」を意味しているとすれば、それはそれで人間の尊厳性の普遍的理由づけになりうるだろう。しかし、これを仏教的に「数かぎりない過去生で善行をつんだ結果として如来蔵を開く可能性[67]」と読み解けば、先の「悉有仏性」とか「悉皆成仏」の世界にたちもどることになり、仏性（如来蔵）あるがゆえの尊厳というテーゼに行きつくのである。

生命倫理の根幹に鎮座する尊厳概念は、見てきたように、多様性に彩られた仮象である。その意味でイデオロギーに似ているとしても、確固たる種子がないわけではない。

本能的情動としての尊厳要求は、ホモ・サピエンスに共通するその他類似の情動性要求、たとえば威厳要求、[68] 勝利要求、支配要求、その逆の協調要求などの自己愛的情念のジャンルに属しているので生物学的普遍性がある。したがって尊厳原理を、自律性原理とともに、たとえそれが様々な衣装をまとっていようとも、医療倫理の中心にすえるのは妥当であると思われる。

1 ミルチア・エリアーデ、荒木美智雄、中村恭子、松村一男訳『世界宗教史 ①』八—一二頁、筑摩書房、一九九一年。

2 Pettit P, British Archaeology Magazine, pp 3-4, August, 2002. http:/www.britarch.ac..uk./ba/ba66/feat1.shtml, accessed 2011/08/16.

3 リチャード・ドーキンス・垂水雄二訳『神は妄想である』早川書房、二〇〇七年。

4 リチャード・ドーキンス、中嶋康裕・遠藤彰・遠藤知二・疋田努訳、日高敏隆監修『盲目の時計職人』早川書房、二〇〇四年、米国での初版は一九八六年。

5 Damon Linker, "The Theocon: Secular America Under Siege", pp 182-188, ANCHOR, New York, 2007.

6 折口信夫『折口信夫全集 第一巻』二二頁、同『折口信夫全集 第二巻』三九—四〇頁、中公文庫、一九七五年。

7 ウオルター・M・ボルツ、今村光一訳『あなたは死に急いでいる』三五一—三五二頁、経済界社、一九九一年。

8 フィリップ・アリエス、成瀬駒男訳『死を前にした人間』、一—二三頁、みすず書房、一九九〇年。

9 ウオルター・M・ボルツ、前掲書、三五一—三五二頁、一九九一年。

10 穂積陳重『隠居論』哲学書院、丸善書店、一八九一年。

11 岩本裕『極楽と地獄 日本人の浄土思想』一九二—二〇〇頁、三一書房、一九六五年；ミルチア・エリアーデ、前掲書、三八一—三八三頁、一九九一年。

12 President's Commission for the Study of Ethical Problems in Medicine and Biomedical and Behavioral Research, "Defining Death: Medical, Legal and Ethical Issues in the Determination of Death", 1981.

13 犯罪訴追、遺産、税金、死体処理、埋葬などの法的に重要な問題は、この『死を定義する』第四章で詳細に論じられている。

14 Papal Allocution to a Congress of Anaesthetists, Acta Apostolicae Sedis 49: 1027-1033, 1957; Pope Pius XII, The Prolongation of Life, 4 The Pope Speaks 393, 396, 1957

15 President's Commission, op.cit., pp 8-12, 1981.

16 President's Commission. ibid., pp 13-20.

17 President's Commission. ibid., p 13.

18 President's Commission. ibid., pp 13-14.

19 Tilney NL, "Transplantation: From Myth to Reality" p158, Yale Univ. Press, 2003.

20 Machado C. "Brain Death: A Reappraisal", p 2, Springer, 2007.

21 Keenan SP et al, A retrospective review of a large cohort of patients undergoing the process of withholding or withdrawal of life support, Crit Care Med 25: 1324-1331, 1997.

22 Prendergast TJ and Luce JM, Increasing incidence of withholding and withdrawal of life support from the critically ill, Am J Respir Crit Care Med 155: 15-20,

1997.
23 Way J et al.,Withdrawing life support and resolution of conflict with families, BMJ 325:1342-1345, 2002.
24 Vincent JL, Foregoing life support in western European intensive care units: Results of an ethical questionnaire, Crit Care Med 16: 1626-1633, 1999.
25 Ferrand E et al., Withholding and withdrawal of life support in intensive-care units in France:A prospective study, Lancet 357: 9-14, 2001.
26 Keenan SP et al., op cit., pp 1324-1326, 1997.
27 IOM, "Organ Donation: Opportunities for Action", p 22, The National Academies, 2006.
28 Kaserman DL and Barnett AH, "The U.S. Organ Procurement System: A Prescription for Reform", p 4, AEI Press, 2002.
29 竹内一夫『脳死とは何か』六四頁、講談社、一九八七年。
30 秋山暢夫『臓器移植をどう考えるか』七〇頁、講談社、一九九一年。
31 Pellegrino ED. Decisions to withdraw life-sustaining treatment: a moral algorithm, JAMA 283: 1065-1067, 2000.
32 President's Commission for the Study of Ethical Problems in Medicine and Biomedical and Behavioral Research, "Deciding to forego Life-Sustaining Treatment: Ethical, Medical, and Legal Issues in Treatment Decisions", 1983.
33 President's Commission, op.cit., p 50, 1981.
34 President's Commission, op.cit., p 30, 1983.
35 President's Commission, ibid., p 31-32.
36 シモーヌ・ド・ボーヴォアール、朝吹三吉訳『老い 上』二八頁、人文書院、一九七二年。
37 President's Council on Bioethics, "Human Dignity and Bioethics", 2008.
38 Pellegrino ED, The lived experience of human dignity, in "Human Dignity and Bioethics" Commissioned by President's Council on Bioethics, 2008.
39 Pico Della Mirandola: Oration on the dignity of man, translated by Richard Hooker. http://www.wsu.edu:8080/~wldciv/world_civ_reader/world_civ_reader_1/pico.html
40 前田耕作「編者解題」エミール・バンヴェニスト、ゲラルド・ニョリ、前田耕作編・監訳『ゾロアスター教論考』二九六頁、東洋文庫、一九九六年。
41 イマヌエル・カント、波多野精一・宮本和吉・篠田英雄訳『カント実践理性批判』岩波文庫、七二、一五五、一八一―一八二、二一四―二一五、二六三頁、一九七九年。篠田英雄訳『道徳形而上学原論』岩波文庫、二二、六〇―六三、一〇一―一〇五、一一六―一一九、一二七―一二八頁、一九六〇年。
42 イマヌエル・カント、篠田英雄訳『道徳形而上学原論』

六一頁。

43 Taylor JS, "Stakes and Kidneys: Why Markets in Human Body Parts are Morally Imperative", p 15, ASHGTE, 2005; Cherry M, Moral strangers:A humanity that does not bind, in Hoshino K ed, "Japanese and Western Bioethics: Studies in Moral Diversity", p 205, Kluwer Academic Pub., 2010.

44 Dworkin R, "Life's Dominion: An Argument about Abortion, Euthanasia, and Individual Freedom" pp 68-101, Vintage Books, 1994.

45 Cherry M, op.cit., pp 201-211 , 2010.

46 伊藤博文著、宮沢俊義校注『憲法義解』岩波文庫、二五頁、一九四〇年。

47 秦郁彦「日本の細菌戦（上）」『昭和史の謎を追う』五四六頁、文春文庫、一九九九年。本書によると人体実験を行ったのは、満州七三一、一〇〇、五一六の三部隊。

48 近藤俊文『カルテの余白』一三四―一四七頁、岩波書店、二〇〇七年。

49 Dworkin R, op.cit., p 69, 1994.

50 貝原益軒『養生訓・和俗童子訓』岩波文庫、二五頁、一九六一年。

51 同右書、二四頁。

52 Cherry M, op.cit., p 211, 2010 .

53 田村芳朗「天台本覚思想概説」『天台本覺論』日本思想体系九巻、五四一―五四八頁、岩波書店、一九七三年。

54 Kevin WM, Wildes SJ, Sanctity of life: A study in ambiguity and confusion, pp 93-94; Cherry MJ, Moral Strangers: A humanity that does not bind, p211, in "Japanese and Western Bioethics: Studies in Moral Diversity" Hoshino K ed, Kluwer Academic Pub., 2010.

55 田村芳朗、前掲書、四八〇頁、一九七三年。

56 "in the image and likeness of God" quated from Capaldi N, A Catholic Perspective on Organ Sales, Christian Bioethics 6: 141, 2000.

57 Fujii M, Buddhism and Bioethics, in "Bioethics Yearbook" vol 1, pp 66-67, Kluwer Academic Pub., 1991.

58 藤井正雄「臓器移植と日本人の遺骸観」「印度學佛教學研究第三十九巻第一號」三二〇頁、一九〇〇年。

59 Nolan K, Buddhism, Zen, and Bioethics in "Bioethics Yearbook" vol 3, p 206, Kluwer Academic Pub., 1992.

60 近藤注記。

61 ソギャル・リンポチェ、大迫正弘・三浦潤子訳『チベットの生と死の書』五九六―五九七頁、講談社、一九九五年。挿入注は近藤による。

62 横超慧日『涅槃経』一六八頁、平楽寺書店、一九八一年。

63 岩本裕訳「金光明最勝王経」『佛教聖典選　四巻』二六四―二八八頁、読売新聞社、一九〇〇年。

64 この雑誌は九九年に廃刊となった。

65 前田恵學「委員会見解」「印度學・佛教學会研究 第三九巻第一號」二九六―二九七頁；Fujii M, op.cit., p 64, 1991.

66 Fujii M, ibid., p 64.

67 渡部良彦氏のご教示による。

68 英語には日本語の威厳にぴったりあてはまる単語がないようである。だから、スティーヴン・ピンカーは尊厳と威厳を混同しているし、ペレグリノは内在性尊厳と対外性尊厳という二つの尊厳を必要とした。

第十章　ヒエラルヒーのなかの腎代替療法

1 フィリッピンのスラムで

私はこれまでの章で、移植医療の歴史と、それが社会にまきおこした波浪の姿を検証、分析してきた。世界の複雑な多様性のなかで移植医療は、それぞれの社会に適応した様々な姿をとって発達してきた。ピューリタン的倫理に端を発したギフト・オブ・ライフの利他主義イデオロギーが、そのままの形で、発展途上国やいわゆる第三世界に根づくわけがないのは、自明の理であろう。GNP世界第二位のわが国でも美事失敗している(第一章①②③ 14・17・20頁)。

イスタンブール宣言からマドリッド決議までの動きは、世界政治のヒエラルヒーのなかで、政治的強者（米欧）が国連を舞台として貧窮国、発展途上国に強制した医療倫理のように、私には見える（第一章④ 21頁）。西欧流のモラル一辺倒では、第三世界の無数の食うやくわずの下層民が慢性腎不全になれば、移植よりもはるかに高くつく血液透析のチャンスなどはなく、あわれ座して死を待つ現状は改善されそうにない。くわしい状況は、すでに粟屋剛氏によってわが国にもたらされている。[1]

臓器を売る人々のその後の状況はどうなのか。フィリッピンの一人の男の物語から始めてみよう。

三七才のプサカルは予謀殺人の刑でマニラの刑務所に入っている。彼の病弱な妻ドロールは洗濯女として働いているのだが、四人の子供を食べさせるのがやっとで、教育費にもこと欠く。長男は街頭でたばこを売っていて自動車にはねられ死亡。プサカルは一家の長として家族のために、三、〇〇〇ドルで韓国人に腎臓を売る決心をした。その条件は、①レシピエントが病院費用を負担する、②レシピエントはプサカルが術後完全に治癒するまで医療費を負担する、③プサカルが死んだり、重い合併症になったりしたら、レシピエントは更に一、〇〇〇ドルを支払う、④移植が成功しなくとも、これらの条件は実行される。[2]

プサカルのケースについては、デ・ラサール大学生命倫理学教授ダニロ・C・ティオング師のフィリッピン人としての言い分はこうだ。[3] この国立刑務所では、囚人がしばしば腎臓を売ることで、妻子の困窮を救ってきた。カトリック教会のおきてでは腎売買は許されないのだが、彼らにはほかに妻子を救う選択肢がない。フィリッピン社会は、家を中心とする文化の上に成りたっていて、家の道徳的名誉をことのほか重んじる。それに責任を持つ男性戸主は、彼らの心を支配している家経営の強い義務感から、自己犠牲の行動にでる。収監されている人々にとって、腎売却は願ってもない幸いなのだ。[4] それによって、小商売を始めたり、借金を返したり、つつましいながらも破局から脱出できて、家の名誉が維持される。それが彼らのモラルにかなった選択なのだ。神もそれを嘉したまうにちがいないと、ティオング師は断言する。プサカルの腎売却は、だれかにプサカルが無償の腎臓の提供をおこない、だれかがプサカルの家族の困窮をチャリティのお金で救ったと理解してほしい。つまり刑務所での腎売買は、正義規範《ノーム・オブ・ジャスティス》で論じるのではなく、愛と慈善の徳《ヴァーチューズ・オブ・ラブ・アンド・チャリティ》で語ってほしい、とティオング師は主張するのだ。

フィリッピンの刑務所での腎売買についての粟屋氏の報告によると、国立刑務所の一つであるモンテンルパ刑務所では所内の病院が、ドナー・コーディネーションを買ってでていて、そこには、四五〇人のドナー希望者の名簿があったという。[5] ということは元来フィリッピンの人々は、ダニロ・ティオング師を含めて、腎臓を売ることになんの嫌悪感《リパグナンス》も持ちあわせていなかった。シャイロックを裁いたキリスト教徒の公爵とかレオン・カスが感じるムカムカとは無縁なのだと考えたくなる（第四章⑧118頁）。

しかしWHOから吹きつけてくる風あたりが強くなるなかで、ティオング師のような弱者の声はかき消されていった。○九年にはフィリッピン社会福祉開発長官のエスペランザ・カブラルが、「反臓器不正売買法で、[6]臓器を買おうとして逮捕されたものは二百万ペソの罰金と二〇年以下の投獄」になるとあらためて警告した。[7]今まで比較的自由だった売買が、○七年（○八年発効）のグロリア・アロヨ大統領の禁止令で姿を消しつつあったが、それに止めをさした格好である。○七年には一、○四六件あった移植が、○八年には六七九、○九年には五一一件へと減っていった。[8]

早速一一年七月にはオーストラリアの高齢婦人が、若いフィリッピン人から腎臓を移植しようとして捜査をうけた記事が、シドニー・モーニング・ヘラルド紙に掲載された。[9]その時点で婦人は逮捕はされていないようであったが、その後の新聞報道では、この婦人が病死したことで、一件は落着したとのことである。[10]

こうして、フィリッピンからプサカル一家を救った売腎移植が、いよいよ消えていく。社会の貧困問題は解決する目どさえたたないのに、あたかも腎臓売買が貧困問題を煽っているかのような言説のなかで、多くのプサカルたちの嘆きが聞こえてくるようではないか。もっとも、二、三千ドルで売られた腎臓が、移植病院では五から八万ドルの水揚げをあげる現実は、[11]日本人の倫理・経済観念からすれば、やはり問題かもしれない。社会階層《ヒエラルヒー》が固定化して、改善の道筋がみられない第三世界の貧困問題の深刻さを物語っている。

2 インドのキドニー・ヴェッカムで

インドではカースト問題もからむので、社会的ヒエラルヒーに根ざす不平等と収奪はことさら深刻にみえる。[12]

〇四年一二月、スマトラ沖大地震でインド大陸東南部を大津波がおそった。タミル・ナードゥ（旧マドラス）も大きな被害をうけ、そのために住みかを失った四つの漁民部落の二、五〇〇人が、文字どおり食うやくわずの難民キャンプ、エルナボール・スラムを作っていた。部落代表のマリア・セルヴァム（男性、選挙で選ばれた部落代表）が、漁網と、魚を市場に運ぶリキシャ（人力車）一台を地方政府に要請したが、なしのつぶてである。生活の糧、漁業ができなくなった漁民は空腹にあえぎ、女たちは、路上で薪や椰子殻を売ったが、[13] まとまった金銭が必要なときには、自分の腎臓を売るしか方法がなかった。地方政府がスラムの人々の人格とか尊厳に意をはらった形跡はまったくない。彼らのカースト上の位置はわからないが、このスラムもキドニイ・ヴェッカム（腎臓村）と蔑称された。粟屋氏が調査したひと昔前のヴィリ・ヴェッカムの再来である。[14] キドニイ・ヴェッカムのラニの運命は以下のようなものであったという。[15]

　ラニの娘のジャヤは、夫の父からの結納金二万ルピーの請求に絶望して、農薬を一リットルのんで自殺を図った。一週間の救急治療代三万ルピーが払えなければ、治療を中止すると病院から告げられたラニは、腎臓を売る決意を固め、ブローカーに接触した。ブローカーはジャヤの治療代として九〇〇ドルを前払いした。非血縁者間移植の場合には、移植官許委員会《トランスプラント・オーソリゼーション・コミッティー》の調査がある。ラニは捏造書類を委員会に提出した。ブローカーが前もって二千ルピーの賄賂をつかませていたせいか審査らしい審査もなくOKがでた。レシピエントは八〇歳の裕福なムスリムだった。ドレーンからまだ体液がもれているのに、ラニは退院させられた。ブローカーの事務所に腎臓代をとりにいったラニは、事務所が閉鎖され、ブローカーが逐電しているのを知った。[16]

　ラニのように腎臓を騙しとられた人が多く、難民たちはブローカなどの喰いものにされていた。部落代表のセルヴァムはついにチェンナイ高等裁判所に訴え出て、腎臓売買による被害の実情をことこまかく説明した。判事は注意深く聞いただけで、判事自身の意見は何も述べなかったという。[17] だが、セルヴァムの行動は裏目にでることになる。翌日からメディアが殺到し始めた。スラムの惨状はテレビで何度もとりあげられ、ブラウン管には腹部の大きなメスの傷が写しだされた。キドニイ・ヴェッカムは世界的なスキャンダルになった。今度は警察が動き始めた。移植病院の査察がはじまったのだ。九四年に臓器売買禁止のヒト臓器移植法が制定されて[18]、なんと一三年ぶりにである。
○七年まで臓器売買は大手をふって通用していたというのに。
　粟屋氏がかつて臓器売買の闘士と描写したK・C・レディー先生も、この所めっきり口数がへり、メディアを避けるようになったという[19]。こうして買腎移植は表面から姿を消したが、英紙オブザーバーによると、地方の小病院に舞台を移しただけだという[20]。

　ラニはオブザーバー紙の記者マクドゥガルに言う。

「ここのやり方は、あなたがたにはおぞましいでしょうが、考えてもみてください、もし、あなたの家族が貧民街で飢えているとしたら、この方法もそう悪くはないはずよ。これは売買じゃないの。一人が飢えに死にかけていて、一人がお金があっても透析で苦しんでいる。もしこの二人が協力すれば、お互いに助けあえるのよ」

　インドのラニとフィリッピンのダニロ・ティオング師は、ちがった言葉で同じことを言っているのだ。直接補償は犯罪だが、間接補償は美談だとする論理の偽善は、先にジャネット・ラドクリッフ＝リチャーヅや[21]、ニコラス・キャパルディが指摘している[22]（第四章②103頁）。

　ヒエラルヒーの最底辺で、極限状況からの緊急避難としての臓器売買を探せば、きりがない。一つだけ追加しておく。

　イスラエルの政策的経済封鎖によって、人間が生活できる基盤そのものが破壊されたガザ地区では[23]、多くの子供が飢えている。政治犯としてイスラエルに捕らえられている子供の親たちが、子供の餓えを救うために、刑務所当局に自分の腎臓売却をもちかけたが、拒否されたという報告がある[24]。このような弱者の声なきこえは、欧米的良識とキリスト教的倫理というステレオタイプのラウド・スピーカーの前でふき消されてしまう。
○二年にアメリカ医師会雑誌に掲載されたマダアヴ・ゴイヤルらの論文はその一例である[25]。インドの買腎移植で利益を上げているのはブローカーと医師たちで、あわれなドナーはかえって貧乏になったり、ドナーもレシピエントも健康を害していると非難する。たしかにそのようなことも起きてはいようが、イラン（第四章⑪125頁）と同じことで、解決困難な社会構造としての貧困が、わずかな臓器代で解消されないのは自明の理である。しかし、哀れなラニのようにますます貧窮の底に沈んでいく人もあるだろうが、救われる人が大勢いるのも、また真実だ。その上に、インド、パキスタンの悲惨を根拠として、臓器提供にインセンティヴ（有価約因）をあたえることまで全否定してしまうのは、政治的意図でなければ、近視眼的な錯誤のそしりを免れまい。

九三年に、K・C・レディー医師はインドの貧民の状況を説明して、①脳死移植の制度がない、②さりとて貧民は維持透析の恩恵にもあずかれない、③慢性腎不全患者が年間八万人増加するのに、インド政府には対策がない、④慢性腎不全治療は主として民間病院に依存しているので高額（貧窮人には手が出ない）である、⑤親族からの腎移植が推奨されるが、親族で腎臓を提供しようとする人が少ない、といっている。[26] つまり、もし一番安価な腎移植をうけるチャンスがなければ、貧乏な慢性腎不全患者は直面する死から逃れることができない。いうなれば、インドの買腎移植は貧窮者にとって一種の緊急避難でもあったのだ。マーク・チェリーは九五年の英国ナッフィールド倫理委員会の報告を引用して、年間八万人が慢性腎不全になるインドで、そのほとんどは死ぬだけだと指摘している。[27] 九六年のインドの透析施設は、公私あわせても人口五〇〇万に一施設の割合にすぎなかった。[28]

ヴィネイ・サクジャとカマル・シュードの〇三年のインドとパキスタンからの報告では、たとえ透析がうけられても、そのほとんどは医療費が払えないために、三ヶ月以内で透析を中止する。腹膜透析に入るのは二％以下で、五％の患者が最も安あがりの移植をうけるが、死体腎は二％にもみたず、血縁者生体腎移植が三、四〇％で、違法な買腎移植が六、七〇％という。それも女性から男性への移植が主だ。折角移植しても、多くのレシピエントは、経済的理由からサイクロスポリン投与は一年でうち切られるという。[29] これでは、腎臓を買って移植した意味がない。

インドの慢性腎不全患者の三分の一は糸球体腎炎で、糖尿病性腎症は四分の一にすぎない。二〇年以上も前の日本の状態である。今後GNPの増加で、先進国が経験した糖尿病による慢性腎不全患者の爆発的増加が予測される。[30]〇八年のエクスプレス・インディア紙は、「年々一五万人が慢性腎不全になるが、移植をうけられるのは三、五〇〇人くらいで、ほとんどは透析のチャンスもなく死亡する」と伝えている。[31] 九三年の八万人が、〇八年には一五万人と倍増に近い。経済成長がいちじるしいとされるインドだが、慢性腎不全患者の増加率が深刻なのに、階級的ヒエラルヒーの解消には気の遠くなるような長い道のりを必要とするだろうから、インドの腎代替療法に当面は明るい展望がない。

パキスタンでも事情は同じで、篤志家の寄付と政府補助でなり立っている公立センターの腎代替療法は、家族がドナーとなる生体腎移植患者にかぎって透析がおこなわれているという。[32] パキスタンは、インドの買腎移植が官憲の取締で減っていくのを補って、第二のインドの役割をはたしている。しばしば買腎移植の悲惨な結果が喧伝されてきたが、二、〇〇〇年から〇七年の間に、西スコットランドからパキスタンに買腎移植ツアーをした一八人を三年間フォローした報告では、肝炎ウイルスやエイズウイルスの感染もなく、かなり良好な成績を収めているともいうのである。[33]

インドの現実がいまも改善されていないのは、エルナボール・スラムのラニたちをみれば一目瞭然だが、インドとフィリッピンの両政府はWHOの方針を斟酌して、あるいは要請されて、政策の変更にふみきったものと思われる。フィリッピンのアロヨ大統領が、それまでほとんど野放しだった臓器売買をあらためて禁止したのも〇七年である。〇五年頃からWHOで臓器売買根絶の議論がかまびすしくなったのと符合している。その流れは、〇五年と〇七年の二回のWHO会議をへて、[34] 〇八年イスタンブール宣言、一〇年のマドリッド決議へとつながっていった。その陣頭にたっているのが、ハーバードのフランシス・デルモニコとカリフォルニアのナンシー・シェパー＝ヒューズだった（第一章①④14・21頁）。

3 オーガンズ・ウオッチ　都市伝説《アーバン・レジェンド》？　犯罪市場？

そのアメリカで、二〇〇九年に史上最悪の政治的スキャンダルと報道された臓器マフィアがらみの疑獄事件がおきた。なにか政治的な裏もありそうで、真相には迫りがたく、隔靴掻痒の感があるのだが、詳細はあとでご紹介しよう。

その前に、臓器犯罪ハンターとしてその名を世界にしられ、今はＷＨＯのおぼえめでたい[35]ナンシー・シェパー＝ヒューズ女史（写真10-1）について、少し詳しく述べなければならない。一連のＷＨＯによる移植界の大掃除は、シェパー＝ヒューズ、デルモニコ・コンビに負うところが大きいようなのだから。[36]

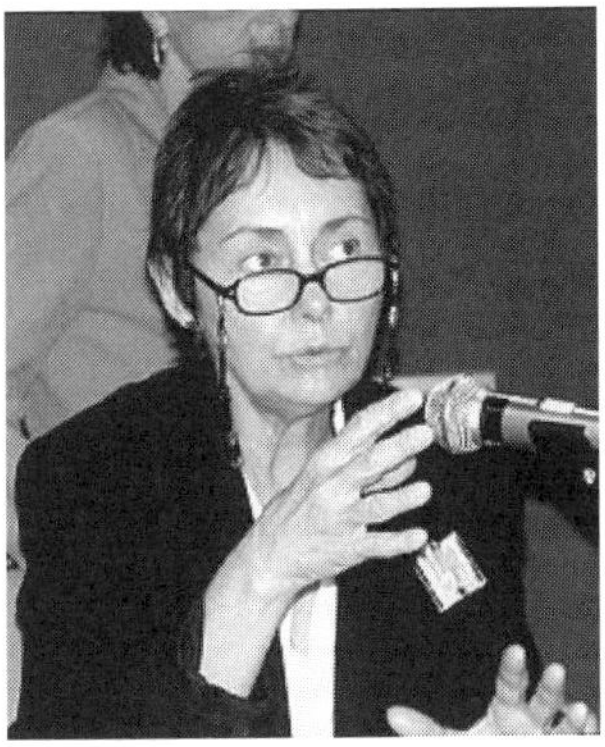

写真 10-1　人権活動家ナンシー・シェパー＝ヒューズ

文化人類学者ナンシー・シェパー＝ヒューズは、九九年に同僚のローレンス・コーエンと、カリフォルニア大学バークレー校に「オーガンズ・ウオッチ」をたちあげて、世界中の臓器犯罪のお目付役を買ってでた。彼らはバークレー・レフトとかヒューマン・ライツ・キャンプと呼ばれた。[37]彼女は八〇年代からブラジルや南アフリカの貧民窟で人権問題にかかわってきて、それらの国々での弱者に対する抑圧、暴力、殺害の調査などから臓器密売、臓器強奪などに気づいていった。アルゼンチン、ブラジル、キューバ、エクアドル、インド、イスラエル、南アフリカ、オランダ、そしてアメリカと、身体をはって危険なフィールドをわたり歩いた彼女は、〇二年にその成果を次のように総括してみせたのである。[38]

①人種、階級《ヒエラルヒー》、性別の不公平と不正義がある。臓器は　南から北へ、黒人・有色人種から白人へ、下層階級から　上層階級へ、女から男へと流れる。
②臓器売買については、世界中で国内法と国際的規制に違反している。
③移植産業の市場圧力によって、人体の毀損と商業化を否定する文化的

宗教的規範が崩壊した。

④商品化された腎臓によって、新しい借金による奴隷労働がうまれている。

⑤拡大された血縁家族の裏では金銭がうごき、家族内強制としての腎提供があり、囚人は腎提供で刑期が短縮する。

⑥みなし同意（第三章⑥ 64頁）には一般の人の反発が強い。

⑦病院の霊安室や警察の死体安置所では臓器や組織が盗まれている。

⑧公的移植機関と私的移植機関の間の競争がはげしいために、利用できる臓器が無駄になっている。

⑨普通の手術のときにも腎臓が盗まれているが、犠牲者には弱者と女性が多い。

ものすごい項目がならんでいて、本当にそんなことがあるのかと、不審に思われる方もあるにちがいない。都会の深夜、バーで知りあった女性に薬をのまされた旅行者が気がついてみたら臓器を盗られていたという話は、根も葉もない都市伝説《アーバン・レジェンド》にすぎないのだろうか。[39] 前々から移植犯罪については、世界中のメディアで都市伝説がささやかれていた。断片的で、ときには荒唐無稽にみえるナラティヴな情報、うわさ《ルーマー》である。脳死患者が生きかえる、臓器泥棒や臓器ブローカーが徘徊している、手術中に臓器が盗まれて移植されてしまう、子供が誘拐されて臓器をとられる、臓器マフィアが暗躍している、などなどのうわさがとびかっていた。それはあくまでおはなし《レジェンド》なのか、実話なのか、シェパー＝ヒューズやコーエンらの出発点もそこにあったのだろう。

ＴＶなどでも、たしかに興味本位の商業がらみのナラティヴは多かった。八〇年一〇月、イギリスのＢＢＣが、高視聴率を誇る番組ザ・パノラマで、「移植　ドナーは本当に死んでいるのか」をセンセーショナルに放映した。英医学部連盟、英医師会、英厚生省などが事前に放映を阻止しようとしたが、強行されてしまった。もちろん誤解か、商業主義による興味本位の内容だったので、その後のメディアの論調でも放映内容が批判されはしたのだったが、臓器提供率は確実に低下したという。[40]

反対に、臓器提供率を上げたヤラセもあった。〇七年のオランダのＴＶ放送で、ガン末期で死の床にある三七歳のリサは、一つの腎臓を三人の腎不全患者の一人に贈りたいから、視聴者は三人の内の誰に腎臓を移植するのがよいか、投票してほしいと訴えた。連続放映の最後でこれはフィクションであるとの種明かしがあったが、そのあと五万人以上の人々が臓器提供申請用紙をダウンロードしたという。[41]

アメリカにおけるアーバン・レジェンドはもっとセンセーショナルで、移植医療は、フィクション、映画、TV番組、漫画などの格好なネタにされていた。[42]

ナンシー・シェパー=ヒューズらの手法は、科学的な統計処理には適さない。あくまでもナラティヴに依存した文化人類学的なアプローチである。表現が猟奇的でどぎつい、と感じる人も少なくないであろうが、それは現実が照り返しているためだった。つまり猟奇的うわさには、火種があったのである。

4 ブラジルのシャンティ・タウンで ―日本人が臓器を盗りにくる―

八〇年代のはじめ、北東ブラジルのシャンティ・タウン（ほったて小屋）で、アメリカはともかく、なんと日本！から、子供を誘拐して臓器を盗りにくる、といううわさが流れていたという。シェパー=ヒューズが貧民街の住民に聞きとり調査をしてみると、「青と黄色のバンがやってきて、迷子やストリート・チルドレンをバンのトランクに押しこむ。しばらくすると、臓器を盗られた子供たちの遺体が道端やサトウキビ畑や病院のゴミ箱でみつかる」のだと信じられていたという。[43] この人さらい伝説《レジェンド》について、シェパー=ヒューズは、国際養子マーケットと臓器マーケットの記憶が混線してうまれたのだと火種を分析する。ほとんど文盲の貧民街の母親（黒人）たちは、騙されたり、脅迫されたりして、子供を養子マーケットに取られる、というつらい体験をしてきた。もう一つの臓器マーケットのほうは、八五年まで続いた軍事独裁政権時代の凄まじい臓器略奪の体験に支えられていた。その時代、子供だけでなく大人の誘拐も日常茶飯事で、その人たちの臓器がサンパウロで移植されたり、マーケットに流されたりしていたとされている。彼女によると、七〇年代の末期、ジョン・バチスタ・フィゲレード将軍のときが、最悪だったという。移植医たちは、陸軍病院へ良質の臓器を提出するノルマを課せられ、その遂行のためには警察の保護があったというのだから、何をか言わんやである。そのために、薬を注射して脳死患者を仕たてあげるというはなれ業までやらされたとのことである。もっとも、それに乗じて蓄財した医師もいたらしい。医師はヒエラルヒーの上位階層に位置しているのだから、当然のことかもしれない。[44]

隣国アルゼンチンでシェパー＝ヒューズが見つけたうわさの火種も凄まじかった。ホルヘ・ラファエル・ビデラ将軍の軍事政権末期、七六年から八二年までの汚い戦争いわゆるコンドル作戦の間、投獄された反体制派の幼児や子供たちは連れさられ、子供のない体制派の軍人家族にささげられた。年長の子供たちは、拘置所で拷問され、生きのこったものは反共の闘士に洗脳されてから、親戚にかえされた。反体制派と目された市民の子供たちは、両親の目の前で虐待・暴行をうけ、一部の者は死亡した。九〇年代に入って、政治的迫害や精神病院で死亡した遺体の眼球や臓器、ボディ・パーツが欠けていることがわかり、臓器獲得のために殺されたと英国医学雑誌が曝露した。[45]反体制派の人々は精神病院にも送られていた。共産圏をはじめ、独裁国家でよくある抑圧の一形態である。

ところが、ブエノスアイレス衛生局のフェリックス・カンタロヴィッチは、九〇年に、ぬけぬけと「こども誘拐の執拗なうわさは、衛生省が司法の最高権威、警察、医学関係、議員などを調査して事実無根と判明した」と医学界誌に発表しているという。[46]

八三年に就任したラウル・アルフォンシン大統領は、軍政時代に投獄、拷問を行った軍人を裁判にかけた。あからさまな暴力や臓器強奪がなくなった民政移管後の社会でも、ソフトな不正が、談合とか賄賂などとして蔓延しているのをシェパー＝ヒューズは告発する。[47]「角膜移植をご希望なら待機リストに登録できますが、三、〇〇〇ドルだされれば、リストのトップになれますよ」と笑顔をつくって医師はいう。腎臓でも同じことで、一般の人々、つまり普通の公的保険とか補償が十分でない民間保険に頼っている人々は、単に待機リストをかざるだけの存在となる。

裕福な人、外国人であってもお金持ちなら、何週間かでさっさと移植をうけられる。公的健康保険はほとんど役にたたず、十分な医療費を払う掛け金の高い民間保険だけをうけとる私的移植病院がほとんどだという。いくら安くても役にたたない国民医療制度は嫌われて、シェパー＝ヒューズがみた公立移植施設のベッドはガラ空きだったという。[48] 富裕層には質のよい効率的な私的病院が人気の的なのだが、その医療費は格段に高い。公的保険では、一回の腎移植について七、〇〇〇ドルが払われ、そのうち移植チームのとり分は二、〇〇〇ドルにすぎないが、私的病院では二五、〇〇〇から五〇、〇〇〇ドルが必要で、それとは別に、医者への謝金は相対《あいたい》交渉だという。

南アフリカでも、ブラジルでも、シェパー＝ヒューズが調査したころには、臓器登録・配分の公的ネットワークがなく、移植インフラの欠如で、今でも日本同様に臓器不足は深刻である。だから、腎移植のほとんどが家族からの腎提供に頼っているが、一部は金銭的補償をともなう友人とか他人からの移植である。

八〇年代には、「角膜売ります、腎臓売ります」という広告が新聞紙上に公然と出ていたという。経済的苦境にたたされた貧窮者が背に腹はかえられずしたことで、フィリッピンやインドの状況に似ていた。九〇年代に入ってブラジル経済は好転したが、臓器売買の実態は相変わらずだったらしい。九二年の移植法で、非血縁生体移植は、特別判事の許可が必要となった。そのために、表現が「売ります」から「助けます」にかわったけれど、流行の先端のスーツにつつまれ、宝石の腕輪を光らせたレシピエントが連れてくるのは、ゴム・サンダルをつっかけた「いとこ」のドナーであった。多くの移植医はこのようなペアーを忌避するが、「いとこ」が本者か偽者かの正確な鑑別は困難（ケースによっては不可能）なので、「私は医者で、ポリスマンじゃない」という移植医もでてくる。無粋なことは、問わず語らず《ドントアスク・ドントテル》、とでもいうように。

ブラジルでは、また九七年から移植法がかわって、みなし同意制度（第三章⑥ 64頁）が採用されるのだが、新法では九二年法の特別判事による許可が必要でなくなっているという。[49]

瓜生原葉子氏の最近の調査では、みなし同意とスペイン方式（第三章⑩ 77頁）をとりいれた二〇〇〇年以降に事態は改善されて、キューバ、チリ、アルゼンチン、コロンビア、ベネゼラでは、確実な効果がでているという。今後の展開が注目される。

5 南アフリカのソウェトで

ナンシー・シェパー＝ヒューズの南アフリカ探報も貴重なレポートだ。[50]

クリスチャン・バーナードが世界で第一例目の心臓移植をおこなった南アフリカはケープ・タウンのグルート・スキュール病院では（第六章② 163頁）、当初の二例は慎重に白人をドナーに選んだのだったが、やがてはアパルトヘイト（人種隔離政策）の黒人蔑視感情にもかかわらず、主として黒人とか有色人種の心臓が白人の肉体にうめ込まれるようになった。ところが、九〇年初頭にはレシピエントの八五%が白人男性だったという。それも、ドナーやその家族にはコンセントすらとられなかった。黒人ドナーの「下級心臓」に嫌悪感《レパグナンス》を感じる白人レシピエントには、「心臓に人種はないよ」と移植医が優しくささやいた。このように、截然とヘゲモニーの順位によって、臓器提供者と臓器受容者に分かれるのが世の常なのだと、シェパー＝ヒューズは主張してこれをアパルトヘイト・メディシンと呼んだ。それは世界中にみられる普遍的現象なのだと彼女は強調する。[51] シェパー＝ヒューズは、同病院のB医師へのインタビューで、なぜ黒人・有色人種の心移植がほとんどないのか、と質問した。B医師は「田舎からやってくる黒人には、都会ずまいの白人たちのようなストレスがないので、移植が必要になる冠動脈疾患とは無縁なのだ」と答えたという。都会に連れてこられ、非衛生なゲットー、ソウェトに閉じこめられ、過酷でストレスの多い抑圧生活を強いられる黒人や、反アパルトヘイト運動で弾圧され、投獄されている人々の健康問題は、B医師の眼中にはないようであった。

九四年の総選挙でネルソン・マンデラ大統領の新生南アフリカ共和国が誕生して、人種隔離政策は撤廃されたが、経済困難を理由に医療費予算が削減されたため、透析も移植も公的病院から利益優先の私的病院へと移っていった。国立グルート・スキュール病院は、九八年から心臓移植プログラムの停止に追いこまれた。[52] 透析と移植に対する医療費補助も削減された上に、公的な移植登録制度もないときているので、臓器配分のルールは自然に移植病院間の私的関係に依存するようになっていった。臓器売買は見逃され、元々なかった公平性があらためて育つことはなかった。シェパー＝ヒューズが、黒人居住区ソウェトに近いクリス・ハニ・バラ病院で面会した陽気な黒人男性は二〇年間透析してきたが、まだ移植のチャンスがまわってこないのに、国防副大臣をつとめたウイナンド・ブレイタンバックは、なんと一ヶ月たらずの待ち時間で移植をうけていた。富めるもの、ヒエラルヒーの優位なものから移植を享受できるシステムなのであった。[53]

一〇年には、南ア最大の民間病院チェーン、ネットケア系列のネットケア・クアズルが、五人の子供を含む腎臓売買移植で、五五万ドルをうけとったとして摘発された。主にブラジルとルーマニアから連れてこられた人の腎臓を、六、〇〇〇ドルで手にいれて、イスラエル人に移植していたという。もともとはイスラエル人の腎臓を二〇、〇〇〇ドルくらいで購入していたが、より安価な提供源にきりかえたという。書類上は、たがいに親戚であることになっていた。司法取引によって、累は病院チェーンの上層部にはおよばなかったと報道されている。[54]

6 アメリカの臓器マフィア ―イスラエル・コネクション―

第二、第三世界の国々から、いよいよ第一世界筆頭アメリカの実情にせまってみよう。

〇九年七月二三日、衝撃的なニュースが全米をかけめぐった。ニューヨークはブルックリン在住のラビ（ユダヤ教の聖職者）レヴィ・アイザック・ローゼンボームが、臓器売買容疑で逮捕されたのだ。新聞報道によると、逮捕の一〇日前に、女ＦＢＩのおとり捜査官が「透析中のおじさんに移植させたいの」ともちかけたところ、ローゼンボームは「多数の斡旋をしてきたマッチ・メーカー（仲人）だ、まかせておけ」と胸をたたいた。このラビは一万ドルで買った腎臓を一六万ドルで売っていたという。[55]

高名な生命倫理学者で、国連臓器不正売買防止タスク・フォース副委員長でもあるアーサー・キャプロンは「国境をこえた活動があるのは承知していたが、アメリカは関係ないと思っていたよ。聞いたこともなかったからね」と記者の質問をかわした。[56] なんとも白々しい。その立場からしても、彼がシェパー＝ヒューズその他の報告を読んでいないとは、とても考えられないからだ。

この日逮捕されたのは、ローゼンボーム師だけではなかった。逮捕された人々はなんと四四人にのぼっていた。それも五人のユダヤ教ラビとニュージャージーの三人の市長、一人の副市長、市会議長をはじめとする市会議員など、紳士録にのるようなお偉方ばかりが、手錠をはめられてぞろぞろ行列するテレビ・シーンを人々は凝視した。罪状は①贈収賄、②マネー・ロンダリング、そして③臓器売買斡旋だったが、事件の背景には共和党と民主党の政争がからんでいるとの観測もあって、単なる臓器売買事件でなかったようだ。[57]

それにしても、五人ものラビが逮捕されたのはただごとではない。アメリカの移植犯罪関係の論文、記事を調べていると、頻繁にイスラエルやユダヤ人が登場する。いや、中国をのぞけば、イスラエル人が関係しない移植犯罪文献にはあまりお目にかからないといっても過言ではない。私はどうもイスラエル・コネクションといってもいい、組織的な何かがあるように感じていたのだが、この事件の後、シェパー＝ヒューズが「イスラエルがダントツよ。あそこは、世界中に触手をのばしているのだから」とCNN特別取材班に答えたのを知って、ああ、やはりそうだったのかと思った。[58]

いったいイスラエル本国ではどうなっているのだろうかと疑問がわく。エルサレムのハダッサー大学病院腎臓医マイケル・フリードレンダーの説明に耳を傾けよう。[59] 〇二年の時点で、イスラエルの人口は約六〇〇万だったが、年間一〇〇人以上の患者が、[60] 本国からドナー持参だったり、現地調達だったりで外国へ移植にいく。当時のイスラエル移植法では、脳死移植は認められず（〇八年の改正法から可能になる、第一章① 14頁 第六章⑥ 177頁）、生体腎移植は病院倫理委員会をへて、厚生省の認可が必要だったし、一親等以外の場合には国の委員会の審査を受ける必要があった。彼らが向かうのは、インド、パキスタン、イラク（ただしアラブ系にかぎられる）、東欧諸国、ロシア、トルコ、南アフリカ、そしてアメリカだ。

レシピエントは二〇〇、〇〇〇ドルくらいの費用を負担するが、内密に買腎移植とわかっていても軍関係者であれば、防衛省と保険会社（保険会社は国内での移植費用なみの四〇、〇〇〇ドルだけ）が費用をうけ持つ。軍関係者以外で保険のない患者は、寄付を募るか、大借金を抱えてしまう。保険に入っていれば保険会社も規定金額は負担する。

このように堂々と渡航買腎移植がまかりとおっている現実を、国民もメディアもいっさい批判しない。それどころか、ホロコーストを生きのびたユダヤ人には、そのことを非難されるいわれはなく、「目には目を、歯には歯を」の類いなのさ、とブローカーがうそぶいたと、ニューヨークのPBSフォーラムで、シェパー＝ヒューズが述べているという。[61]

フリードレンダーは、先の論文のなかで見逃せない発言をしている。「非血縁ドナーがアメリカで急速に増加していて、あるものには高額の金銭がうごき、外国からの輸入もある」と。だが残念ながら根拠を明示していない。つまり、学問的な発言ではなく、腎臓専門医としての感触で発言しているらしいのだが（真実をかくしている可能性はもちろんある）、アメリカ国内での臓器犯罪についてのナンシー・シェパー＝ヒューズの明解な見解と比較すると、歯ぎれのよさがちがう。

シェパー＝ヒューズが、危険をおかして把握したイスラエルの渡航移植斡旋者は三つあったという。[62] 一つは、財政的に渡航移植を援助する防衛省、あとの二つは個人である。一人は無法者移植医ザキ・シャピラと組むコピー・ダイアン、もう一人はドクターFという眼科医であるという。彼らの斡旋で渡米するレシピエントがアメリカで手にいれる腎臓は、ブローカーから手にいれる有料のアメリカ市民の生体腎のほかに、公式な待機リストに登録されたうえで手に入れる死体腎がある。ＵＮＯＳによって公正に管理されている移植システムを利用して、なぜそんなことが可能なのか。

　これまでアメリカは各移植病院に五％の外国人枠を認めてきた。だが、ＵＮＯＳの監査は一五％を超えるまでは行われないので、実質的には一五％が外国人枠ということになるという。それに病院独自の待機リストから患者は選ばれる上に、現地のＯＰＯにもある程度の裁量権が保証されている。こうして恣意性が入りこむ余地がうまれる。それに、もともと利益優先の私立病院経営者には金離れのよい外国人が歓迎される。あとで述べる「問わず語らず」《ドントアスク・ドントテル》病院である。生体腎については、九四年の移植法で売買が禁止されているだけで、それ以上の規制がない。しかも、情緒的につながった人《エモーショナリイ・リレイテッド》で堂々とまかり通る善意に信頼をおくお国柄である。

　シェパー＝ヒューズもフリードレンダーと同じように、二〇〇〇年秋に入って、旅行代理店が組織するイスラエルからアメリカにむかう移植のメディカル・ツーリズムが増えたと書いている。医療費の心配は、イスラエル国防省と保険会社が負担する。驚くべきことに、何人かのアメリカ政府のお役人が、イスラエルの患者は母国での移植が困難なのだから、この方法は正当化されるのだとイスラエルの渡航移植を擁護したという。[63] 取材先の秘匿義務にシェパー＝ヒューズは縛られているのだろうが、アメリカ・イスラエル・コネクションが存在する状況証拠の一つくらいにはなる情報であろう。

　イスラエルの国内事情から、レヴィ・アイザック・ローゼンボーム事件に話をもどす。ローゼンボームの逮捕翌日ニューヨーク・デイリー・ニュース紙は、[64] ＦＢＩは七年前から臓器売買の世界組織の大物と知りながら、彼を放置していたのだという。ＦＢＩに情報を提供したのが、ほかならぬナンシー・シェパー＝ヒューズで、「移植犯罪リングのトップ・マンのローゼンボームは、ときにはピストルで脅して臓器をとったりした。だから私はＦＢＩに通報したのだ」とシェパー＝ヒューズは記者に語っている。「何年も待ったのよ。連邦捜査局の上層部は私の情報をアーバン・レジェンドとして耳をかさなかったのだから」。

彼女はローゼンボームが斡旋した手術のいくつかは、アメリカでも有数の伝統と技術をほこるマウント・サイナイ病院で行われたと指摘している。[65]

現在、マンハッタンの一等地に威容を誇るこの病院は、一八五二年にニューヨーク市ユダヤ病院として設立されたことでもわかるように、イスラエルとは密接な関係がある。イスラエル・コネクションに利用される可能性は高いだろうと推測される。[66] ＣＮＮ特別取材班記者に、マウント・サイナイ病院の医師が答える。「時には、我々もだまされるさ。探偵じゃあるまいし、ＦＢＩでもないからね」。[67] 先にブラジルの病院でも聞いたセリフ、「問わず語らず」原則である。メディアも、病院倫理委員会がどうなっているのか、などと議論が沸騰することはない。このドクターの一言で終わっているようである。すべて大らかなアメリカ流ではある。

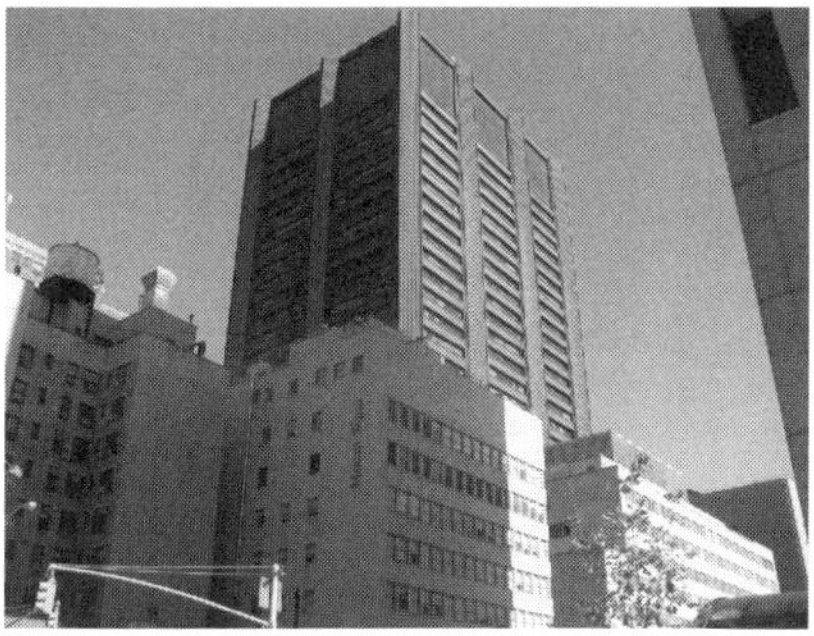

写真 10-2　マウント・サイナイ病院 セントラルパークと五番街の間にある。医大も併設。

一一年一〇月のＡＢＣニュースは、ローゼンボームに二〇年の懲役と、取引で儲けた四二〇、〇〇〇万ドルの上に、さらにきびしい罰金の求刑があったと報道した。[68] ローゼンボーム裁判は八四年の全米臓器移植法セクション三〇一の初めての適用となった。

シェパー=ヒューズが追跡してきたイスラエル・コネクションが、ＦＢＩに摘発されるという事件がおこって、彼女の都市伝説はヴァーチャルではなかったのだ、と評価が一段と高まったはずだが、不思議なことに、そのころからバークレーのオーガンズ・ウオッチ・サイトは消えてしまったのである。[69]

イスラエルと関係のない臓器輸入ルートも、もちろんある。あとで登場するミシェル・グッドウインは、外国へ移植ツーリズムにいく世話をする

「移植コーディネーター」ジム・コーエンに聞きとり調査をしている。彼によると、費用は渡航費こみで、高くて一二五、〇〇〇ドルほどだという。顧客たちは中流から上流までのアメリカ人であるが、ときに下級層の患者がいて、ただ働きをさせられることもあるとぼやいたそうだ。[70]
〇五年にはカリフォルニア州きっての移植施設、聖ヴィンセント医療センターで、サウディアラビア人が、サウディ政府支出の三三九、〇〇〇ドルによって待機リストをとびこえた肝移植をし物議をかもした。[71]

7 イスタンブールの銃声

いよいよ、シェパー＝ヒューズが探しあてたイスラエルの三大移植犯罪エージェント、凄腕のザキ・シャピラ医師に登場してもらう番がきた。だが、その前にコロラドはデンバーに住むある慢性腎不全患者を紹介しなければならない。
ユダヤ系のスティーヴ・ファーバーは、多くの肩書きにこと欠かない大物で自他ともに許すパワー・ブローカー（政治的有力者）である。〇八年の民主党全国大会《コンヴェンション》の副会長をつとめたが、全米に法律事務所を展開する弁護士が本職。プロ・バスケのデンバー・ナッゲッツ、プロ・アメフトのデンバー・ブロンコズの代表者でもある。コロラド州の高等教育コミッションの理事であり、コロラド大学病院財団の委員もしている。それに、アメリカ移植財団の創設者の一人ときている。[72]
全米を股にかけてかけ巡る彼の悩みは、ずばり、ドナーがいないことだった。透析では、彼の仕事の数分の一もこなせない。まだ六〇才で、意欲満々のファーバーはそれに耐えられなかった。思いあまった彼は、ついにある人物の紹介でイスタンブールで渡航移植をうける決心をした。もちろん買腎移植である。
〇七年四月末のある日、ファーバーは早朝の電話で深い眠りをやぶられた。電話は、はるかかなたのトルコでおきた事件を伝えてきた。電話の数日前、イスタンブールのアジア側にある裡町の薄よごれた小病院を、顔を隠した男たちがカラシニコフや拳銃を上にむけて発砲しながら襲った。そのとき病院では、二人の貧乏なパレスティナ人からの腎臓の一つが、裕福な六八歳になるイスラエル人ジーヴ・ヴィグドルに植えこまれたばかりだったが、もう一人のレシピエント、若い南アフリカ人実業家リチャード・ハルフォードには、まだ移植もされていなかった。執刀者たちは、イスラエルからきたザキ・シャピラとトルコを代表する移植アウトロー、ユスフ・ソンメズ、そしてトルコの医師たちだった。襲ったのはこの病院で臓器を提供したのだが、約束の金額が払われなかったり、あとのケアが契約どおりに行われなかった、かつてのドナーたちであったという。[73]

病院をかこんだ警官隊とギャングとの撃ちあいで警官一人が死亡した。廊下や待合室では、手術を待っていた患者や家族たちの悲鳴で鼓膜がやぶれそうだったが、飛び交ったのは総て外国語だったという。やがてギャングたちは悪徳医師ともども一網打尽になった。

先に述べたように、この事件のちょうど三年前の〇四年五月一六日に、デンバーの法律家ファーバーは、イスタンブールでこのザキ・シャピロの移植手術をうける予定だった。もちろん、ドナーはイスラエルからシャピロが連れてくることになっていた。幸いなことに直前になって、長男グレッグが若く健康な腎臓をスティーヴに提供してくれて、危ない橋をわたる必要がなくなったのだった。[74]

ザキ・シャピラは、テル・アビブ郊外にあるイスラエル有数のベリンソン医療センターの移植チーフだったが、九〇年ころから、ガザやヨルダン川西部地区の土地を奪われ、追いつめられたパレスティナ人の腎臓を買いとって、裕福な連中に移植してきた。数年後、イスラエルのコテヴ倫理審査会で懲罰をうけたシャピラは、舞台を国外とくにトルコと東欧に移していた。[75] 最近シェパー=ヒューズは、ザキ・シャピラもラビ・ローゼンボームも、移植ツーリズムを組織するイスラエルの犯罪界のボス、イラン・ペリの一味にすぎなく、アメリカの移植医で、それを知りながらかれらの犯罪行為に荷担したものはいくらでもいると書いている。[76] だが、〇八年のイスラエル移植法で臓器売買が禁止され、政府も保険支払いを止めたので、今はペリも生体臓器からは足を洗って、死体臓器にだけ関係しているということだ。

さて、シャピラといっしょに逮捕されたユスフ・ソンメズであるが、一一年二月のニュー・ヨーク・タイムズ紙によると、この事件で医師免許証を剥奪されたものの、殺害したセルビア捕虜からの腎臓強奪で悪名たかいコソボにわたって、その国の臨時医師免許証を手に入れ、あいかわらず違法な移植にはげんでいたという。今はインターポルからの人相書きがまわされる身になっているということである。[77]

8 レイシズムでゆれたペンシルベニア州知事の心肝移植

多民族、混交文化社会のアメリカでは、マイノリティやレイシズムの問題がからむから、状況は複雑になる。九三年六月、かつては鉄工業で栄えたが、今は失業者しか目につかないペンシルベニアはモネッセンという小さな町の黒人居住区で、無職のマイケル・ルーカスは、ピッツバーグからやってきた麻薬ギャングに襲われて瀕死の重傷をおった。母親が警察に二度も電話をかけ、やっとやってきたポリスは救急車の手配さえしなかった。あとの話になるが、警察は早々と捜査を打ち切ったという。

たまたまアレゲニー総合病院の受付係をしていたマイケルの母親は、血まみれの息子を、自分の車で病院へ運ぶしかなかった。一週間後、母親はマイケルの脳死を告げられた。

ヒエラルヒーの最下層にいるマイケルと、最上層のペンシルベニア州知事ロバート・ケーシーが、このとき互いに命を争っていたが、生きのびたのはマイケルの心臓と肝臓を移植されたアミロイドーシス患者のケーシーだった。知事が最優先的に何百人という移植待機患者を無視して、公用飛行機でピッツバーグにとび、パトカーにのせられて、移植のメッカ、ピッツバーグ大学メディカル・センターに運びこまれたのを各紙が報道してから、騒ぎが大きくなった。「臓器配分の公平性を守れ」という声が渦まいた。

しかし、新進気鋭の黒人アクティヴィスト、ドゥ・ポール大学法学部教授ミシェル・グッドウインの視点は更に辛辣だ。シェパー＝ヒューズ公準「臓器は黒から白へ」についてこだわるのである。彼女は労作『ブラック・マーケット』で書いている。蟻地獄のように、運命的に黒人ゲットーからぬけだせない黒人の若者たちが、モネッセンに住み続ければ、彼らのいき先は死ぬか、麻薬か、刑務所かだ。マイケルの兄も飲み屋の白人店主に射殺されている。それに集中治療室でマイケルは十分に治療されたのか、グッドウインは疑いの目をむける。黒人が脳死になると医師が手ぬきをすると信じる黒人は多い。[78] グッドウイン教授もその一人であるが、そもそも黒人がうける医療ははるかに白人におよばない、と大多数の黒人が考えているのにも根拠があるわけだ。[79]

それなのに、黒人のほうが多く臓器を提供し、白人がそれを享受する。[80] マイケル・ルーカスが殺されてからおこったことは、人種《レイス》と階層《クラス》と医学の怪しげな関係の縮図なのだ、とグッドウインは弾劾する。[81]

〇六年のＩＯＭレポートをみると、たしかに彼女の言い分に根拠がある。[82] 人口構成比率で白人は七五・一、黒人は一二・三、ヒスパニックは一二・五％を占めているが、総献体数（生体も含む）では白人は六八・九％にすぎないのに、黒人は一四％、ヒスパニックは一三・二％と人口比率よりも多くの献体をしている。マイノリティの献体が少ないという古い論文は多いが、それらは最近のマイノリティの献体増加を反映していない。[83]

では、移植チャンスはどうか。白人は待機患者数の四九・三％、黒人は二七・四％を占めているのだが、白人の移植数は総移植数の六三％に達しているのに、黒人は一八・五％にすぎない。詳細には、膵腎同時、肝、腎、肺、膵、小腸、心肺同時移植の順で、白人の優位が証明できるという。[84]

同じマイノリティでも、黒人とヒスパニックでは差がある。総人口の一二・三％の黒人が待機患者の二七・四％を占めるのに、人口の一二・五％のヒスパニックは、人口比よりは多いとしても、待機リストの一五・八％を占めるだけである。したがってヒスパニックの移植率が一二・〇％と、たとえ白人よりは低くても、黒人ほどは差別を受けていないといえるのかも知れない。[85]

こうなるのは、元々黒人には腎臓病が多いためではあるが、UNOSの臓器配分原則がHLAマッチング（六つのHLA抗原が完全に一致するのがパーフェクト・マッチで最高点）を重視するポイント制に依存しているので、体質的に黒人にとって不利にできているということがある。黒人には以下のようなきわだった遺伝的、ひょっとすると環境的、あるいは歴史的な特性があるのだ。①主要なドナープールを形成する白人と血液型の偏差が大きい、②非特異的感作度が高くクロスマッチが高率に陽性にでる、③HLAの多様性が大きいために完全マッチは白人の一〇分の一くらいになり、[86]マッチング率が低い。

UNOSが採用しているポイント制の創始者トーマス・スターズル本人[87]が九六年にランセット誌上で「死体腎移植の政治学」という論文を書いて、UNOSが八九年にHLAマッチングをなによりも重視する制度に変更したのを、「ポイント制を破壊した最高の愚挙だ」と批判している。それは、HLAなどの検査会社の猛烈なロビー活動の結果だったという。[88]それを配慮してか、〇三年からはHLAのB抗原を臓器配分のポイントから外すことになった。[89]それでも二〇一一年の時点で、白人の腎移植へのアクセスは黒人の二倍以上もあるのだが、その理由の一つには、黒人の待機リストへのアクセス困難さが指摘されている。[90]待機リストへの紹介で、黒人が白人よりも不利な立場にあることは、公的な統計でも確認されている。[91]

9 囲いこまれるマイノリティ

レファーラル（移植医への紹介）の欠如とグリーン・スクリーニング（社会的経済的選抜）

待機リストへのアクセス問題については、貧乏で無知な黒人やヒスパニックが移植にたどりつくには、いくつもの関門があるために、結果的に移植から閉めだされている、とグッドウインは指摘する。第一の関門は、慢性腎不全の診断のときである。お金や保険がなくて、あまり医者にかかれない黒人やヒスパニックは病気の診断が遅れる。命があぶなくなってから、あわてて透析に導入されるケースが多い。そしてそのまま透析にとめ置かれる。

次に第二の関門である。移植への適応検査や、専門医へのレファーラル《紹介》の手を抜かれる。もともと知識にとぼしいために、患者サイドからの働きかけがない。それをよいことに、一部の透析施設は腎不全の代替療法(透析と移植)についての患者教育とかカウンセリング、インフォームド・コンセントへの同意署名、移植への手引きなど、学会のガイドラインを遵守しない。別に法的な義務があるわけではないので、それでもすむ。シカゴの透析チェーンの所長ジャックリーヌ・ディラードは「移植評価センターの電話番号と住所はちゃんと教えているわよ」とグッドウインに答える。[92] 一応の配慮はしている、というわけである。

第三の関門はグリーン・スクリーニングとも呼ばれる社会的経済的差別である。[93] 医師は、病気とは関係なく、患者の経済状態をみて、①移植のあることを教えるか、②選択肢の一つとして移植医療を提示するか、③待機リストへ紹介《レファーラル》するか、を決める。医療サイドがそうする理由は、貧窮者医療のメディケイドでは、月間収入が五七九ドルをこえたら受給資格がなくなるし、もう一つの社会医療メディケアは免疫抑制剤の八〇%しか補償しないうえ、三年すぎれば、それも打ちきりになる。[94] それではせっかく移植しても、治療が完結しないではないか、というわけである。民間保険に入っているか、資産があるか、が運命のわかれ目になる。これはそれなりに根拠があるが、その上に犯罪歴、ドラッグ経験から精神的安定性とか教育程度までが影響する。「患者についての好き嫌いが判断を曇らすことがないとはいえない」と告白する移植コーディネーターもいる。

関門がもたらす結果を、ニューヨーク・デイリー・ニュース紙が伝えている。同紙が九六年から九八年にかけて行ったニューヨーク市での調査では、同市在住の白人は市民の五四%しかいないのに、調査期間に移植リストへ登録された患者の七五%が白人だった。[95] デイリー・ニュースの結論は、レファーラルの過程はきわめて主観的で、ときに気まぐれ、かつ基準の判然としない場合があり、マイノリティの多くは待機リストへも載せてもらえないのだ、というものであった。[96]

ニューヨークのヒスパニックの現実について、グッドウインはこう書いている。[97] ヒスパニックには肝臓病が多い。あるヒスパニック男性は肝不全で肝移植を希望したが、支払能力に疑問を持たれて、玄関ばらいになった。かれが移植リストに載せてもらえたのは、持ち家を売る決心をしたあとだった。また、ある女性が肝不全になってニューヨーク大学医療センターに運びこまれた。救急医がいう、もう六ヶ月早ければ肝移植で助かったかもしれないのに、と。彼女は今まで長い間ブルックリンのいくつもの病院でたらいまわしにされてきて、どの医師からも肝移植の話は出なかったから、そんな選択肢があるとはまったく知らなかった、と記者に語っている。

デビー・デルガドのケースはユニークだ。彼女はニューヨーク商品取引所の助手をしていたが（つまり、ある程度の教育をうけていた）、自己免疫性肝炎が進行して、重度の肝硬変に進行していた。七人の医師にかかったが、肝移植について言及したのは三人だけ。これでは死ぬと思った彼女は独学で必死になって自分の病気を学習した。医学書を読み、二つの病院に通って質問をした。そしてついにニューヨーク大学医療センターでめでたく肝移植をなしとげた。快復後彼女はブロンクスに肝疾患救援機関を設立して、ヒスパニック・コミュニティーの肝移植教育を始めた。[98]

九八年のアメリカ議会下院で開催された第一〇五回聴聞会で、黒人大学として歴史のあるハワード大学附属病院の移植医クリーヴ・カレンダー外科部長（ＩＯＭの〇六年レポートの委員でもある黒人医学界の大御所）は、医療機関などには、今なお、あからさまなレイシズムが花ひらいていると証言した。[99]「昔は彼らは我々を断種したり、ときには斬首したりした。今は無視するのさ。我々はいないのと同じだ。何か言ってもきこえない。白人が言えば、おおそりゃすごい、と反応するがね」と彼はレイシズムについてのあるラジオ番組で発言している。[100]

第三世界から始めたわれわれの移植ツアー探索は、第一世界のアメリカで終わっている。アメリカの移植医療の複雑怪奇さは、読者の皆さんの想像にあまるものがあったのではないだろうか。第八、九章でみたように、アメリカはプライバシー権、オートノミー権が至上のお国柄である。第一章でご紹介したマドリッド決議が、デルモニコらの思惑どおりの成果をアメリカで出すのかどうか、世界の現状を通覧してきた今、簡単に達成できる目標ではないような気がしてならない。マドリッド決議の実行はもちろん人ごとではなく、わが国の医療政策にとっても、喫緊の課題であるはずだが、移植法改正で献腎数が減少している現実（第一章② 17頁）を見ると、気がかりでならない。

ところで、臓器移植の闇といえば中国だ。しかし政府のきびしい情報統制だけでなく、独立組織であるべき医学界そのものが共産党に隷属しているために、あの国の真実にせまることは、ほとんど不可能であると諦めていた。が、最近二、三の著書に接して[101]、慎重に検討した結果信頼にたると判断できたので、中国の驚くべき実態を紹介して本章を閉じることにする。

⑩薄熙来追い落としに臓器犯罪を利用した温家宝

二〇一二年二月、重慶市長薄熙来の片腕で副市長の王立軍が成都アメリカ領事館へ亡命しようとした事件がおきて、世界中の耳目を驚かせた。翌三月国務院総理温家宝は、中央政治局常務委員会入りを目指していた江沢民派の薄を、市長在職中の「唱紅・打黒」が文化大革命類似の運動であると非難して、薄追い落とし劇の幕を切って落とした[102]。このことは広く知れわたっているが、薄とその走狗の王が犯した移植犯罪も、温らの訴追の対象だったことは、あまり知られていなかった。

一〇年のノーベル平和賞候補でもあったカナダ勲章叙勲者の人権派弁護士デイヴィッド・マタス[103]と、「臓器狩りに反対する医師団」の団長であるドイツ人医師のトルステン・トレイは、一二年出版の『国家臓器　中国での移植犯罪』[104]の中で、犯罪的な移植医療が政争の具にされているのを報告している。彼らによると、中国共産党のクレムリン、中南海の秘密会議で温家宝が左のような発言をしたというのだ。

「麻酔もせずに、生きた人間の臓器をとって金にかえる―そんなことが人間にできるのか？　これが何年も行われてきたのだ。われわれは引退するのだが、この問題はまだ解決されていない。いまや王立軍事件は世界中に知れ渡った。薄熙来を罰するのにこれを使おう。法輪功問題の解決は自然にまかせるのだ。[105]」

「麻酔もせずに」というのは、温家宝の勘ちがいではないか。生きた人間の臓器をとるための麻酔法を開発したのが、ほかならぬ王立軍だったとされているからだ。それはあとで述べるとして、修養団体に過ぎなかった法輪功を悪魔的カルトと断定して、殲滅作戦にでた江沢民と「法輪功問題の解決は自然にまかせる[106]」という温の穏健路線との対立があったとしても（温は法輪功被害者の救済と賠償を提案したとさえいわれている）、温の引退までにこの問題を片づけることができなかった、と温は述懐しているのだ。

人民解放軍の運転手にすぎなかったモンゴル出身の王は除隊後、遼寧省警察に潜りこんだ。そこで頭角をあらわした彼は、遼寧省錦州市公安局長（在任期間：二〇〇三―〇八年）にまで上りつめ[107]、遼寧省大連市長から遼寧省長に出世した薄熙来（遼寧省での総在任期間：一九九九年―〇四年）の指示で法輪功を残忍に弾圧し始めた。そして、数千の法輪功囚人の生体臓器移植に関係していた王が、成都のアメリカ大使館に駆けこんでその全貌が表面化してしまったのである。[108] ちなみに遼寧省が日本からの移植ツアーの一大基地だったのは（城山英巳氏『中国臓器市場』）、偶然ではない。

九九年に始まる法輪功信者への弾圧は、ときの国家主席江沢民のパラノイアックな恐怖心に由来するとされているが[109]、彼の恐怖に根拠がなかったわけではない。九〇年代の中頃には信者数が七、〇〇〇万人となり、全共産党員数を上回っただけでなく、上級党員を含めた共産党員信者も多かったというのである。[110] 江はあらゆるレベルの党、国家組織に超越する610機関[111]の網を全国にはって、法輪功を国家の敵としてその徹底的殲滅をはかった。法輪功の信者である、またはその疑いがあるというだけで、労働改造収容所、監獄、秘密監獄、拘置所、留置センター、精神病院などに極秘裏に収容して[112]、拷問、洗脳、臓器獲得、殺害が行われてきた。[113] デイヴィッド・マタスは〇八年にこれらの施設に監禁されていた法輪功信者数を、五〇〇万から二〇〇〇万人の間と推計し[114]、イーサン・ガットマンも〇〇年から〇八年の期間の平均収容者数を、四五万から一〇〇万人の間とみなしている。[115]

錦州市公安局に「現場心理研究中心」[116]を立ちあげた王は、同施設内で臓器摘出のみを目的とした麻酔法（正確には薬殺）の開発などの生体実験を行ったが、被検者は一般の死刑囚ではなく法輪功信者たちであったという。[117] 致死量の薬物を注射しながらも、移植臓器に影響しない王の薬殺研究は、〇四年一二月二一日の中国中央テレビ（CCT）で臓器獲得のイノヴェーションとして紹介され、[118]〇六年には光華科学技術基金が光華技術革新特別賞を王に贈ったというのだから、なにをか言わんやである。[119] 九六年に中国の刑事訴訟法が改正されて、銃殺に加えて注射による死刑執行（薬殺）が容認されていたから、[120] 王はこの人道的法改正に乗じたわけである。

中国の臓器の九割以上を死刑囚が担ってきた現場を、城山英巳氏は労作『中国臓器市場』であますところなく活写されている。それまで中国当局は頑強に否定してきたのだが、〇五年のWHOのマニラ会議で中国衛生省次官黄潔夫が中国のドナーの大部分は死刑囚であることを初めて公式に認めた。[121] イスラエル移植学会長のヤコブ・ラヴィーによると、この時、黄次官は「囚人ドナーは重大な刑事犯罪を犯したために死刑判決をうけたもので、本人か家族がインフォームド・コンセントによって臓器提供に同意している」と強調したという。[122] 政治犯や信教による囚人とか自由民権擁護の囚人は除外されているると、黄は暗示しているのだが、法の根拠もなく臓器殺人の被害者になっている法輪功問題などはどこ吹く風か、というわけだったようだ。

11 犠牲になった法輪功信者の数は？ 利益の総額とその行方は？

中国で死刑囚をドナーにし始めたのは、サイクロスポリンが登場した八〇年代に遡るが、[123] 移植件数が爆発的に増加するのは、法輪功の弾圧が本格化する九九年以降で、ピーク時の〇五年には、一説には年間なんと二〇、〇〇〇件にも達して、[124] アメリカにつぐ移植大国となったのである。人民解放軍移植センターの所長は、〇五年だけで一〇、〇〇〇の腎移植と四、〇〇〇の肝移植が行われたとしている。[125] ピーク年の〇五年の総レシピエント数を一五、〇〇〇として以下の論議を進めてみよう。全国の移植施設も九九年の一五〇から〇六年の六〇〇へとはね上がっているのである。[126]

ここで一つの疑惑がうまれた。公的で合法的な臓器提供・獲得システムのない中国で、臓器ドナーである死刑囚の数とレシピエントの数とが、かけ離れてきたのである。死刑が執行された囚人数をアムネスティ・インターナショナルは大ざっぱに年間二、〇〇〇とし、[127] 別の推計は八、〇〇〇件としている。[128] どちらにしても、とても年間レシピエント総数の一五、〇〇〇にはおよばない数である。では、臓器はどこからきているのか。

大まかではあるが、不足臓器数を試算をしてみる。中国では法律で死刑判決後一週間以内に刑を執行しなければならないという制約がある上に、[129] 移植に適さない病弱の死刑囚ドナーもいるはずで、いま仮に死刑執行をうけた囚人の半分から移植臓器摘出が可能だったとすると、年間一、〇〇〇から四、〇〇〇人の死刑囚が、一五、〇〇〇件の移植を受け持たされていることになる。ドナーとなる死刑囚が効率よく多臓器を提供できるとはとても思えず、マタスとキルガーも中国での多臓器摘出を否定的に見ている。[130] それでも一人の死刑囚ドナーが腎臓二個と二人のうちの一人が肝臓一個を提供したとしても、二、五〇〇から一〇、〇〇〇臓器が提供されるだけである。まだ差は歴然としている。レシピエントの〇・五[131]から〇・六[132]パーセントに親族からの腎提供があるとの調査があるが、最低に見つもっても年間五、〇〇〇個の臓器不足が起きるはずである。つまり、その数の法輪功信者が犠牲になったと推測されるのである。

デイヴィッド・マタスは次のような一推計を示している。年間一〇、〇〇〇人のレシピエントに対するドナーの内訳は、一、〇〇〇人が法的に死刑を執行された人、五〇〇人が肉親からの生体移植、五〇〇人がチベット人、ウイグル人、非合法の東方閃電キリスト教徒などの被抑圧者だとしても、まだ八、〇〇〇件が不足する。その不足分を埋めるのが、レシピエントの必要に応じてオンデマンドで！[133] 収容所に収監されている法輪功信者などの「国家の敵」から、王立軍が瀋陽で開発した方法によって生きたままとりだされた臓器だというのである。[134] マタスとデイヴィッド・キルガー（今はカナダ・クイーン大学民主主義研究センター所属で、英連邦議会下院永年議員・カナダ国務省アジア太平洋担当大臣、連邦検察官、司法大臣顧問などを歴任。マタスとともに二〇一〇年のノーベル平和賞にノミネートされた）[135] は、〇〇年から〇五年の六年間で四一、五〇〇名の信者が殺されて臓器を提供したと考えている。[136] イーサン・ガットマンは、〇〇年から〇八年の九年間で、最小九、〇〇〇人、最大一二〇、〇〇〇人、最も信頼できる数値として六五、〇〇〇人の信者が犠牲になったとしている。[137] 両者の数字を年間ペースにすると、ともに七、〇〇〇人前後である。つまり、毎年五、〇〇〇から八、〇〇〇人の法輪功信者から臓器が狩りとられていたらしいのである。

鄧小平が導入した赤い資本主義で省レベル、市中病院、大学付属病院の資本主義化が進められ、その利潤は病院、医師、公安局、人民法院などの移植関係者の凄まじい個人的貪欲の対象となった。その有様は先に紹介した城山英巳氏の著書に詳述されているが、資本主義的利得は軍・公安関係病院だけでなく、人民解放軍そのものの財政にも貢献しているとマタス、キルガーは指摘している。[138] では、臓器殺人の被害者たちが献納した商品価値はどれほどになるのだろうか。ガットマンは一臓器あたり、諸経費や賄賂とリベート（これらが臓器代の半分を占めていると推定）を除いて一三、〇〇〇ドル（ということは二六、〇〇〇ドルが一臓器の市場価格[139]）の商品価値があると試算している。彼は〇〇年にはじまる九年間でおおよそ六五、〇〇〇人が犠牲になったと考えているので、一人一臓器とすると、概算八四五、〇〇〇、〇〇〇ドル、二臓器だとすれば、一、六九〇、〇〇〇、〇〇〇ドルの価値を信者たちが提供したことになる。[140]

北京武装警察総合病院移植センターは、「わが移植センターが主に金を稼いでいる。〇三年の総売上は一千六百万元だったが、〇四年は三千万元を超えるだろう」[141] と成績の向上を誇示する。

特に軍組織は、公安や囚人収容施設より優位にあり、「ドナーとなる死刑囚の分配の面で優先される」[142] 上に、守秘性が抜群である。軍関係病院は厚生省などの指示も受けないから、やりたい放題である。
信教による囚人をこのようにあつかう中国の移植を医療と呼ぶならば、人類がかつて夢想だにしなかった悪魔的な「新医療」が、これも人類の常識の埒外にある赤い資本主義を実験する中国共産党の一党独裁ヒエラルヒーのなかで誕生したのは、故あることと言えるのかも知れない。
法輪功問題については、その後、急展開があった。
江沢民、周永康などのうしろ楯を擁する薄熙来は、逮捕されたあとも頑強な抵抗姿勢を崩さない。初公判がはじまる一三年八月二二日の早朝、開廷数時間前にとつぜん中国の検索エンジン百度《ばいどう》が「薄熙来　臓器摘出」、「薄熙来生体（臓器）摘出」などの検索を解禁した。生体臓器移植の実態を一部明るみにだして、薄熙来派の反撃を牽制しようとしたとみられている。[143] 臓器移植ビジネスでは薄熙来の妻谷開来も利益をえていたとされている。[144] さすがに百度の波紋は大きく、かつ深刻だったようである。日本人も渡航移植でお世話になってきた沿岸沿いの有名大病院の移植が軒なみ激減しただけでなく、一般の人々も、共産党上層部の権力闘争がらみの猟奇事件として、香港などでは、寄るとさわると話題になっていると香港在住の知人の話である。
政争もからんで、習現政権が囚人利用の移植から手をひく可能性は高いと思われる。今までにも、国連やアムネスティ・インターナショナルが、たえず警鐘をならしてきたし、一三年七月米議会にはイリアナ・ロス・レティネンとロバート・アンドリュース両議員が超党派で、中国の臓器移植犯罪を告発する議案を米下院に提出した。[145]
中国の臓器移植をとりしきってきた黄潔夫は、八月一五日ロイター通信に、死刑囚臓器利用を段階的に廃止する方針を打ちだし、十一月の臓器移植委員会で献体による臓器提供プログラムを強化すると発表している。[146]
だが、中国の人々は五体満足でなければあの世で再生できないという観念に縛られているといわれ、献体システムがスムーズに構築できるとは考えにくい。ギフト・オブ・ライフ・イデオロギーから最も遠いのが現代中国であろうから、欧米スタイルの移植インフラが速やかに整備される可能性は皆無であろう。私は、第三章⑫（85頁）でふれた修復腎移植を選択する可能性が最も高いとみているのだが、実際にその動きが出始めている。

1 粟屋剛『人体部品ビジネス：「臓器」商品化時代の現実』八二頁、講談社メチエ、一九九九年。
2 Tiong DC, Human organ transplants, in Alora AT and Lumitao JM eds, "Beyond a Western Bioethics: Voices from the Developing World", p 89, Georgetown Univ. Press, 2001.
3 Tiong DC, ibid., pp 89-93.
4 「extraordinarily fortuitous」とある、Tiong DC, ibid., p 92.
5 粟屋剛、前掲書、一〇二、一三〇―一三一頁、一九九九年。
6 Rules and Regulations of Republic Act 9208 は Anti-Trafficking in Persons Act of 2003. とも呼ばれる臓器売買禁止法案である。
7 Rasheed Abou-Alsamh, Cabral warns: No more organs for sale in Philippines, Arab News, Feb. 26, 2009.
8 "Ban on human organ sales working", Sidney Morning Herald July 28, 2010.
9 Narushima Y, Police investigate first case of organ trafficking, Sidney Morning Herald July 28, 2011
10 O'Brien N, Organ trafficker's death closes case, Sidney Morning Herald March 25, 2012
11 Rasheed Abou-Alsamh, op.cit., 2009.
12 Jafarey A et al., Asia's organ farms, Ind J of Med Ethics, Apr-jun: 4(2), 2007.
13 McDougall D, Wives fall prey to kidney trade, The Observer, Feb. 18, 2007. http://www.guardian.co.uk/world/2007/feb/18/india.theobsever, accessed 2011/12/07.
14 粟屋剛、前掲書、一一四―一一三頁、一九九九年。
15 ラニの話は Dan McDougall(The Obsever 紙)と Scott Carney(The Wired 紙)の記事から再構成した。両者の記事に少し異同があるが、Scott Carney "The Red Market, On the Trail of the World's Organ Brokers, Bone Thieves, Blood Farmers, and Child Traffickers", pp 61-89, HarperCollins, 2011 で再確認できたかぎりでは大きな相違はない。
16 Scott Carney, Inside 'Kidneyville': Rani's story, The Wired 05, 08, 2007.
17 Scott Carney, Black-Market scandal shakes India's ban on organ sales, The Wired 05, 08, 2007.
18 Kumar S, Curbing trade in human organs in India, The Lancet 344: 48-49, 1994.

19 Scott Carney, op.cit., 2007.

20 Dan McDougall, op.cit., 2007.

21 Radcliffe-Richards J, Nephrarious goinngs on : Kidney sales and moral arguments, The Journal of Medicine and Philosophy 21: 375-416, 1996.

22 Capaldi N, A Catholic perspective on organ sales, Christian Bioethics 6: 139-151, 2000.

23 サラ・ロイ、岡真理他編訳『ホロコーストからガザへ パレスチナの政治経済学』青土社、二〇〇九年。

24 Epstein K, The ethics of poverty and the poverty of ethics: The case of Palestinian prisoners in Israel seeking to sell their kidneys in order to feed their children, J Med Ethics 33:473-474, 2007.

25 Goyal M et al., Economic and consequences of selling a kidney in India, JAMA 288:1589-1593, 2002.

26 Reddy KC, Should paid organ donation be banned in India? To buy or let die!, The National Journal of India 6: 137-139, 1993.

27 Cherry MJ, "Kidney for Sale by Owner: Human Organs, Transplantation, and the Market", p 2, Georgetown Univ. Press, 2005.

28 Chugh KS and Jha V, Commerce in transplantation in Third World countries, Kidney Intenational 49: 1181-1186, 1996.

29 Sakhuja V and Sud K, End-stage renal disease in India and Pakistan: Burden of disease and management issues, Kidney International 63: 115-118, 2003.

30 Sakhuja V and Sud K, ibid.

31 Singh P, Kidney transplant, Express India, Jan 26, 2008. http://www.expressindia.com/latest-news/kidney-transplant/265642

32 Naquvi SAA and Rizvi SAH, Ethical issues in renal transplantation in developing countries, British Jounal of Urology 76, Suppl.2, : 97-101, 1995.

33 Geddes CC et al., Outcome of patients from the west Scotland traveling to Pakistan for living donor kideny transplants, Transplantation 86: 1143-1145, 2008.

34 〇五年には Informal Consultation on Transplantations at the WHO in Geneva が、〇七年には WHO's Second Global Consultation on Human Transplantation in Geneva が開催。

35 Taylor JS, A "Queen of Hearts" trial of organ markets: why Scheper-Hughes's objection to markets in human organs fail, J Med Ethics 33: 201-204, 2007.

36 ナンシー・シェパー＝ヒューズは今もジュネーブＷＨＯの移植部門のアドバイザーである。http://anthropology.berkley.edu/users/nancy-scheper-hughes, accessed 2014/11/09

37 Farber S and Abrahams H, "On The List: Fixing America's Failing Organ Transplant System", pp 11, 42

, Rodale, 2009. しかし、思想内容などからはカトリック・レフトの可能性を否定できない。

38 Scheper-Hughes N, Commodity Fetishism in Organs Trafficking, in Scheper-Hughes N and Wacquant L eds, "Commodifying Bodies" pp 35-36, Sage Publications, 2002.

39 Taylor JS, "Stakes and Kidneys: Why Markets in Human Body Parts are Morally Imperative", p 197, 2005.

40 Lock S, Preface to the first edition, in Pallis C and Harley D eds, "ABC of Brain Stem Death, 1983.

41 Satel S, Introduction and Conclusion, in Satel S ed, "When Altruism Isn't Enough: The Case for Compensating Kidney Donors" pp1-2, 122, 163, AEI Press, 2008.

42 Taylor JS, op.cit., p 197, 2005; マーガレット・ロック、坂川雅子訳『脳死と臓器移植の医療人類学』七七頁、みすず書房、二〇〇四年。

43 Scheper-Hughes N, The global traffic in human organs, Current Anthropology 41: 201-203, 2000.

44 Scheper-Hughes N, ibid., pp 201-203; Scheper-Hughes N, The global traffic in human organs: A report presented to the House Subcommittee on International Operations and Human Rights, US Congress on June 27, 2001.

45 Chaudhary V, Argentina uncovers patients killed for organs, BMJ 34: 1073-1074, 1992

46 アルゼンチンについての記述はScheper-Hughes N, op.cit., p 202, 2000.

47 Scheper-Hughes N, ibid., 207-210.

48 Scheper-Hughes N, ibid., 207.

49 Scheper-Hughes N, ibid., 209.

50 Scheper-Hughes N, ibid., 204-207.

51 Scheper-Hughes N, op.cit.,(no page number)2001.

52 Scheper-Hughes N, op.cit., 207, 2000.

53 Scheper-Hughes N, ibid., 207.

54 Smith D, Hospital guilty of illegal trade in kidneys, Sidney Morning Herald Nov. 12, 2010.

55 "US man accused of illegal kidney trade", Sidney Morning Herald July 25, 2009.

56 Sydney Morning Herald, ibid.

57 Smith S, US mayors, rabbis in wave of corruption arrests, Sidney Morning Herald July 24, 2009.

58 Griffin D and Fitzpatrick D, Donor says he got thousands for his kidney, CNN News Sept 2, 2009. http://www.edition.cnn.com/2009/WORLD/meast/09/01/blackmarket.organs/index.html, accessed 2011/01/28

59 Friedlaender MM, The right to sell or buy a kidney: Are we failing our patients ?, Lancet 359: 971-973,

2002.
60 Friedlaender MM, A proposal for paid kidney donation in Israel, IMAJ 5: 611-614, 2003
61 Weir A, Israeli organ trafficking and theft: From Moldva to Palestine, Washington Report on Middle East Affairs, pp 15-17, 2009. http://catholicforum.fisheaters.com/index.php?topic=3427400.0;wap2
62 Scheper-Hughes N, op.cit., pp 46-49, 2002.
63 Scheper-Hughes N, ibid., pp 46-47.
64 Daly M, Anthropologist's Dick Tracy moment's plays role in arrest of suspected kidney trafficker, Daily News July 24, 2009.
65 Fox News, Rabbi caught in New Jersey corruption sting called himself kidney 'matchmaker', July 23, 2009. http://www.foxnews.com/story/0,2933,534838,00html
66 Griffin D and Fitzpatrick D, op.cit., 2009.
67 Griffin D and Fitzpatrick D, ibid.
68 Carollo K, N.Y. Man pleads guilty to organ trafficking, ABC News Oct 28, 2011.
69 〇八年頃からこのウェッブ・サイトは閉じられたが、一二年一月現在 counterpunch.org 上で彼女の意見の一部はよむ読むことができる。
70 Goodwin M "Black Markets:The Supply and Demand of Body Parts ", pp 85,171, Cambridge Univ. Press, 2006.
71 Goodwin M, ibid., pp 17-18.
72 Cover page in Farber S and Abrahams H, op.cit., 2009.
73 Farber S and Abrahams H, ibid., pp v-vii; Scheper-Hughes N, Israel's National Forensic Institute:Organ Harvest, Conspiracy Planet, Jan 30, 2011. http://www.conspiracyplanet.com/channel.cfm?channelid=119&contentid=7414, accessed 2011/03/31
74 Farber S and Abrahams H, ibid., pp v-vii.
75 Scheper-Hughes N, op.cit., p 4, 2011.
76 Scheper-Hughes N, ibid.
77 Carvajal D, Trafficking investigations put surgeon in spotlight, New York Times Feb 10, 2011.
78 Boulware LE et al., Determinants of willingness to donate living related and cadaveric organs: Identifying opportunities for intervention, Transplantation 73: 1683-1691, 2001;Siminoff LA and Chillag K, The fallacy of the "Gift of Life", Hastings Center Report 29:34-41, 1999.
79 Cooper-Patrick, J L et al., Race, gender, and partnership in the patient-physician relationship, JAMA 282: 583-589, 1999.
80 Sehgal A, The net transfer of transplant organs across race, sex, and income, Amer J Med 117: 670-673, 2004; Goodwin M, op.cit., pp 92, 50, 2006; 注82のIOMデータも参照。

ただし、腎臓だけは例外で、白人腎は黒人腎よりも八%出超であることに留意。

81 Goodwin M, op.cit., pp 1-4, 2006.

82 IOM, "Organ Donation: Opportunities for Action" pp 47, 50, The National Academies, 2006

83 IOM, ibid., p 64.

84 Sehgal A, op.cit., 2004.

85 IOM, op.cit., p 50, 2006.

86 Goodwin M, op.cit., pp 95-105, 2006.

87 Starzl T et al., A multifactorial system for equitable selection of cadaver kidney recipients, JAMA 257: 3073-3075, 1987.

88 Starzl T and Fung JJ, The politics of grafting cadaver kidneys, Lancet 348: 454-455, 1996.

89 IOM, op.cit., p 55, 2006.

90 Hall YN et al., Racial ethnic differences in rates and determinants of deceased donor kidney transplantation, J Am Soc Nephrol 22: 743-751, 2011.

91 US Renal Data System 2010 Annual Report vol. 2, p 346, 2011.

92 Goodwin M, op.cit., pp 88, 237, 2006.

93 Goodwin M, ibid., pp 93-95.

94 州によっては別途補助金で穴埋めする(Goodwin M, ibid., p 239)。

95 Goodwin M, ibid., pp 90-91.

96 Goodwin M, ibid., pp 90-91.

97 Goodwin M, ibid., pp 92-93, 238-239.

98 Goodwin M, ibid., pp 238-239.

99 Goodwin M, ibid., pp 90, 237.

100 Goodwin M, ibid., p 238.

101 城山英巳『中国臓器市場』新潮社、二〇〇八年、Matas D and Kilgour D, "Bloody Harvest:The Killing of Falun Gong for their organs", Seraphim Editions, Canada, 2009; Matas D and Trey T eds, "State Organs: Transplant Abuse in China", Seraphim Editions, Canada, 2012.

102 毎日新聞二〇一二年三月一五日付け記事。

103 Matas D and Trey T, ibid., p 145.

104 Matas D and Trey T ibid., 2012.

105 Matas D and Trey T, ibid., p14. この温家宝の引用は「A source attributes to Wen these remarkes:」の前書きの後に書かれているが、出所は Cheng Jing, Wen Jiabao Pushes for Redressing Falun Gong, Source Says, Epoch Times April 9, 2012. http://www.theepochtimes.com/n2/china-news/wen-jiabo-pushes-for-redressing-falun-gong-source-says である。

106 Cheng Jing, ibid., April 9, 2012.

107 日本語ウィキペディア「王立軍」、accessed 2013/0326.

108 Gutmann E, How many harvested, in Matas D and Trey T eds, "State Organs: Transplant Abuse in China",

pp 50-51, Seraphim Editions, Canada, 2012.

109 Kilgour D and Harvey J, Persecution of Falun Gong, in Matas D and Trey T eds, "State Organs: Transplant Abuse in China", p 96, 2012. 弾圧の口実とされた中南海事件の真相についての法輪功がわの主張は http://www.epochtimes.jp/jp/2010/04/html/d70231.html を参照。

110 Kilgour D and Harvey J, ibid., pp 95-96; Gutmann E, op.cit., p 56, op.cit., 2012.

111 Gutmann E, ibid., p 56.

112 Gutmann E, ibid., p 56.

113 Kilgour D and Harvey J, op.cit., pp 94-107, 2012.

114 Matas D, Numbers, in Matas D and Trey T eds, "State Organs: Transplant Abuse in China", p 78, 2012.

115 Gutmann E, op.cit., p58, 2012.

116 On-site Psychological Research Center. 「on-site 現場」とは移植の現場を意味するらしい。

117 Investigative Report: China's Public Security Bureau's On-site Psycholoy Reserch Center implicated in Live Organ Harvesting and Human Experimentation on Falun Gong Practitioners, World Organization to Investigate the Persecution of Falun Gong Feb. 15, 2012. http://www.zhuichaguoji.org/en/node/214, accessed 2013/03/26.

118 ネット上で現在閲覧できる記事は巧妙に書き換えられているようだ。

119 Investigative Report, op.cit., 2012.

120 城山英巳、前掲書一一五頁、二〇〇八年。

121 同右書一〇五頁。

122 Lavee J, The Impact of the Use of Organs from Excuted Prisoners in China on the New Organ Transplantation Law in Israel, in Matas D and Trey T eds, "State Organs:Transplant Abuse in China", p 109.

123 一九八四年の「関於利用死刑罪犯屍体或屍体器官的暫行規定」によって死刑囚の臓器利用が法的に可能になった（城山英巳、前掲書、一一二頁）; Kilgour D and Harvey J, op.cit., p 69, 2012. にも同様な記載がある。

124 Matas D and Kilgour D, op.cit., p 94, 2009. そもそも正確な情報のないお国柄としても、〇五年に二〇、〇〇〇件の移植はやや多い印象をうける。

125 Kilgour D and Harvey J, op.cit., p 100, 2012. 城山英巳、前掲書一一五頁では中華医学界臓器移植学会主任陳実の報告として、〇五年には一二、〇〇〇件の移植が行われたとしている。

126 Trey T, Transplant Medicine at a Crossroads, in Matas D and Trey T eds, "State Organs:Transplant Abuse in China", pp 19-20, 2012.

127 Trey T, ibid., pp 20-21. マタスとキルガーは〇四年に三、四〇〇、〇五年に一、七七〇、〇六年に一、〇一〇、〇七年に四七八、〇八年に一、七一八の死刑執行があったとしている (Matas D and Kilgour, op.cit., p 101, 2009.)。

単純に平均すると年間一、六七五件である。〇七年の激減は人体器官移植条例施行（城山英巳、前掲書、一五四－一五五頁、二〇〇八年）とか死刑制度の改革（城山英巳、同右書、四七－四八頁）が影響していると思われるが、翌〇八年には元にもどっているのが中国らしい。

128 Trey T, ibid., pp 20-21. 八、〇〇〇人の根拠になる引用文献は示されていない。

129 Matas D and Kilgour D, op.cit., p 96, 2009.

130 Matas D and Kilgour D, ibid., p 97.

131 Matas D and Kilgour D, ibid., p 96.

132 Matas D and Kilgour D, ibid., p 95.

133 Trey T, op.cit., p 23, 2012.

134 Matas D, Numbers, in Matas D and Trey T eds, "State Organs: Transplant Abuse in China", p 91, Seraphim Editions, Canada, 2012.

135 Matas D and Trey T, ibid., p144.

136 Matas D, ibid., p 77.その根拠はMatas D and Kilgour D, op.cit., p 96, 2009.

137 Gutmann E, op.cit., pp 56-64, 2012.

138 Matas D and Kilgour D, op.cit., pp 71-73, 2009; Gutmann E, ibid, p 66.

139 実際にはガットマンは二五、〇〇〇ドルと記載している（Gutmann E, ibid., p 66.）。

140 Gutmann E, op.cit., pp 66-67, 2012.

141 Matas D and Kilgour D, op.cit., p 73, 2009.

142 城山英巳、前掲書、四四頁、二〇〇八年。

143 大紀元日本 8月22日記事。http://www.epochtimes.jp/jp/2013/08/html/d13820.html, accessed 2013/09/19

144 大紀元、同右記事。

145 http://ros-lehtinen.house.gov/press-release/ros-lehtinen-and-andrews-introduce-bipartisan-resolution-condemning-china%E2%80%99s-reported, accessed 2013/09/20

146 http://www.epochtimes.jp/jp/2013/08/html/d42117.html, accessed 2013/09/20

付章　移植で透析費用はいくらぐらい節約できるのか

近藤俊文、牧野宗員

■要約■

私が調べえた範囲（日本語と英語）では、腎移植と腎透析の費用比較をマクロレベルで行った報告がみあたらない。しかし、日本の移植二学会が公表している腎移植患者の生存率と腎生着率、ならびに日本透析医学会が公表している全透析患者の生存率と太田和夫氏が発表している30歳代の透析患者の生存率を比較して計算をすることにより費用の比較が出来る。その結果、本章で詳述するように、5年間の移植によるゲインは、一人あたり最低で434万円から、最高で778万円の間にあることが分かった。もし、日本の移植腎費用が4～5百万円もするのであれば（第三章② 57頁）、5年間の移植ゲインは腎臓代金でほぼ相殺されていることになる。私が修復腎移植を推奨する所以である（第三章⑫ 85頁）。（近藤）

(1) 透析と移植の医療費を比較する従来の方法

医療費は移植の方が、透析に比べて安価であるという通念がある。ではその費用較差はどのくらいなのか？　実はこれが中々の難物なのだ。子細にみれば関与要件が多く、地域差があり、しかも流動的で簡単には計算できない。[1] いろいろなアプローチが考えられるが、主流になってきたのがマルコフ・モデルを用いるミクロな方法である。[2] それぞれ透析と移植の費用と効果(生活の質を勘案した生存年数：ＱＡＬＹ)を計算して、比較する方法である。この方法は実に細かな点まで考慮することができる。例えば原病が糖尿病だったり、糸球体腎炎だったりするのをパラメーターとして評価している論文もある。一見正確な様に見えるが、ミクロなディテールが評価結果のばらつきの原因となる。対象となった施設や研究者の着眼点による差異が顕著に出てしまって、総費用比較の評価に適しているとはいえない。透析と移植の費用比較では、とくに医療政策の参考にするには、マクロな方法の方がよい。

わが国では「移植10年で一人あたり1千万円の節約になる」[3] と大日康史氏は書かれているし、カサーマンとバーネットは「移植5年で6万ドルの節約になる」[4] としているのだが、残念ながらともにその根拠は明示されていない。最近内田潤次氏らは、移植と透析の患者ワン・ペアの医療費差が、5年間で１１００万円になるとの試算を公表されている。[5] この方式はケース・スタディ方式であり、マクロ分析ではない。

われわれは先にマクロレベルの簡単な思考実験にもとづく較差評価法の概略を報告したが、[6] 計算過程がわかりにくいというご批判がある様なのでここにその詳細を示す。

⑵ 分析に用いた基礎データ、「機能的生存率」の考え方と若干の仮説的前提

⑵—1　分析に用いた基礎データ

透析と移植とそれぞれ1万人ずつ同時に5年間治療して、医療費でどの程度の較差がでるのかを推定する。移植患者については、日本臨床移植学会と日本移植学会が集計している腎移植患者の生存率と生着率のデータ（表1-1）を計算の根拠にした。[6] 透析患者については、移植可能な比較的健康でより若年の透析患者を対照群としなければならないが（第五章②の「移植患者の選択によるバイアス問題」参照 143頁）、その生存曲線を描くデータが

ないので、とりあえずは透析医学会が公表している過去5年間の全透析患者の生存率（表2-1）で代用せざるをえない[8]（本稿⑤―1）。その結果と、30歳代透析患者の生存率[9]（表2-2）を対照群として計算した結果とを、最終的に比較検討した（本稿⑤―2）。移植の医療費は仲谷達也氏らの報告[10]から表3を作成した。仲谷論文では生体腎移植医療費は1年目667万円、2年目183万円、3年目163万円、4年目149万円、5年目143万円である。この数字の2年目以降はリニアーに下降しているので、③―1、③―2では2年目から5年目までの移植年間医療費を平均値160万円として一括計算してある（図1のf―e）。死体腎移植医療費は1年目は853万円で、2年目以降は生体腎移植とかわらないものとする。透析医療費そのものは、年間480万円で経年的変化はない（仲谷論文146頁）。

(2)―2　一万人の移植者の生体腎移植と死体腎移植の割合

表1-1の症例数から生体腎移植と死体腎移植の比率はほぼ5対1なので、一万人の移植者内の8333人が生体腎、1667人が死体腎移植をうけると仮定する。

(2)―3　生存・生着率データ集計方法と透析復帰期間の設定ならびに機能的生存率

1万人でスタートした移植患者も、5年の間には、死亡と移植腎の拒絶によって年々観察対象から脱落していく。移植施設のデータは年に一度まとめて年末に集計処理されているので、拒絶され透析に戻った患者の透析費用は、次年目から5年目末まで計算されている。表1-1の3と5行目の生着率には、生存中の拒絶だけでなく、死亡による移植腎機能喪失も拒絶者としてその年末にカウントされ、生着群から除外されてカプラン・マイアー法で処理されている。[12]ということは、生存率の中には生着率が内包されていることになる。したがって移植腎機能を保持したまま生き残っている患者、すなわちその年末に死亡もしていないし、透析も必要のない「機能的生存患者」の生存率は表1-1の生着率と一致するはずである。

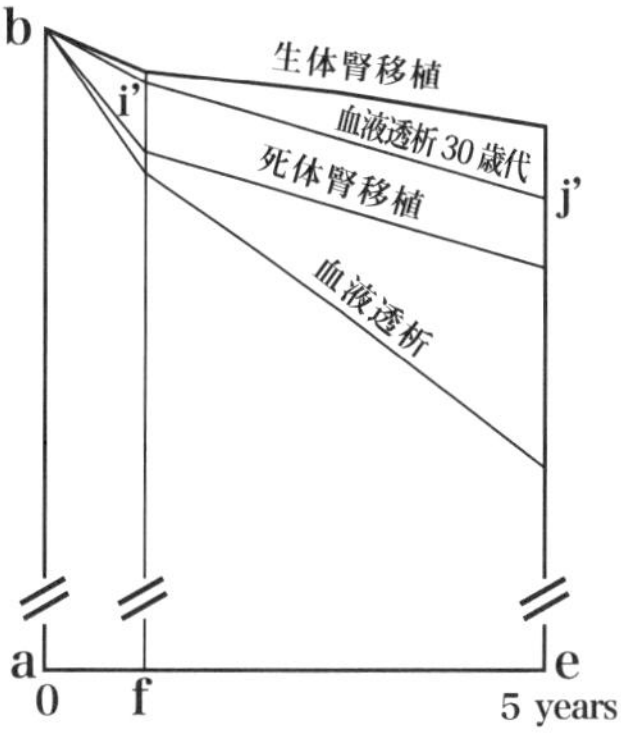

図 2　30 歳代の透析患者の生存率は折れ線 b-i' -j' で示されている。

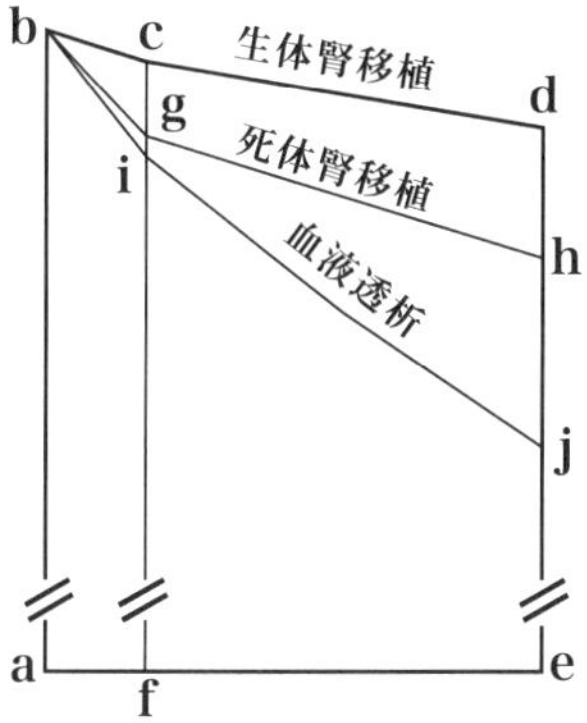

図 1　生体腎・死体腎移植患者の機能的生存率と透析患者の生存率

表 1-1 腎移植患者の生存率と生着率 (2001-2007 年)

	症例数	1 年後	3 年後	5 年後
生体腎生存率	4754	0.983	0.973	0.959
生体腎生着率	4730	0.970	0.942	0.907
死体腎生存率	945	0.954	0.922	0.891
死体腎生着率	919	0.892	0.837	0.778

表 1-2 腎移植患者の生存率と生着率表 (2001-2007 年)
（表 1-1 から比例配分で 2 年後と 4 年後のデータを挿入したもの）

症例数		1 年後	2 年後	3 年後	4 年後	5 年後
8,333	生体腎生存率	0.983	0.978	0.973	0.966	0.959
	生体腎生着率	0.970	0.956	0.942	0.925	0.907
1,667	死体腎生存率	0.954	0.938	0.922	0.907	0.891
	死体腎生着率	0.892	0.865	0.837	0.808	0.778

表 3 年間移植医療費（万円）

一年目の医療費 生体腎（A）	667
一年目の医療費 死体腎（B）	853
二年目からの医療費 （C）	160

表 2-1 透析患者の生存率 (2001-2008)

	1 年後	2 年後	3 年後	4 年後	5 年後
生存率	0.874	0.797	0.727	0.664	0.596

表 2-2　30 歳代の透析患者の生存率 (1994)

	1 年後	2 年後	3 年後	4 年後	5 年後
生存率	0.952	0.926	0.900	0.878	0.857

(2)―4　その他の仮説的前提

(2)―4-1　無再移植仮定

いったん透析に戻った移植患者には再移植はないものとする。

(2)―4-2　生存率・生着率の直線性

図1、2の線分c-d、g-h、i-j、i'-j'として示した移植者の機能的生存率と透析患者の生存率は、表1-1、表2-1、表2-2の数値をグラフ用紙にプロットして描かれているが、2年目以降はほとんど直線となる。したがって、2年後と4年後のデータを欠く表1-1に、比例配分で2年後と4年後の生存率と生着率を挿入することが可能であり、それを表1-2に示す。

(3)　一万人の移植患者の5年間の医療費の計算

(3)―1　生体腎移植医療費

表1-1の3行目の生体腎生着率を機能的生存率曲線として描いてみると（図1の生体腎移植）、折れ線b-c-dとなる。線分a-bは初年目スタート時の患者数（一万人のうちで生体腎移植をうけた8333人）である。観察期間は線分a-eの5年である。線分a-bには最初の1年間に1人あたり必要な年間医療費A（表3の667万円）に参加人数8333人をかけた値をも表示してある。最初の一年間の医療費は、梯形abcfの面積に相当し、547・5億円である（abcfの面積は$667 \times 10^4 \times 8333 \times (1+0.970) \times 1 \times 1/2 = 547.5 \times 10^8$）。線分f-cは移植2年目スタート時の機能的生存率（0・970）を表すが、移植2年目スタート時の1人あたりに必要な年間医療費C（表3の160万円、この金額は以後4年間変動がない）に2年目スタート時の機能的生存人数8083人（8333人の97・0％）を乗じた値をも表示している。線分e-dは5年後の機能的生存率（0・907）であ

る。線分c-dを直線とみなせば（グラフ上に1年後、3年後、5年後とプロットしてもほとんど直線である）、2年目から5年終わりまでの4年間の累積医療費は、梯形fcdeの面積500・5億円である（fcdeの面積は$160 \times 10^4 \times 8333 \times (0・970 + 0・907) \times 4 \times 1/2 = 500・51 \times 10^8$）。5年間の生体腎移植医療費の総計は、梯形abcf＋梯形fcdeの面積で、計1048億円（Ⅰ）である。

⑶—1-1　生体腎ドナー医療費

生体腎移植の場合にはドナー手術の医療費が加算される。2011年の平均値として1人につき115万円とすると、[13]8333人の生体腎ドナー医療費は95・8億円（$115 \times 10^4 \times 8333 = 95・83 \times 10^8$）（Ⅰ'）である。

⑶—2　死体腎移植医療費

表1-1最下行の死体腎生着率を機能的生存率曲線として描くと（図1の死体腎移植）、折れ線b-g-hとなる。線分a-bは初年度スタート時の患者数（一万人のうちの死体腎移植をうけた1667人）である。線分a-bには最初の1年間に1人あたり必要な年間医療費B（表3の853万円[14]）に参加人数1667人をかけた値もわりふってある。線分fgは移植2年目スタート時の機能的生存率（0・892）であり、移植後2年目スタート時の1人あたり必要な年間医療費C（160万円）に2年目スタート時の機能的生存人数1487人（1667人の89・2%）を乗じた値をも表している。線分e-hは5年後の機能的生存率（0・778）である。5年間の累積医療費は、梯形abgf＋梯形fgheの面積で、前者は134・5億円（$853 \times 10^4 \times 1667 \times (1 + 0・892) \times 1 \times 1/2 = 134・52 \times 10^8$）、後者は89・1億円（$160 \times 10^4 \times 1667 \times (0・892 + 0・778) \times 4 \times 1/2 = 89・09 \times 10^8$）、両者を足せば計223・6億円（Ⅱ）になる。

こうして一万人の移植患者は5年間で、総累計移植費1367・4億円（Ⅰ＋Ⅰ'＋Ⅱ）を費消することになるが、この上に5年間に腎拒絶で透析に戻った人の透析費用（Ⅲ）を加算しなければならない。

⑶—2-1　死体腎費用

死体腎獲得費用を合理的・正確に推測できなかったが、この費用は⑥で再論する。

(4) 拒絶で透析に戻った移植患者の透析医療費

(4)―1　生体腎移植で透析に戻った人数（表4-1）

表1-2のスタート時の人数は、生体腎が８３３３人、死体腎が１６６７人で合計1万人である。表1-2の３列２行目（生体腎生存率）から、生体腎移植を受けた８３３３人の中で1年後（2年目のスタート時）には１４２人（８３３３×〔１−０・９８３〕＝１４１・６６）が死亡している。表1-2の３列３行目（生体腎生着率）から、死亡または移植腎が拒絶（生存はしている）されている患者は２５０人（８３３３×〔１−０・９７０〕＝２４９・９９）なので、２５０−１４２＝１０８人（イ）が最初の1年間で透析に戻った患者数（非機能的生存者数）である。同様に2年目の1年間に42人（８３３３×〔０・９８３−０・９７８〕＝４１・６７）が死亡し、１１７人（８３３３×〔０・９７０−０・９５６〕＝１１６・６６）が死亡または生存しているが拒絶されているから、１１７−４２＝７５人（ロ）が2年目の1年間で透析に戻った患者数である。3年目の死亡者数は42人（８３３３×〔０・９７８−０・９７３〕＝４１・６７）であり、死亡と腎拒絶者の和は１１７人（８３３３×〔０・９５６−０・９４２〕＝１１６・６６）であるから、１１７−４２＝75人（ハ）が3年目の一年間で透析に戻った患者数である。4年目の1年間の死亡者数は58人（８３３３×〔０・９７３−０・９６６〕＝５８・３３）であり、死亡と腎拒絶者の和は１４２人（８３３３×〔０・９４２−０・９２５〕＝１４１・６６）であるから、4年目の1年間に透析へ戻った患者数は84人（１４２−５８＝８４）（ニ）である。5年目の死亡者数は58人（８３３３×〔０・９６６−０・９５９〕＝５８・３３）であり、死亡と腎拒絶者の和は１５０人（８３３３×〔０・９２５−０・９０７〕＝１４９・９９）であるから、最後の1年間で透析に戻った人は92人（１５０−５８＝９２）（ホ）となる。以上を

表 4-1 生体腎移植で透析に戻った人数

	死　亡　者　数	死亡または腎拒絶患者数	透析に戻った患者数
1年目 (0-1)	8333 × (1 − 0.983) ＝ 142	8333 × (1 − 0.970) ＝ 250	250 − 142 ＝ 108 (イ)
2年目 (1-2)	8333 × (0.983 − 0.978) ＝ 42	8333 × (0.970 − 0.956) ＝ 117	117 − 42 ＝ 75 (ロ)
3年目 (2-3)	8333 × (0.978 − 0.973) ＝ 42	8333 × (0.956 − 0.942) ＝ 117	117 − 42 ＝ 75 (ハ)
4年目 (3-4)	8333 × (0.973 − 0.966) ＝ 58	8333 × (0.942 − 0.925) ＝ 142	142 − 58 ＝ 84 (ニ)
5年目 (4-5)	8333 × (0.966 − 0.959) ＝ 58	8333 × (0.925 − 0.907) ＝ 150	150 − 58 ＝ 92 (ホ)

表 4-2 死体腎移植で透析に戻った人数

	死　亡　者　数	死亡または腎拒絶患者数	透析に戻った患者数
1年目 (0-1)	1667 × (1 − 0.954) ＝ 77	1667 × (1 − 0.892) ＝ 180	180 − 77 ＝ 103 (ヘ)
2年目 (1-2)	1667 × (0.954 − 0.938) ＝ 27	1667 × (0.892 − 0.865) ＝ 45	45 − 27 ＝ 18 (ト)
3年目 (2-3)	1667 × (0.938 − 0.922) ＝ 27	1667 × (0.865 − 0.837) ＝ 47	47 − 27 ＝ 20 (チ)
4年目 (3-4)	1667 × (0.922 − 0.907) ＝ 25	1667 × (0.837 − 0.808) ＝ 48	48 − 25 ＝ 23 (リ)
5年目 (4-5)	1667 × (0.907 − 0.891) ＝ 27	1667 × (0.808 − 0.778) ＝ 50	50 − 27 ＝ 23 (ヌ)

表 4-3 透析へ戻った患者数と透析費用（透析単価は 4.8×10^6 円／年間／１人）

その年に透析に戻った人数	2年目 透析者数	3年目 透析者数	4年目 透析者数	5年目 透析者数	1万人5年間の移植者の透析総費用
2年目 スタート時(ル)	211 (ル)	184 (211 × 0.874)	168 (211 × 0.797)	153 (211 × 0.727)	
3年目 スタート時(オ)		93 (オ)	81 (93 × 0.874)	74 (93 × 0.797)	
4年目 スタート時(ワ)			95 (ワ)	83 (95 × 0.874)	
5年目 スタート時(カ)				107 (カ)	
縦　計	211 (人)	277 (人)	344 (人)	417 (人)	
年間の透析費用	10.13×10^8 ($211 \times 4.8 \times 10^6$)	13.30×10^8 ($277 \times 4.8 \times 10^6$)	16.51×10^8 ($344 \times 4.8 \times 10^6$)	20.02×10^8 ($417 \times 4.8 \times 10^6$)	59.96×10^8 (Ⅲ)

表4-1にまとめる。

⑷—2 死体腎移植で透析に戻った人数（表4-2）

この場合スタート時の人数は1667人である。④—1と同様に表1-2の3列4行目から、1年後には77人（1667×〔1-0・954〕＝76・68）が死亡し、3列5行目から、180人（1667×〔1-0・892〕＝180・04）が死亡または拒絶（生存はしている）されているので、180-77＝103人（へ）が最初の一年間で透析に戻った患者数（非機能的生存者）である。2年目には27人（1667×〔0・954-0・938〕＝26・67）が死亡し、死亡と腎拒絶者の和は45人（1667×〔0・892-0・865〕＝45・01）だから、45-27＝18人（ト）が二年目に透析へ戻った患者数である。3年目には27人（1667×〔0・938-0・922〕＝26・67）が死亡し、47人（1667×〔0・865-0・837〕＝46・68）が死亡と腎拒絶者の和であるから、47-27＝20人（チ）が三年目の一年間で透析に戻った人数となる。4年目には25人（1667×〔0・922-0・907〕＝25・01）が死亡し、48人（1667×〔0・837-0・808〕＝48・34）が死亡と腎拒絶者の和であるから、48-25＝23人（リ）が4年目の一年間に透析に戻った人数となる。最終5年目の死亡者数は27人（1667×〔0・907-0・891〕＝26・67）で、死亡と腎拒絶者の和は50人（1667×〔0・808-0・778〕＝50・01）であるから、最後の一年間で透析へ戻った人は23人（50-27＝23）（ヌ）となる。以上を表4-2にまとめる。

⑷—3 透析に戻った患者の医療費（表4-3）

生体と死体腎移植を含めて最初の1年間で透析に戻る患者の数は、2年目のスタート時でそれぞれ108（イ）と103（へ）、合計211人（ル）が以後4年間透析を必要とする。しかし透析患者数は3年目、4年目、5年目と死亡によって減っていく。各年の生存者数（透析者数）は表2-1の透析患者生存率から計算できる。その計算法は表4-3の2、3、4行のマスのカッコ内にそれぞれ示してある。3年目スタート時には75（ロ）＋18（ト）＝

93人（オ）が透析に戻り、以後透析を3年間必要とする。4年目スタート時には75（ハ）＋20（チ）＝95人（ワ）が透析に戻り、透析必要年数は2年である。5年目スタート時には84（ニ）＋23（リ）＝107人（カ）が透析を1年間必要とする。5年目の1年間に92（ホ）＋23（ヌ）＝115人（ヨ）が透析に戻るが、透析実行は理論的には6年目ということになり、今回は計算の対象にならない。以上を表4-3にまとめる。

表4-3の6行の2、3、4、5列には各年のスタート時に透析に戻った患者数を縦計してある。7行2、3、4、5列の各マスには、縦計人数に1人あたりの年間透析費用480万円を乗じて示してある。7行6列マスには、7行の横計60億円（Ⅲ：59・96×10^8を四捨五入）を示す。Ⅲが1万人の移植者の中から透析に戻った患者が5年間に費消した透析費用である。

(4)―4　移植1万人の5年間の総医療費

こうして、移植グループの総医療費は1427・4億円（Ⅳ＝Ⅰ＋Ⅰ'＋Ⅱ＋Ⅲ）に達する。1人あたり5年間に1427・4万円の医療費である。

(5)　透析医療費の評価と較差

(5)―1　透析医療費評価に表2-1を用いたときの医療費較差（図1）

表2-1から[15]、移植の場合と同様に図1上に生存率曲線（図1の血液透析）を描くと曲線b-i-jが得られる。表2-1から、透析患者の1年後の生存率は0・874、5年後のそれは0・596であり、年間透析医療費は1人あたり480万円である。[16]曲線b-i-jを線分b-iと曲線i-jに分割して、線分b-i-j下の面積を計算すれば、1万人でスタートした透析患者の5年間の総透析医療費がわかる。曲線i-jについては、グラフ上に表2-1の1年後、2年後、3年後、4年後、5年後の生存率をプロットしてもほとんど直線であるので、線分i-jと記載してある。梯形abifの面

積は449・8億円（480×10^4×10^4×（1+0・874）×1×1／2＝449・8×10^8）、梯形fijeの面積は1411・2億円（480×10^4×10^4×（0・874+0・596）×4×1／2＝1411・2×10^8）を表し、両者の和は1861・0億円（Ⅴ）である。1人あたり1861万円である。

透析と移植をそれぞれ1万人ずつ同時にスタートして、5年後の医療費較差（Ⅴ−Ⅳ）は最終的には433・6億円（Ⅵ）（1861・0−1427・4＝433・6）である。つまり1人あたり五年間で434万円の移植ゲインということになる。

この結果は、本稿⑴に引用した諸家の成績とはやや かけ離れている。その原因は対照とした表2-1の透析患者の生存率データにあると考えられる（第五章②「移植患者の選択によるバイアス問題」143頁）。表2-1の透析患者には移植に耐えられない多くの病弱患者が含まれているから、健康状態がより良好な移植患者の対照としてとりあげることは合理性を欠く。より健康な透析患者を対照群にすれば、死亡率が減少するので図1の透析生存曲線b-i-jがもっと高い位置にあがり、透析費用が上昇することが予測される。

⑸—2 透析医療費評価に表2-2を用いた医療費較差（図2）

そこでわが国の30歳代の透析患者だけを選ぶと、1994年の時点で、その生存率は、1年目95・2%、2年目92・6、3年目90・0、4年目87・8、5年目85・7といわれていて（表2-2）[17]、それを透析患者の生存率曲線とすると、生体腎移植の機能的生存率よりは低くても死体腎移植の機能的生存率よりは高い（図2の線分bi'j'）。このデータを使って、透析患者1万人の思考実験を計算し直すと、図2の梯形abi'f面積は468・5億円（480×10^4×10^4×（1+0・952）×1×1／2＝468・5×10^8）、梯形fi'j'eの面積は1736・6億円（480×10^4×10^4×（0・952+0・857）×4×1／2＝1736・64×10^8）を表し、両者の和は2205・1億円（Ⅶ）であり、1人あたり2205万円の医療費となる。移植との較差は5年間で777・7億円（Ⅷ）（Ⅶ−Ⅳ：2205・1−1427・4＝777・7）になり、1人あたり778万円の移植ゲインである。

⑹ 結語

基礎データの欠如から厳密な推定値は得られなかったが、５年間の移植ゲインは、一人あたり最低４３４万円から、最高７７８万円の間にある。上限値の７７８万円は、為替を考慮するとカサーマンらの5年間で６万ドルとほぼ一致しているし、下限値の４３４万円は大日氏の10年で1千万円に近い。最近は高齢者の腎移植が増えているので、30歳代を対照とするのは問題が大きいだろう。５年間で一人あたり5〜6百万円くらいというところが妥当ではないだろうか。

本論考では意図的に死体（献体）腎の臓器費用を考慮に入れなかった。第三章②（57頁）で推測したように日本臓器移植ネットワーク経由の献体臓器が4〜5百万円もするのであれば、脳死腎移植者の5年間のゲインのほとんどが臓器代に消えてしまうことになる。心停止後腎移植に関しては各移植病院内ではるかに安価な心停止後腎が提供されていると想像されるのだが、正確なデータがえられないので残念ながら計算できなかった。

臓器代金に関連して言えば、それが実質的にゼロである修復腎移植で初めて日本の腎移植ゲインの真価が発揮されることを指摘しておきたい。

1　田倉智之、澤芳樹「臓器移植の発展に向けた今後の経済的なあり方」移植四四巻、六七頁、二〇〇九年。仲谷達也他「慢性腎不全治療（移植／透析）の医療経済学」今日の医療二三巻、一四八頁、二〇一〇年。

2　Wolfgang G et al., Health economic evaluations: The special case of end-stage renal disease treatment, Medical Decision Making / Sep-Oct: 417-430, 2002 ; Mendeloff J et al., Procuring organ donors as a health investment: How much should we be willing to spend ?, Transplantation 78:1704-1710, 2004; Whiting JF et al., Cost-effectiveness of organ donation:Evaluating investment into donor action and other donor initiatives, Am J Transplant 4:569-573, 2004; Schnitzler MA et al., The life-years saved by a deceased organ donor, Am J Transplant 5: 2289-2296, 2005; Huang ES et al., The cost-effectiveness of renal transplantation, in Satel S ed, "When Altruism Isn't Enough": pp19-33, The AEI Press, 2008; Haller M et al., Cost-effectiveness analysis of renal replacement therapy in Austria, Nephrol Dial Transplant 26:2988-95, 2011; Dominguez J et al., Cost-benefit estimation of cadaveric kidney transplantation: The case of a developing country, Transplantation Proceedings 43: 2300-2304, 2011.

3 大日康史「腎移植における（潜在的な）需要関数の推定および腎移植の規制による社厚生上の損失の計測」岸本武利監修『腎移植の医療経済』一四四頁、東京医学社、二〇〇一年。

4 Kaserman DL and Barnett AH, "The U.S. Organ Procurement System: A Prescription for reform", p 35, AEI Press, 2002.

5 内田潤次他「医療経済から見た腎移植」、第四四回日本臨床移植学会抄録集 ES-2-2、二〇一一年。

6 近藤俊文・牧野宗員「透析と移植の医療費比較」日本医事新報、二九―三一頁、二〇一二年。

7 日本臨床移植学会、日本移植学会「腎移植臨床登録集計報告（二〇一〇）―3　二〇〇九年経過追跡調査結果」、移植四五号、表8、六一三頁、二〇一〇年。

8 http://www.docs.jsdt.or.jp/overview/pdf2011/922.pdf, accsessed 2011/08/10

9 Transplant Communication No.1/June, 1994, 臓器移植の現状 図1。 http://www.medi-net.or.jp/tcnet/tc_1/1_3.html, accessed 2011/02/23 から引用。

10 仲谷達也他「慢性腎不全治療（移植／透析）の医療経済学」今日の医療 二三巻、一四六頁、二〇一〇年。

11 武本佳昭「腎移植の問題点―透析医の立場から」岸本武利監修『腎移植の医療経済』二六―三〇頁、東京医学社、二〇〇一年。古い論文であるが今も全く変わっていない。

12 日本臨床移植学会、日本移植学会、前掲報告、六〇八、六一〇頁、二〇一〇年。

13 二〇一一年の宇和島徳州会病院移植部の一〇例の平均値。

14 一九九九年の報告であるが、米国での死体腎の移植一年目の医療費合計は八〇、九〇〇ドルで、わが国の数字と似ている（Mendeloff J et al., op.cit., p 1707, 2004 ）。

15 http://www.docs.jsdt.or.jp/overview/index.html, accessed 2011/01/09

16 仲谷達也他、前掲論文、一四六頁、二〇一〇年。

17 Transplant Communication No.1/June, 1994, 臓器移植の現状 図1。http://www.medi-net.or.jp/tcnet/tc_1/1_3.html, accessed 2011/02/23

提　言

最後に、日本の腎移植のゆくてについて考えてみる。

思わず目をおおいたくなるほど立ちおくれてしまった移植インフラと、硬直して非能率的なシステム運営に直面するのだが、改革の方向性を示せないわけではない。

一　移植インフラの現状

移植インフラといえば、臓器移植ネットワーク（これには中央と地方とがある）、移植病院、臓器提供病院、地域ＯＰＯ、院内外のコーディネーターなどがあるのだが、そのどれをとっても、制度的疲弊が著しいか、未成熟である。

全国レベルでわが国の移植事業を統括している社団法人・日本臓器移植ネットワーク（ＪＯＴ）の強化と活性化が焦眉の急であるはずだが、二〇一二年の六月からＪＯＴの東北連絡所が閉鎖されてしまった。時の政府の事業仕分けによるとのことであった。[1] 連絡所が潰された理由は実績がないことにあったという。ＷＨＯは①健康権《ナショナル・ミニマム》としての臓器移植、②移植臓器の自給自足原則、③中央・地方政府の移植推進努力の義務化などを要請し（第一章④21頁）、フィリッピンやインド、中国などでも、それなりにその方向に舵をきっている様子だが、わが政府に真剣さが欠けているのは、東北事務所の閉鎖で証明されたようなものである。

移植病院の数と移植能力も衰弱の一途をたどっている。ＪＯＴによると、二〇一二年の全国移植施設数は一四二であるが、[2]一九九八年の厚生省の発表では、三八三の移植病院があったというから、この十四年間で数字上では半分以上減っていることになる。[3]もっとも、当時この三八三病院のうち移植可能なものは半数以下だったので、[4]この十四年間はただ無為にすぎた年月だったとも言えよう。

また、この十四年間に、日本移植学会に所属する移植医の数も激減している。[5]九五年の四、一一〇人を頂点として漸減しはじめて、〇八年には二、三三四人に低下している。実に、四三％強の減少である。早急に移植医の数をふやし、そのスキルをあげなければならない。

この事態を改善するには、移植にコミットするのが医療施設の経営上の負担にならないように財政的な配慮をするのが肝要である。いつまでも、移植関係職員の職業的な倫理要請とか義務感、エートスにおんぶしているのではシステム事業としての移植医療は根をおろさない。経営上の利便をも保証することで、病院と医師のインセンティヴをたかめて成功したスペインモデルを思いだしていただきたい（第三章⑩ 77頁）。

二　社会的リソースとしての移植臓器

移植臓器は大切な社会的リソース（資源）であり、社会資源の開発は社会厚生《ソシアル・ウエルフェアー》（第四章⑩ 122頁）の増進につながる現代社会の重要テーマである。移植法改正によっても、脳死腎移植の増加は期待にはほど遠く、なによりも危機的なことは、心停止後腎が減っていることだ。日本の腎移植はひとり問題の多い生体腎移植だけに特化してしまっている現状から脱出する方法はないのだろうか。

腎移植だけを考えれば、いまさら脳死腎に力をいれるよりも、心停止後臓器獲得の努力をする方が現実的であるといえるのだが（心臓移植のことはさておいて）、献腎がのびない背景には、移植病院の疲弊があるのではないかという心配がある（第一章② 17頁）。

だから、打つ手の第一は、先にも述べたのだが、スペインや、クロアチアや、イベロアメリカのように、スペイン方式で成功しつつある国々にならって、移植関連施設に社会資本を注入し、活性化して、臓器という社会資源を開発することだ。移植にコミットすることが医療施設の財政健全化にプラスに働くようにするのである（第三章⑩77頁）。

次に、もし将来わが国でも、グッドサマリタン・ドナーが出る可能性があるのなら、ノーベル経済学賞受賞者アルヴィン・E・ロスが理論化し、[6] フランシス・デルモニコが示している方向性をも考慮して、スワッピング、リスト、チェーン、ドミノ移植（第三章⑨74頁）などが合法的におこなえるようにすることが求められるかも知れない。

第三に、理論的に有望なのはマーケット方式だが、これは、WHOなどの大目玉を食らうのが落ちだろう。

残念なことに、これらの方式が日本で実現する可能性は、限りなくゼロに近い。

脳死だめ、心停止後もだめ、グッドサマリタンだめ、マーケットもだめなら、生体腎に巡りあえない患者さんに残された道は、ただひとつ最後の道《ザ・ラスト・リゾート》、「第三の移植」、修復腎移植《リストアード・キドニー》しかないことになる（第三章⑫85頁）。

かつては認めていた修復腎移植の保険適用を突如禁止した厚労省の暴挙にはおどろいたが、この方法は、移植の黎明期から試みられ（第七章⑤194頁）、廃物利用として臓器獲得費用がゼロなので、社会資本の浪費がないことでも画期的である（第三章⑫85頁 付章⑹309頁）。

今のところ、修復腎移植を待ちのぞむ患者さん方のうめきの声に、厚労省も、学会も、マスコミも、驚くべきことに臓器移植患者の会までも、耳をかそうとしない。ガラパゴス化した日本の腎不全治療の現実である。

三　妥当な臓器費用とネットワーク再構築

日本では、高いアメリカの腎臓代金にくらべても四五％増し、諸臓器ひっくるめては、英・仏・韓の六・六倍もの値段についている問題を考えてみよう（第三章②57頁）。

日本の脳死献体の生産量が極端に少量でかつ単価が高いということは、Ⓐ少量生産のために平均費用が割高でとどまっているか、Ⓑ可変費用にくらべて固定費用が極端に大きすぎるか、ⓒ逆に固定費用にくらべて可変費用が極端に大きすぎるか、またはそれらの組み合わせか、ということになる。ⒶとⒷの組み合わせ、というのが私の解釈だ。

Ⓐについては、固定費用にまったく見合わない臓器収量で、およそ経済原則から逸脱しているレベルの話としか言いようがない。Ⓑの固定経費の肥大は、現行のシステムそのものの欠陥を露呈していると考えられる。一例として、日本全国のOPO活動をJOTひとつがカバーするということに無理がある。もともとは地域のOPOにまかすべき業務を肩代わりしてきたわけで、小まわりがきかず、非能率的で、大都市中心である。ⓒについては、東北支所が閉鎖されたことでもわかるように、可変費用はきわめて軽視されているようだ。

　初心に返って、ネットワークはボトムアップで再構築する必要がある（第三章③ 58頁）。JOTの地方ブロックを、独立したNPOとしてOPO化するのだが、そのイニシャティブはあくまでも地方自治体と地方の移植医と現場のコーディネーターだ。

四　腎代替療法導入時のガイドラインと移植情報の開示

　ハードのインフラ整備に加えて、ソフト面の手あても大切で、これには医療倫理も絡む。透析という母港から、腎移植という船で社会の海へと復帰するのだが、拒絶にあって再び母港に戻ることも多い。港からの船の出入りがスムーズにいくためには、移植医と透析医の協力と緊密な連携が欠かせないが、わが国では、それが果たせていない（第五章⑤ 148頁）。移植法が改正された今、両者の協力をささえる制度的なメカニズムが、早急に確立されなければならないと考える。

　腎不全医療の倫理ミニマムとして、透析導入時のガイドライン《GL》に、腎移植への道をあける条項をいれてほしい。[7]透析導入のときに、腎臓医は慢性腎不全治療法の選択肢を、このGLにしたがって具体的に提示して、患者さんに選択してもらう。JOTの北海道、東北、関東甲信越、東海北陸、近畿、中四国、九州沖縄の各ブロックでのリアルタイムの移植病院情報を提供するのだ。もちろん、患者さんがブロックを越えるのは自由な選択である。現在、四七の都道府県には、それぞれの移植普及組織と臓器バンク類がある。[8] 患者サイドからもっと詳細な情報を要求されたら、それらの担当職員が地域の移植病院情報について相談にのってあげればよい。メールかファックスで用は足りよう。これで、情報遮断はある程度は解消されるはずである。

五　倫理委員会

わが国の腎移植の八割以上をしめる生体腎移植は、今後も増えつづけると予測される。いまのところ問題のあるケースは病院内の倫理委員会にゆだねられているのだが、私は英・仏・独・スエーデンのように公的機関にまかせるのがよいと述べた（第三章⑧ 71頁）。かつての結核審査会の方式がイメージにあるのだが、そのためには臓器移植法に生体臓器移植についての条項が必要になるかも知れない。当事者の審査より第三者のそれの方が良いに決まっている。

六　移植関連統計

科学的な移植関連統計情報の作成と開示も急いでほしい。レシピエント、ドナー、待機患者についての詳細な医学的かつデモグラフィックな情報だ。正確な待機患者動態(たとえば透析中の腎移植待機患者のカプラン・マイヤー生存曲線）がわかれば、わが国のエヴィデンスに基づいた移植需要の計算（第一章⑤ 26頁）とか透析と移植のより正確な費用比較（付章(5) 307頁）が可能になる。

七　移植インフラ再構築私案

修復腎移植がシステムとして機能すれば、腎移植の多くの需要を満たせると考えられるが、その他の臓器の自給自足のためにも、わが国の移植インフラ整備について一言しておく。

生体腎移植のゲインは一人当たり五年間で五、六百万円（付章(6) 309頁）、年間にして一〇〇から一二〇万円である。年間一、四〇〇件くらいの生体腎移植が行われているので（図5-6 149頁）、年間一四から一七億円の移植ゲインがある。これを原資とする「移植インフラ整備五カ年計画」を立てるくらいのことを、政府にはやってほしい。

(a) 移植基盤整備特別会計の創設

政府は五年間かぎりの移植基盤整備特別会計をもうけ、年間総計一五億円を超えない限度の特別融資枠を設ける。それを(b)の移植インフラの整備、(c)の零細透析サテライトの保護政策の執行、(d)の弱小国保財政の補強に配分する。

(b) 日本臓器移植ネットワーク七支部の強化

ＪＯＴの七支部を核とした地域ＯＰＯを独立性の高いＮＰＯとして再構築する。各地区に自主権限をもたせることが大切であり、それがなければ官僚主義的なムダと不効率が発生する。トップダウンからボトムアップへの転換である。地方自治体、移植病院、臓器提供病院で、スペイン方式を参考にしてコーディネーター機能を発揮する職員を育成する。地方活性化にも役立つはずだ。

(c) 零細透析サテライトの保護

零細透析サテライトの経営基盤は不特定な要素で動揺しやすい。透析から移植への患者移動は経営破綻を招きかねない。腎代替療法導入時のガイドラインを遂行しやすくするためにも、経済的な措置がもとめられる。透析患者を一人移植病院へ紹介するたびに、その施設の経営状況に応じた一定額の移植協力報償費を移植基盤整備特別会計から零細サテライトへ支出すれば、透析から移植への移行がスムースに進むであろう。

(d) 地方自治体の腎移植推進政策

財政規模の小さい村・町単位の国保財政にとって透析費用は重い負担になってきた。最近、町・村が助成金をだして腎移植を受けやすくする事例が注目されている。[9] 徳之島、奄美大島諸島では、本州で腎移植を受けやすくするために、旅費、滞在費などを補助し始めた。政府をふくめた第三者が、生体腎移植の医療費以外の経費、旅行代その他出費に補助をだすのは、今や世界の潮流である（第四章② 103頁）。その費用を地方自治体、県、国で三分の一ずつ負担する方法なども考えられ、その一定部分を移植基盤整備特別会計が負担することも可能なはずだ。

八　パラダイムシフトを

ＪＯＴ東北事務所は実績がないという理由で仕分けされた。実績は移植インフラの整備の後に得られる果実である。投資のないところ利得はありえない。腎移植によって得られるゲインを移植システム構築に再還流してこそ、その効果が生まれるのである。呼び水効果である。投資を上まわる果実を最終的には享受できるはずである。経済の再活性化にも貢献するだろう。あに財政上の利益のみならんや、何にもまして病める者、苦しめる者が救われる、という医療本来の目的が成就され、ＷＨＯの要請にも応えることができる（第一章④ 21頁）。国民一般と医療政策担当当局の発想転換、パラダイム・シフトが今求められているのである。

1　読売新聞　五月三一日配信記事。
2　日本臓器移植ネットワークＨＰによる（http://www.jotnw.or.jp/jotnw/about.html, accessed 2012/11/14）。
3　Watts, J, Lancet 352: 1837, 1998.
4　Watts, J, ibid. 1837.
5　二〇一一年学会事務局問いあわせ。
6　Roth A et al., Kidney exchange, The Quartery Journal of Economics 119: 457-488, 2004
7　「維持血液透析の開始と継続に関する意思決定プロセスについての提言」、透析会誌四　七巻、二六九－二八五頁、
8　二〇一四年に腎移植への言及はない。
日本臓器移植ネットワークＨＰ。
9　「腎移植の旅費を助成　患者、ドナーの負担軽減」
二〇一一年五月五日づけ南海日日新聞。

著者紹介

近藤 俊文（こんどう としふみ）
1932年生。京都大学医学部卒、内科系大学院修。
宇和島市立病院名誉院長。医師として、アルドステロンのバイオ・ステレオ・アッセイ、デュビン・ジョンソン症候群の疫学・遺伝学・生化学、ＡＴＬの臨床疫学、腎移植普及などを行い、公益財団法人宇和島伊達文化保存会理事として、宇和島伊達家文書の復刻・翻刻を行う。
著書･翻刻に『天才の誕生ーあるいは南方熊楠の人間学』『カルテの余白』（共に岩波書店）、『伊達村壽公傳』『伊達宗紀公傳』『伊達宗城公傳』『宇和島伊達家叢書３集伊達宗城公「御日記」』（いずれも創泉堂出版）などがある。

牧野 宗員（まきの むねかず）
愛媛県立宇和島南中等教育学校教諭（数学担当）

日本の腎臓病患者に夜明けを
—透析ガラパゴス島からの脱出—

2015年8月31日発行　　定価＊本体2,200円＋税
著　者　近藤　俊文
発行者　大早　友章
発行所　創風社出版
〒791-8068 愛媛県松山市みどりヶ丘９－８
TEL.089-953-3153 FAX.089-953-3103
振替 01630-7-14660 http://www.soufusha.jp/
印刷　㈱松栄印刷所　　製本　㈱永木製本

 ISBN 978-4-86037-221-7

索引A／記録・論文・雑誌・著書名

ここに挙げているのは本文中に引用された論文名と書名だけです。
その他の多くの論文や著書については各章の参考文献をご参照下さい。

索引B／人名

数字・アルファベット

漢字・かな

あ

い

う

え

お

か

索引C／事項

数字・アルファベット

漢字・かな

う

え

お

か

き

さ

し

す

せ

た

な

に

ね

の

は

ひ

ふ

へ

ほ

ま

略語解説

A A D：Advance Directive 事前指示

A E I ：American Enterprise Institute アメリカン・エンタープライズ・インスティチュート（共和党系のシンクタンク）

A O P O：Association of Organ Procuring Organization 臓器獲得機構協会

A S N：The American Society of Nephrology アメリカ腎臓病学会

A S T S ：American Society of Transplant Surgeons アメリカ移植外科学会

AMA：American Medical Association アメリカ医師会

A H A：American Hospital Association アメリカ病院協会

a S S A：amended Social Sicurity Act 改定社会保障法

B B D：Brain Death 脳死

B F ：Brain Failure 脳不全（脳死と同じ）

C C A S K P：Charity Association for Support of Kidney Patients 腎臓病患者救援慈善連合

c D C D：Controlled Donation after Cardiac Death コントロールされた心停止後臓器提供

C F S D：Charity Foundation for Special Diseases 特殊疾病支援慈善財団

C K D：Chronic Kidney Disease 慢性腎臓病

CMS ：Center for Medicare & Medicaide Services メディケア／メイディケイド・サービス・センター

C N A：Charlie W.Norwood A チャーリー・ノーウッド法

C O F ：Chronic Organ Failure 慢性臓器不全

C O I ：Conflict of Interest 利害の衝突

C R D：Chronic Renal Disease 慢性腎臓病

C R F ：Chronic Renal Failure 慢性腎不全

D D：donor：ドナー 臓器提供者

D C D：Donation afrer Cariac Death 心停止後臓器提供

D D R：Dead Donor Rule 死者ドナー原則

D H H S ：Department of Health and Human Services 保健福祉省

D O P P S：Diabetes Outcome and Practice Patterns Study 治療法による糖尿病予後の共同研究

D O T ：Division of Transplantation 移植局

D R O：Don't Resuscitate Order 蘇生拒否要請

D S A：Donor Service Area ドナー・サーヴィス・エリア、ドナー分担区域

D T P A：Dialysis Transplant Patients Association 透析移植患者連合

E　ＥＣ：Express Consent, Explicit Consent 自発的同意、明白な同意
ＥＣＤ：Expanded Criteria Donor 拡大基準ドナー
ＥＳＲＤ：Endstage Renal Disease 末期腎臓病
ＥＵ：European Union ヨーロッパ連合

F　ＦＭＣ：Fresenius Medical Care フレゼニウス・メディカル・ケア 世界最大の透析チェーン組織

H　ＨＬＡ：Human Leucocyte Antigen ヒト白血球抗原
ＨＴＡ：Human Tissue Act 人体組織法（英国の移植法）
ＨＴＡＵ：Human Tissue Authority 人体組織省（英国の厚生省）
ＨＣＦＡ：Health Care Financing Administration 保健医療資金調達庁
ＨＲＳＡ：Health Resources and Services Administration 保健資源サーヴィス庁

I　ＩＣＵ：Intensive Care Unit 集中治療室
ＩＣ：Informed Consent 説明後同意
ＩＯＭ：Institute of Medicine of The National Academy of Science 全米科学アカデミー医学部門

J　ＪＡＭＡ：Jounal of American Medical Association アメリカ医師会雑誌
ＪＣＡＨＯ：Joint Commission on Accreditation of Healthcare Organizations 病院評価機構連合理事会
ＪＯＴ：Japan Organ Transplant Network 日本臓器移植ネットワーク

L　Lifesharers.com：ＮＰＯのオン・ライン紹介業

M　ＭＣ：Mandated Choice　選択義務
ＭＤＣ：MatchingDonors.com ＮＰＯのオン・ライン紹介業
ＭＫＣ：Markov Chain マルコフ鎖

N　ＮＣＣＵＳＬ：The National Conference of Commissioners on Uniform State Law 統一州法委員全国会議
ＮＥＯＣＯＮ：Neoconservative ウルトラ右派・ネオコン
ＮＨＳ：National Health Service ナショナル・ヘルス・サービス　英国医療制度
ＮＨＢＤ：Non Heart Beating Donation 心停止後臓器提供（ＤＣＤと同じ）
ＮＭＣ：National Medical Care ナショナル・メディカル・ケア アメリカ一の透析チェーン店
ＮＯＴＡ：National Organ Transplantation Act 全米臓器移植法

O　ＯＢＲＡ：Omnibus Budget Reconcilliation Act 包括財政調整法
ＯＤＢＣ：Organ Donation Breakthrough Collaborative 臓器提供躍進共同
ＯＤＲＩＡ：Organ Donation and Recovery Improvement Act 臓器提供回収改善法
ＯＮＴ：La Organizacion National de Transplantes スペイン国立移植機構
ＯＰＯ：Organ Procurement Organization 臓器獲得機構
ＯＯ：Opting Out 離脱　みなし同意（Presumed Consent）と同義

ＯＩ：Opting In 参入　自発的同意（Explicit Consent)、説明後同意 (Informed Consent) と同義

ＯＰＴＮ：Organ Procurement and Transplantation Network 臓器獲得移植ネットワーク

ＯＴＢＣ：Organ Transplantation Breakthrough Collaborative 臓器移植躍進共同

P ＰＣ：Presumed Consent みなし同意（反対意思表示方式）

ＰＫＴ：Preemptive Kidney Transplantation 先行的腎移植

ＰＮＨＳ：Public National Health System 公的国民保健システム（スペイン）

ＰＶＳ：Persistent Vegetable State 遷延性植物状態

Q ＱＡＬＹ：quality adjusted life year 質的生存年数

R Ｒ：recipient： レシピエント 臓器移植者

ＲＫＴ：Restored Kidney Transplantation 修復腎移植

ＲＰＡ：The Renal Physicians Association アメリカ腎臓医協会

ＲＲＴ：Renal Replacement Therapy 腎代替療法

ＲＲＱ：Required Request 要請義務

ＲＲＦ：Required Referral 紹介義務

S ＳＣＤ：Standard Criteria Donor 標準基準ドナー

ＳＥＯＦ：The Southeast Organ Procurement Foundation 南東臓器獲得財団

ＳＲＴＲ：Scientific Registry for Transplant Recipient 移植レシピエント学術登録

ＳＳＡ：Social Security Act 社会保障法

T ＴＥＯＣＯＮ：Theoconservative 宗教右派・テオコン

ＴＴＳ：The Transplantation Society 世界移植学会

U ＵＡＧＡ：Uniform Anatomical Gift Act 統一臓器贈与法、統一死体提供法

ＵＤＤＡ：Uniform Determination of Death Act 統一死亡決定法

ＵＮＯＳ：United Network for Organ Sharing 全米臓器配分ネットワーク

ＵＳＲＤＳ：United States Renal Data System 全米腎臓データシステム

W ＷＨＯ：World Health Organization 世界保健機関

ＷＴＳ：World Transplantation Society 世界移植学会